Pharmacologie et thérapeutiques

Dans la collection des « Cahiers des sciences infirmières »

Psychologie, sociologie anthropologie, par M. Enyouma, 2010.

Biologie fondamentale, par S. Rousset, G. Perlemuter, 2010.

Cycles de la vie et grandes fonctions, coordonné par L. Perlemuter 2010.

Processus traumatiques, par A. Cohen de Lara, 2010

Soins de confort et de bien-être, soins relationnels, soins palliatifs et de fin de vie, par L. Pitard, E. Peruzza, F. Lacour, 2010.

Soins d'urgences, par D. Naudin, F. Paillard, M.-R. Losser, 2011.

Pharmacologie et thérapeutiques, sous l'égide du Collège national de la pharmacologie médicale, 2011.

CAHIERS DES SCIENCES INFIRMIÈRES

Sous la direction de

G. PERLEMUTER
Professeur des universités
Université Paris Sud
CHU Bicêtre
Praticien hospitalier
Hôpital Antoine-Béclère, Clamart

L. PERLEMUTER
Professeur des universités
Ancien chef de service
CHU Henri Mondor, Créteil
Université Paris 12

L. PITARD
Cadre de santé
Hôpital Antoine-Béclère, Clamart

J. QUEVAUVILLIERS
Professeur émérite

UE 2.11

Pharmacologie et thérapeutiques

Sous l'égide du Collège National de Pharmacologie Médicale (CNPM)

Sous la coordination de Françoise Goirand et Marc Bardou

Jean-Claude Alvarez (*Garches*), Marc Bardou (*Dijon*), Françoise Bavoux (*Paris*), Pierrick Bedouch (*Grenoble*), Régis Bordet (*Lille*), Mathieu Boulin (*Dijon*), Claire Chapuis (*Grenoble*), Laurence Colombet (*Grenoble*), Antoine Coquerel (*Caen*), Sliamak Davani (*Besançon*), Fabien Despas (*Toulouse*), Sophie Gautier (*Lille*), Françoise Goirand (*Dijon*), Carole Isambert (*Dijon*), Philippe Karoyan (*Paris*), Isabelle Le Ray (*Dijon*), Benjamin Manéglier (*Versailles*), Karin Martin-Latry (*Bordeaux*), Laurent Monassier (*Strasbourg*), Frédéric Mouchon (*Dijon*), Matthieu Roustit (*Grenoble*), Agnès Sommet (*Toulouse*), Sophie Vialatte (*Dijon*)

ELSEVIER
MASSON

ISBN : 978-2-294-71461-0

Elsevier Masson SAS – 62, rue Camille Desmoulins – 92442 Issy-les-Moulineaux Cedex

Avant-propos

Pourquoi une collection des *Sciences infirmières* ?

La collection se propose de répondre au nouveau programme des études infirmières. Les enseignements entre les différents pays de la Communauté européenne sont harmonisés suivant le système LMD (licence, master, doctorat) et les instituts de formation en soins infirmiers (IFSI) dispensent la même formation. Celle-ci est découpée en UE (unités d'enseignement) et en semestres.

L'objectif de la nouvelle collection des *Sciences infirmières* est de répondre aux impératifs de ces enseignements.

Nous avons suivi d'aussi près que possible les objectifs et le contenu du programme d'enseignement, en particulier sur la manière dont il est dispensé en IFSI.

Pourquoi un nouveau programme ?

Le programme met l'accent sur le patient qui devient le centre des préoccupations. L'infirmier(e) mobilise ses compétences, bien définies pour soigner le patient.

Comment cette collection a été réalisée ?

Nous avons réuni des auteurs très expérimentés, médecins et cadres infirmiers connus pour leur compétence pédagogique et pour la qualité de leur travail en commun. Beaucoup ont participé au *Guide pratique de l'infirmière* et au *Dictionnaire médical de l'infirmière*.

Que contient la collection des *Sciences infirmières* ?

Les auteurs-directeurs de la collection se sont montrés particulièrement vigilants pour que les livres correspondent aux besoins des étudiants en soins infirmiers.

Les situations cliniques sont détaillées et les compétences infirmières mobilisées sont inscrites en vis-à-vis. Les situations intégratives, les actes infirmiers et les protocoles infirmiers sont également spécifiques du métier.

Chaque fascicule comprend aussi un cahier d'entraînement.

Que veut être la collection des *Sciences infirmières* ?

La lecture et l'apprentissage seront d'autant plus agréables que la mise en page, l'iconographie, l'impression tout en couleurs, faciliteront la mémorisation, rendant cet outil indispensable.

Nous souhaitons que cette collection soit la vôtre, nous serons donc réceptifs à vos remarques et vos suggestions. Nous avons créé cette collection avec enthousiasme et la volonté que les futurs infirmiers et infirmières disposent d'ouvrages qui leur permettront de réussir dans les meilleures conditions leur diplôme d'Etat.

G. Perlemuter, L. Perlemuter, L. Pitard, J. Quevauvilliers

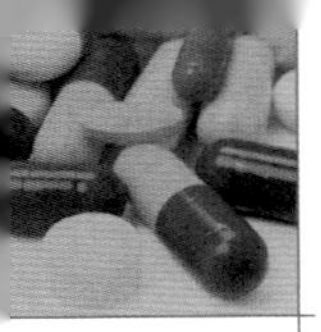

Préface

La Pharmacologie est l'étude des médicaments et plus généralement des substances susceptibles d'agir sur l'organisme. On parle également de substances vénéneuses ce qui laisse supposer que l'effet des médicaments puisse à la fois être bénéfique et négatif. De nombreuses affaires de santé publique, dont certaines survenues très récemment, ont jeté un coup de projecteur éblouissant sur la toxicité potentielle des médicaments.

C'est pour cela qu'un apprentissage attentif de la pharmacologie doit permettre de transformer un acte magique consistant à administrer un patient une gélule, un comprimé ou une injection, en un acte raisonné analysant les différentes étapes de la vie du médicament dans l'organisme, ses propriétés pharmacocinétiques et pharmacodynamiques.

C'est cet apprentissage rigoureux qui seul permettra d'évaluer avec finesse la balance entre les risques et les bénéfices du médicament afin de ne le prescrire que lorsque que cette balance bénéfice-risque est favorable au patient.

Un des facteurs essentiels pour que cette balance bénéfice/risque soit favorable c'est que ce traitement soit utilisé dans le respect de la prescription (par exemple respect des doses, des horaires de prise, de la durée de traitement, des contre-indications).

Un traitement n'est jamais aussi bien suivi par un patient que lorsqu'il lui a été expliqué de façon précise en prenant le temps de le prévenir des effets indésirables attendus.

D'une simple auxiliaire pour l'administration et la surveillance des médicaments, l'infirmière est devenue la collaboratrice indispensable du médecin, ce qui lui impose d'avoir une bonne connaissance du médicament et de ses interactions avec le patient.

Cette nécessité s'est concrétisée dans le décret 2004-802 du 29/07/04, article R. 4311-3 et 4311-56 pour le rôle propre et l'article R 4311-7 pour le rôle sur les prescriptions qui insistent sur la nécessité pour l'infirmière de développer ses compétences thérapeutiques.

Que ce soit dans le domaine du médicament ou dans celui du soin, l'infirmière est un maillon essentiel entre les médecins et les patients, maillon qui doit permettre la transmission de l'information médicale essentielle pour le patient, tout en étant perçue comme beaucoup plus accessible que ne peut l'être le médecin.

Ce nouveau cahier des sciences infirmières correspond au nouveau programme des études conduisant au diplôme d'État d'infirmier et s'organise autour de différents niveaux de compétences propres au métier d'infirmière ou d'infirmier, principalement des compétences 3, 4, 5 et 9.

La compétence 3 requiert d'accompagner une personne dans la réalisation de ses soins, la compétence 4 correspond à la mise en œuvre des actions à visée diagnostique et thérapeutique, la compétence 5 demande d'initier et de mettre en œuvre des soins d'éducation et de prévention et enfin la compétence 9 demande de savoir organiser et coordonner les interventions soignantes.

Bien que fidèle au nouveau programme, certains choix de rédaction ont été faits conduisant par exemple à regrouper certaines questions en fonction d'une logique de soins. C'est ainsi, en particulier, que le chapitre « thérapeutiques non médicamenteuses », permettant d'aborder les autres moyens thérapeutiques comme la chirurgie la psychothérapie ou la radiothérapie, n'a pas été traité car ne s'appliquant pas aux spécialités pharmacologiques.

Néanmoins ces différentes thérapeutiques non médicamenteuses ont été citées dans chaque chapitre correspondant, tels que celui sur les psychotropes, les antalgiques ou la chimiothérapie.

Le chapitre sur les risques et les dangers associés à la prescription des médicaments n'a pas été traité en tant que tel car il faisait surtout appel aux particularités médicamenteuses de l'enfant et du sujet âgé, ce qui correspond à un chapitre propre traité dans cet ouvrage.

Les risques et les dangers des différents médicaments décrits dans cet ouvrage sont rappelés dans chaque chapitre correspondant.

Au moment où la presse grand publique se fait l'écho du danger de l'utilisation des médicaments il faut se rappeler que ces outils thérapeutiques puissants sauvent aussi de façon quotidienne de nombreuses vies et que plutôt que de discréditer le médicament dans son ensemble, il faut au contraire en promouvoir l'utilisation raisonnée, adaptée de façon individuelle à chaque patient, en respectant strictement les indications et les contre-indications.

Dans cette démarche de bon usage du médicament, l'infirmière et l'infirmier, sont des partenaires essentiels du médecin et du pharmacien.

Pour jouer pleinement ce rôle de partenaire il est nécessaire d'avoir une connaissance fine de la pharmacologie et de la thérapeutique.

Les auteurs de cet ouvrage se sont attachés à rendre aussi simple que possible des informations nombreuses et complexes, dans une démarche qui est celle de la formation de vrais professionnels de santé.

Je tiens à remercier chaleureusement le Dr Francoise Goirand, Maitre de Conférence des Université-Praticien Hospitalier en pharmacologie au CHU de Dijon pour l'immense travail fourni, de coordination d'écriture et de correction, sans lequel cet ouvrage n'aurait sans doute pas vu le jour.

Professeur Marc Bardou

Président du Collège National de Pharmacologie Médicale

Table des matières

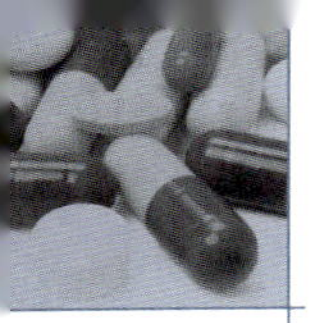

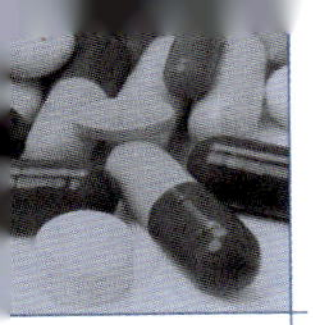

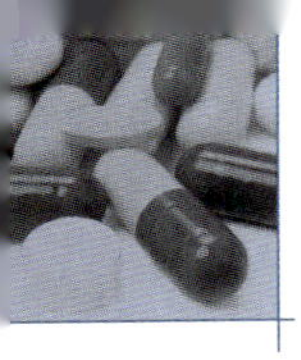

Cahier d'**entraînement**

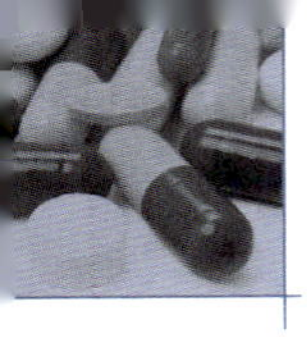

Sommaire des fiches

Acte et surveillance **infirmiers**

Situations **intégratives**

Pharmacologie

Abréviations

5-FU	5-fluoro-uracile
ADME	absorption/résorption, distribution, métabolisation, excrétion
ADN	acide désoxyribonucléique
ADP	adénosine diphosphate
Afssaps	Agence française de sécurité sanitaire des produits de santé
AINS	anti-inflammatoire non stéroïdien
ALAT	alanine-aminotransférase
ALD	affection de longue durée
AMM	Autorisation de mise sur le marché
AOMI	artériopathie oblitérante des membres inférieurs
APS	armoire à pharmacie sécurisée
ARA II	antagoniste des récepteurs à l'angiotensine II
ARN	acide ribonucléique
AS	anti-inflammatoire stéroïdien
ASAT	aspartate-aminotransférase
ATU	Autorisation temporaire d'utilisation
AT III	antithrombine III
AVC	accident vasculaire cérébral
AVK	antivitamine K
BCG	bacille de Calmette-Guérin
C1G	céphalosporine de 1re génération
C2G	céphalosporine de 2e génération
C3G	céphalosporine de 3e génération
C4G	céphalosporine de 4e génération
CAM 50	concentration alvéolaire minimale 50
CBUM	Contrat de bon usage des médicaments et dispositifs médicaux
CMI	concentration minimale inhibitrice
CMR	cancérigène, mutagène, reprotoxique
CNAMTS	Caisse nationale de l'assurance-maladie des travailleurs salariés
COMEDIMS	Commission du médicament et des dispositifs médicaux stériles
Cp	Comprimé
COX	cycloxygénase
CPP	Comité de protection des personnes
CRP	*C Reactive Protein*
CSP	code de la santé publique
CSS	code de la sécurité sociale
Da	dalton
DCI	dénomination commune internationale
DIN	dispensation individuelle et nominative
DHIN	dispensation hebdomadaire individuelle et nominative
DJIN	dispensation journalière individuelle et nominative
ECBU	examen cytobactériologique des urines
ECG	électrocardiogramme
EGFR	*Epidermal Growth Factor Receptor*
EI	effet indésirable
EIM	effet indésirable médicamenteux
EMA	*European Medicines Agency*

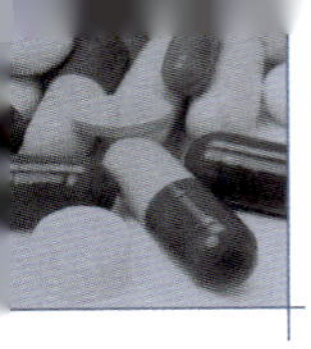

EPPI	eau pour préparation injectable
$ETCO_2$	concentration aérienne de CO_2 en fin d'expiration
EVA	échelle visuelle analogique
FiO_2	Fraction d'oxygène dans les gaz inspirés
G6PD	Glucose-6-phosphate deshydrogénase
GABA	acide gamma-aminobutyrique
Gamma-GT	gamma-glutamyltransférase
G-CSF	*Granulocyte Colony Stimulating Factor*
GM-CSF	*Granulocyte Macrophage Colony Stimulating Factor*
Gel	Gélules
GP	glycoprotéine
HAS	Haute autorité de santé
HBPM	héparine de bas poids moléculaire
HER	*Human Estrogen Receptor*
HNF	héparine non fractionnée
HTA	hypertension artérielle
IA	intra-artériel
IASP	*International Association for Study of Pain*
ID	intradermique
IDE	infirmie(è)r(e) diplômé(e) d'État
IDM	infarctus du myocarde
IDR	intradermoréaction
IEC	inhibiteur de l'enzyme de conversion
IM	intramusculaire
IMC	indice de masse corporelle
IFN	interféron
IL	interleukine
IMAO	inhibiteur de la monoamine-oxydase
INR	*International Normalized Ratio*
IPP	inhibiteur de la pompe à protons
IRA	insuffisance rénale aiguë
(IS)	inconstamment sensible
IT	intratubulaire
IV	intraveineuse
IVD	intraveineuse directe
LCR	liquide céphalorachidien
LP	libération prolongée
MAB	*Monoclonal Anti Body*
MEOPA	mélange équimolaire oxygène/protoxyde d'azote
MESNA	Sulfonate sodique de 2-mercaptoéthane
Méti-R	méthicilline-résistant
Méti-S	méthicilline-sensible
MNI	mononucléose infectieuse
MOA	monoamine-oxydase
MS	modérément sensible
MTEV	maladie thromboembolique veineuse
MTX	méthotrexate
N/A	non applicable
NAPQI	N-acétyl-para-benzoquinone imine
NFS	numération formule sanguine
NR	non remboursable
OMS	Organisation mondiale de la santé
PA	pression artérielle

PCA	*Patient-Controlled Analgesia*
P-gp	glycoprotéine P
PG	prostaglandine
pH	potentiel hydrogène
PH	prescription hospitalière
PIH	prescription initiale hospitalière
PO	*per os*
PPSB	prothrombine, proconvertine, facteur de Stuart et facteur antihémophilique B
PRS	prescription réservée à des médecins **s**pécialistes
PSE	pousse-seringue électrique
PTA	*Plasma Thromboplastin Antecedent*
PTG	prothèse totale de genou
PTH	prothèse totale de hanche
PUI	pharmacie à usage intérieur
R	résistant
RCP	résumé des caractéristiques du produit
RH	réservé à l'usage hospitalier
S	sensible
SA	semaine d'aménorrhée
SC	sous-cutané
SCA	syndrome coronarien aigu
SNC	système nerveux central
SNG	sonde nasogastrique
SpO_2	saturation de l'hémoglobine en O_2
SSPI	salle de surveillance post-interventionnelle
$T_{1/2}$	temps de demi-vie
TCA	temps de céphaline activée
TIH	thrombopénie induite par l'héparine
Tmax	délai entre l'administration et la concentration sanguine maximale
TOC	trouble obsessionnel compulsif
TP	taux de prothrombine
TX	thromboxane
Vd	volume apparent de distribution
VEGF	*Vascular Endothelial Growth Factor*
VIH	virus de l'immunodéficience humaine
VS	vitesse de sédimentation
vWF	facteur Willebrand

Principes de chimie pertinents à la pharmacologie

1

Introduction

L'administration correcte des médicaments à un malade, en suivant une prescription, implique la transcription de l'ordonnance en termes pratiques de préparation du produit. Il est nécessaire pour ce faire de connaître des bases de chimie, qui permettront d'interpréter les données avec le recul nécessaire.

De l'atome à la molécule, masse atomique et masse moléculaire

Atomes

Ce sont les constituants de la matière. Ils possèdent un **noyau** très dense, chargé positivement, autour duquel gravite un (des) **électron**(s) (chargés négativement).

Le noyau est constitué de deux types de particules (**protons P** et **neutrons N**) appelées **nucléons** (figure 1.1).

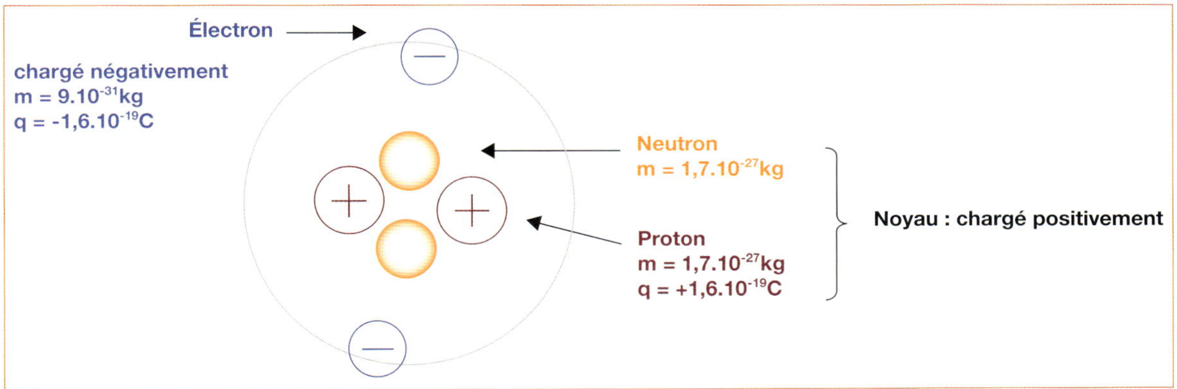

Fig. 1.1 *Schéma simplifié d'un atome : entre Bohr (1913) et Schrödinger (1926).*

La masse de l'électron est faible face à celle du proton et du neutron. Le plus simple des atomes est l'atome d'hydrogène, qui possède un proton et un électron (absence de neutron). Dans un atome, le nombre de protons est égal à celui des électrons : un atome est **électriquement neutre**.

Nucléides

Les espèces atomiques, appelées **nucléides**, sont symbolisées comme indiqué dans la figure 1.2 dans le tableau de classification périodique donné en annexe.

$^{A}_{Z}\mathbf{X}$	Le nucléide est défini par **A** = nombre de masse = nombre de nucléons (P+N) **Z** = numéro atomique = nombre de protons	$^{12}_{6}C$ ← nucléide Exemple du carbone

Fig. 1.2 *Symbolisme utilisé pour représenter les espèces atomiques. Exemple de l'atome de carbone.*

Des nucléides ayant le **même nombre de protons** (Z) et différents par **leur nombre de masse** (donc par leur nombre de neutrons) correspondent au même élément et sont qualifiés d'isotopes de l'élément en question. L'atome de carbone est ainsi représenté par trois isotopes.

	$^{12}_{6}\mathbf{C}$	$^{13}_{6}\mathbf{C}$	$^{14}_{6}\mathbf{C}$
abondance relative	**98,9%**	**1,1%**	**traces**

Les isotopes, stables ou instables, du fait de leurs propriétés spécifiques (émission, par exemple, de rayonnement), sont essentiels en médecine nucléaire, avec des applications en imagerie et en thérapie. L'atome d'iode (symbole I) existe sous la forme de quatre isotopes dont trois sont émetteurs de rayonnement γ.

	$^{123}_{53}\mathbf{I}$	$^{125}_{53}\mathbf{I}$	$^{127}_{53}\mathbf{I}$	$^{131}_{53}\mathbf{I}$
utilisation	**imagerie**	**biologie**	**sans rayonnement**	**imagerie suivi métabolique**

Mole (symbole mol)

C'est une unité de base du système international, apparue en 1971, et qui correspond à la quantité de matière (atome, molécule, particules, etc.) d'un système qui contient autant d'entités élémentaires qu'il y a d'atomes de carbone dans 12 g de carbone $^{12}_{6}C$.

Cette définition permet de fixer le **nombre d'Avogadro** N_A :

masse en kg d'une mole de carbone $^{12}_{6}C$ (→ numérateur)

$$N_A = \frac{12.10^{-3}}{1{,}99625.10^{-26}} = 6{,}022.10^{23}\ mol^{-1}$$

En d'autres termes, la mole est une unité de comptage au même titre que la dizaine, la centaine, etc. mais cette unité de comptage est immense (602 214 milliards de milliards d'unités). De la même manière qu'il y a autant d'éléments dans une douzaine de pommes que dans une douzaine d'œufs, il y a le même nombre d'atomes dans une mole de carbone que dans une mole de plomb (*i.e.* 602 214 milliards de milliards d'atomes), mais la masse de ces moles sera différente !

Ainsi, 1 mole de carbone $^{12}_{6}C$ pèse exactement 12 g.

Masse atomique moyenne

Si les **atomes** ont une masse, du fait de l'existence d'isotopes, la masse de l'**élément** correspondant est une moyenne pondérée par l'abondance relative de chacun des isotopes de l'élément en question.

EXEMPLE

Le chlore (symbole Cl) naturel est constitué de 75 % de l'isotope ^{35}Cl et 25 % de l'isotope ^{37}Cl. La masse atomique moyenne de l'élément chlore est donc :

$$M_{Cl} = \frac{(35 \times 75) + (37 \times 25)}{100}$$

Masse molaire d'un élément

Elle se définit comme la masse d'une mole de cet élément, c'est-à-dire $6{,}022.10^{23}$ entités identiques. Elle est symbolisée par M.

EXEMPLE

1 mole du **nucléide** ^{35}Cl pèse 35 g/mol ; 1 mole du **nucléide** ^{37}Cl pèse 37 g/mol. Une mole de l'**élément** chlore pèsera 35,5 g/mol.

Masse molaire d'une molécule

Elle se définit comme la somme des masses molaires de chaque atome qui constitue la molécule.

EXEMPLES

M (H_2O) = (1 × 2) + 16 = 18 g/mol.

M (Glucose) = M ($C_6H_{12}O_6$) = (12 × 6) + (1 × 12) + (16 × 6) = 180 g/mol.

La connaissance des masses atomiques et des masses molaires des éléments permet le calcul des masses molaires des molécules, données indispensables pour le calcul des concentrations des solutions injectables à usage médical.

Eau, solutions aqueuses et concentration

Introduction

Les **solutions liquides** font parties de notre quotidien : de la boisson aux produits d'entretien.

En médecine, les perfusions sont composées de **solutions aqueuses salines** (NaCl et autres sels solubles) ou de solutions aqueuses glucosées.

Une **solution** est un **mélange homogène** d'au moins deux substances constituant une seule **phase**, substances appelées :

- **solvant** (constituant présent en grande quantité, eau dans le cas cité) ;
- **soluté** (exemple : glucose, NaCl, etc.).

L'expérience montre que l'addition d'une substance à un liquide pur modifie ses propriétés (**exemple** : l'addition de NaCl dans l'eau abaisse le point de congélation de l'eau). Ces propriétés sont liées au **nombre relatif de particules de soluté et de solvant** définissant ainsi **la concentration**.

Concentration et unités de concentration

Elle reflète le nombre de moles de molécules (**exemple** : glucose) ou d'ions (**exemple** : NaCl) dissous par quantité de solvant. Plusieurs unités de concentration peuvent satisfaire cette définition.

FRACTION MASSIQUE

Elle est définie par le rapport entre la masse m_A d'une substance A (**exemple** : NaCl) et la masse totale du mélange (m_{totale}) :

$$\text{Fraction massique A} = \frac{m_A}{m_A + m_B + m_C + \ldots} = \frac{m_A}{m_{totale}}$$

EXEMPLE

La solution de NaCl à 0,9 % est obtenue en ajoutant 0,9 g de NaCl à 100 g de solvant.

CONCENTRATION MOLAIRE VOLUMIQUE

Elle se définit comme étant la quantité (mol) de soluté A par litre de solution, suivant l'équation :

$$[A] = \frac{\text{quantité (mol) de A}}{\text{volume de solution (L)}}$$

REMARQUES

– Dans ce cas, la concentration s'exprime en mol/L ou mol.L^{-1} ou M. Attention : mmol/L, mmol/mL, etc. sont des unités également rencontrées.
– Dans cette équation, le volume de la solution correspond au volume total de soluté + solvant.
Ainsi, une solution qui contient une mole de soluté par litre de solution est une solution molaire.

La concentration molaire volumique ne permet pas de calculer la quantité de **solvant** servant à préparer la solution.

EXEMPLE

Pour préparer 1 L de solution de NaCl de concentration 0,154 M (0,154 mol/L, 154 mmol/L, 154 mM) il faut prendre 154 mmol du soluté (NaCl) et rajouter suffisamment d'eau pour que le volume total atteigne 1 L. Le volume d'eau ajouté est inférieur à 1 L (tableau 1.1).

Tableau 1.1. Concentration volumique.

Constituant	Concentration
Chlorure de sodium	9 g
Eau ppi	qsp 1 000 mL
Na^+	154 mmol/L
Cl^-	154 mmol/L

ppi : pour préparation injectable ; qsp : quantité suffisante pour.

Pression osmotique, osmolarité et osmolalité

Mise en évidence de la pression osmotique, définition de l'osmose

Dans le montage de la figure 1.3, deux compartiments sont séparés par une membrane semi-perméable. Une membrane est dite semi-perméable lorsqu'elle est perméable à l'eau et imperméable aux solutés. Si l'on ajoute une solution de saccharose à 10 mM dans le compartiment 2, le niveau de la solution monte dans ce compartiment et il faut alors, à l'aide d'un piston, appliquer une pression de 0,24 atm (atmosphère, unité de pression) sur la solution du compartiment 2 pour faire redescendre la solution au même niveau que celui du compartiment 1.

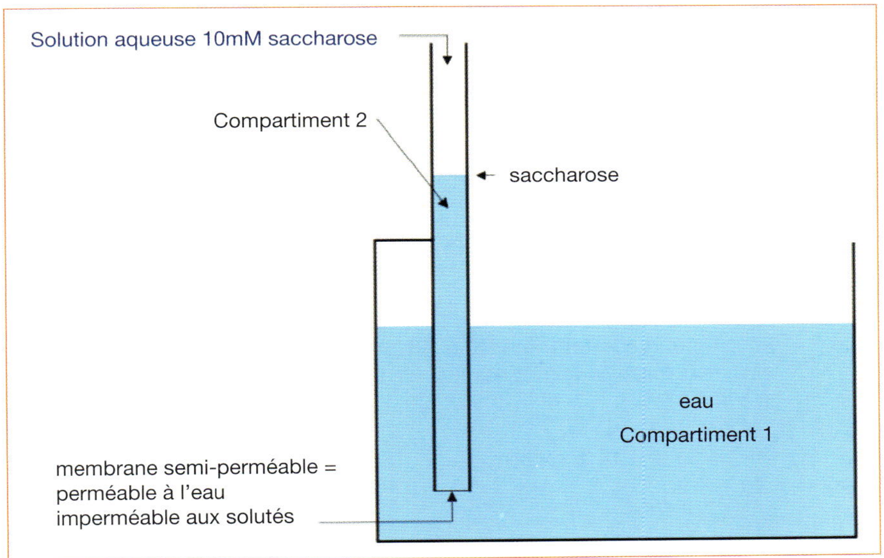

Fig. 1.3 *Mise en évidence de la pression osmotique.*

Dans cette expérience, et avant d'exercer une pression mécanique à l'aide d'un piston, de l'eau se déplace par **osmose**. L'osmose correspond à un mouvement d'eau à travers une membrane semi-perméable, du compartiment le moins concentré en particules en solution vers le compartiment le plus concentré en particules en solution de manière à équilibrer la pression de part et d'autre de la membrane.

La membrane cellulaire peut être considérée comme une membrane semi-perméable (figure 1.4). Suivant le milieu dans lequel baigne la cellule, trois cas de figure peuvent se présenter.

Le sens du mouvement d'eau entre deux compartiments dans l'**osmose** dépend donc de la concentration en particules dans chacun des compartiments. Cette concentration se définit comme l'osmolarité.

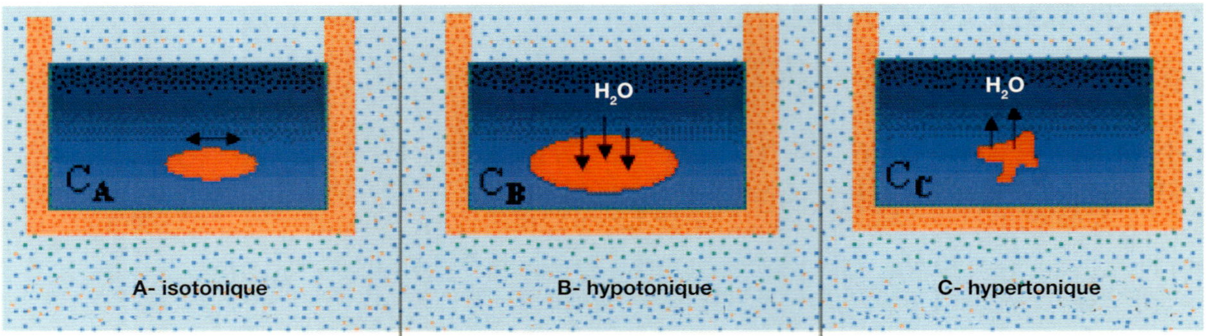

A- isotonique	B- hypotonique	C- hypertonique
Milieu Isotonique : les pressions sont identiques de part et d'autre de la membrane cellulaire.	Si la cellule baigne dans un milieu hypotonique, il y a un mouvement d'eau (osmose) du milieu extracellulaire vers le milieu intracellulaire. La cellule gonfle.	Si la cellule baigne dans un milieu hypertonique, l'eau sort de la cellule qui se contracte.

Fig. 1.4 *Mouvements d'eau au niveau cellulaire.*

Osmolarité

Chlorure de sodium 0,9 %

Solution isotonique pour perfusion

Formule :

Chlorure de sodium	9 g
Eau p.p.i.	q.s.p. 1000 ml
Na+	154 mmol/l
Cl	154 mmol/l

Osmolarité ≈ 285 mOsm/l

Fig. 1.5 *Osmolarité.*

L'**osmolarité** d'une solution est le nombre de moles de particules en solution dans 1 litre de solution.

1 osmole (osm) correspond à une mole de particules. L'osmolarité de notre solution de chlorure de sodium à 0,9 % est de 285 mOsm/L (figure 1.5) :

Concrètement, comment se calcule l'osmolarité ?

Pour répondre à cette question, les notions abordées au début du chapitre sont indispensables. Si l'on considère un litre d'une solution de chlorure de sodium (NaCl) à 0,9 %.

$m_{NaCl} = 9$ g dans 1 L de solution
$M_{Na} = 23$ g/mol
$M_{Cl} = 35{,}5$ g/mol
$M_{NaCl} = 58{,}5$ g/mol

$$n_{NaCl} = \frac{m_{NaCl}}{M_{NaCl}} = \frac{9}{58{,}5} = 0{,}154 \text{ mol}$$

$$n = C \times V$$

$$C = \frac{n}{V} = 0{,}154 \text{ mol/L, soit } 154 \text{ mmol/L}$$

NaCl est un sel qui va se dissocier dans l'eau pour donner des ions : c'est le phénomène d'**ionisation**. NaCl se dissocie en cation Na^+ et anion Cl^-. Chaque mole de NaCl donne donc 2 moles de particules (1 mole de cation Na^+ et une mole d'anion Cl^-), soit dans notre cas 154 mmol/L de Na^+ et 154 mmol/L de Cl^-. Donc, **en théorie**, l'osmolarité de notre solution est 2 × 154 = **308 mOsm/L**.

Or, que montre notre étiquette (figure 1.5) ? Environ 285 mOsm/L.

En réalité, tout le NaCl n'est pas sous forme ionisée et le nombre de particules en solution est donc inférieur au nombre total d'ions qui se formeraient par ionisation totale.

■ REMARQUE

L'osmolarité est égale à la molarité pour un soluté qui ne se dissocie pas en solution (exemple : glucose, urée, etc.). En pratique médicale, on compare l'osmolarité des préparations pour injection intraveineuse à celle du plasma. Une solution est dite isotonique si son osmolarité est égale à celle du plasma (le NaCl 0,9 % est isotonique), hypotonique si elle est inférieure et hypertonique dans le cas contraire.

Acidité/basicité/définition du pH, aspect qualitatif

Définitions

Un **acide** est un composé susceptible de céder un proton **H^+** en solution aqueuse, une **base** un composé susceptible de libérer des ions **OH^-** après réaction avec l'eau. Dans une réaction entre un acide et une base, la base capture le proton **H^+** libéré par l'acide. Les fonctions vitales de l'organisme dépendent de ces types de composés (acides et bases) et des conséquences de leur **ionisation**.

Acides et bases sont soit des électrolytes forts parce que totalement ionisés en solution, soit des électrolytes faibles dont la dissociation n'est que partielle.

Acide fort :

$$HCl + H_2O \longrightarrow Cl^- + H_3O^+$$

Base forte :

$$NaOH \xrightarrow{\text{eau}} Na^+ + OH^-$$

Acides et bases réagissent pour donner des sels et de l'eau :

$$HCl + NaOH \longrightarrow NaCl + H_2O$$

L'ion H^+ n'existe pas à l'état libre en solution aqueuse. Le proton se combine avec une molécule d'eau pour former un ion H_3O^+.

La mesure de la concentration en ion H_3O^+ permet de définir le caractère acide ou basique d'une solution. Elle correspond à la mesure du pH, pour potentiel hydrogène, qui est une fonction de la concentration en ion H_3O^+ : **$pH = -\log[H_3O^+]$**

Dans l'eau pure, la concentration en ion $[H_3O^+] = 10^{-7}$ mol.L^{-1}, est identique à la concentration en ion $[OH^-]$.

Le **pH** de l'eau pure est donc = **$-\log[H_3O^+] = -\log 10^{-7}$ = 7**.

Les solutions **neutres** contiennent autant d'ions H_3O^+ que d'ions OH^- à 25 °C. Leur pH est égal 7.

Les solutions **acides** contiennent plus d'ions H_3O^+ que d'ions OH^- à 25 °C.

$[H_3O^+] > [OH^-]$ et leur pH est inférieur à 7.

Les solutions **basiques** contiennent moins d'ions H_3O^+ que d'ions OH^- à 25 °C.

$[H_3O^+] < [OH^-]$ et leur pH est supérieur à 7.

Ceci permet de définir l'échelle des pH (figure 1.6).

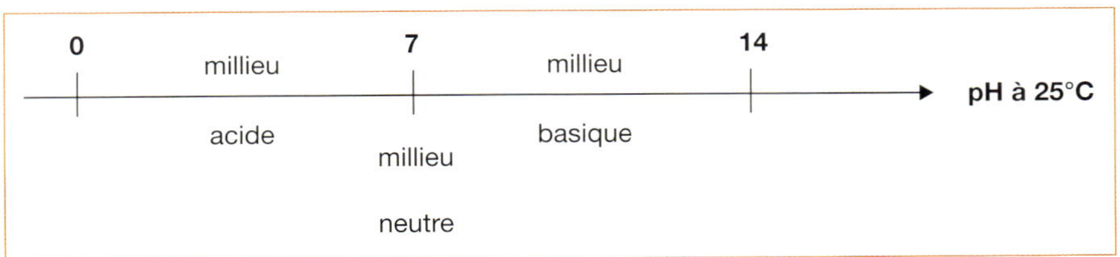

Fig. 1.6 *Échelle de pH.*

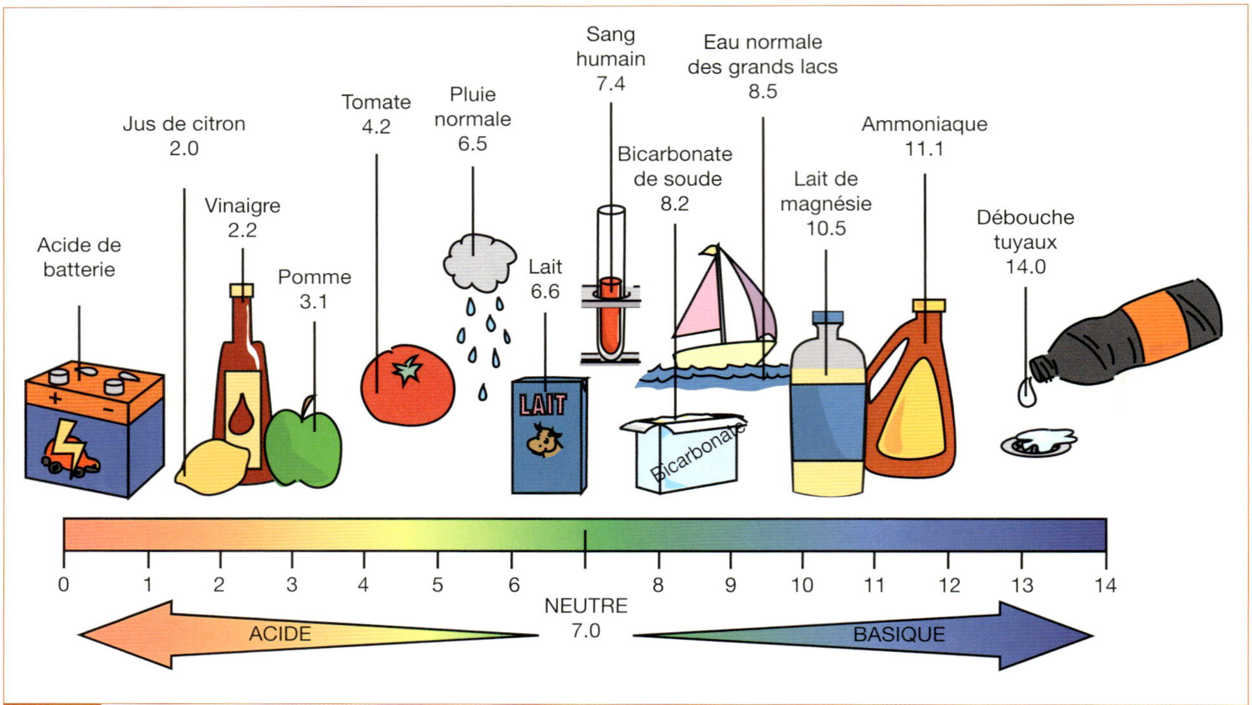

Fig. 1.7 *pH de diverses substances.*

Annexe

Tableau Périodique des Éléments

New / Original

- Métaux alcalins
- Métaux alcalino-terreux
- Métaux de transition
- Lanthanides
- Actinides
- Métaux pauvres
- Non-métaux
- Gaz rares

- C Solide
- Br Liquide
- H Gaz
- Tc Artificiel

	1 IA	2 IIA	3 IIIB	4 IVB	5 VB	6 VIB	7 VIIB	8	9 VIIIB	10	11 IB	12 IIB	13 IIIA	14 IVA	15 VA	16 VIA	17 VIIA	18 VIIIA
1	1 H Hydrogène 1.00794																	2 He Hélium 4.002602
2	3 Li Lithium 6.941	4 Be Béryllium 9.012182											5 B Bore 10.811	6 C Carbone 12.0107	7 N Azote 14.00674	8 O Oxygène 15.9994	9 F Fluor 18.9984032	10 Ne Néon 20.1797
3	11 Na Sodium 22.989770	12 Mg Magnésium 24.3050											13 Al Aluminium 26.981538	14 Si Silicium 28.0855	15 P Phosphore 30.973761	16 S Soufre 32.066	17 Cl Chlore 35.453	18 Ar Argon 39.948
4	19 K Potassium 39.0983	20 Ca Calcium 40.078	21 Sc Scandium 44.955910	22 Ti Titane 47.867	23 V Vanadium 50.9415	24 Cr Chrome 51.9961	25 Mn Manganèse 54.938049	26 Fe Fer 55.845	27 Co Cobalt 58.933200	28 Ni Nickel 58.6934	29 Cu Cuivre 63.546	30 Zn Zinc 65.409	31 Ga Gallium 69.723	32 Ge Germanium 72.64	33 As Arsenic 74.92160	34 Se Sélénium 78.96	35 Br Brome 79.904	36 Kr Krypton 83.798
5	37 Rb Rubidium 85.4678	38 Sr Strontium 87.62	39 Y Yttrium 88.90585	40 Zr Zirconium 91.224	41 Nb Niobium 92.90638	42 Mo Molybdène 95.94	43 Tc Technétium (98)	44 Ru Ruthénium 101.07	45 Rh Rhodium 102.90550	46 Pd Palladium 106.42	47 Ag Argent 107.8682	48 Cd Cadmium 112.411	49 In Indium 114.818	50 Sn Étain 118.710	51 Sb Antimoine 121.760	52 Te Tellure 127.60	53 I Iode 126.90447	54 Xe Xénon 131.293
6	55 Cs Césium 132.90545	56 Ba Baryum 137.327	57 to 71	72 Hf Hafnium 178.49	73 Ta Tantale 180.9479	74 W Tungstène 183.84	75 Re Rhénium 186.207	76 Os Osmium 190.23	77 Ir Iridium 192.217	78 Pt Platine 195.078	79 Au Or 196.96655	80 Hg Mercure 200.59	81 Tl Thallium 204.3833	82 Pb Plomb 207.2	83 Bi Bismuth 208.98038	84 Po Polonium (209)	85 At Astate (210)	86 Rn Radon (222)
7	87 Fr Francium (223)	88 Ra Radium (226)	89 to 103	104 Rf Rutherfordium (261)	105 Db Dubnium (262)	106 Sg Seaborgium (266)	107 Bh Bohrium (264)	108 Hs Hassium (269)	109 Mt Meitnerium (268)	110 Ds Darmstadtium (271)	111 Rg Roentgenium (272)	112 Uub Ununbium (285)	113 Uut Ununtrium (284)	114 Uuq Ununquadium (289)	115 Uup Ununpentium (288)	116 Uuh Ununhexium (292)	117 Uus Ununseptium	118 Uuo Ununoctium

Atomic masses in parentheses are those of the most stable or common isotope.

57 La Lanthane 138.9055	58 Ce Cérium 140.116	59 Pr Praséodyme 140.90765	60 Nd Néodyme 144.24	61 Pm Prométhium (145)	62 Sm Samarium 150.36	63 Eu Europium 151.964	64 Gd Gadolinium 157.25	65 Tb Terbium 158.92534	66 Dy Dysprosium 162.500	67 Ho Holmium 164.93032	68 Er Erbium 167.259	69 Tm Thulium 168.93421	70 Yb Ytterbium 173.04	71 Lu Lutécium 174.967
89 Ac Actinium (227)	90 Th Thorium 232.0381	91 Pa Protactinium 231.03588	92 U Uranium 238.02891	93 Np Neptunium (237)	94 Pu Plutonium (244)	95 Am Américium (243)	96 Cm Curium (247)	97 Bk Berkélium (247)	98 Cf Californium (251)	99 Es Einsteinium (252)	100 Fm Fermium (257)	101 Md Mendélévium (258)	102 No Nobélium (259)	103 Lr Lawrencium (262)

Note: The subgroup numbers 1-18 were adopted in 1984 by the International Union of Pure and Applied Chemistry. The names of elements 112-118 are the Latin equivalents of those numbers.

Définition, classification et développement du médicament Aspects éthiques

2

Définition du médicament

Le médicament est défini juridiquement par le code de la santé publique (article L. 5111-1) comme « toute substance ou composition, présentée comme possédant des propriétés curatives ou préventives à l'égard des maladies humaines ou animales, ainsi que tout produit administré à l'homme ou à l'animal en vue d'établir un diagnostic médical, de restaurer, corriger ou modifier leurs fonctions organiques ».

On remarquera que le médicament ne sert pas uniquement à traiter une maladie, mais aussi à la diagnostiquer (**exemple** : produits de contraste en imagerie) et à la prévenir (**exemple** : vaccins).

Cette définition crée au point de vue juridique trois catégories de médicaments : les médicaments par **composition**, les médicaments par **présentation**, et les médicaments par **fonction** :

- on parle de médicament par composition lorsque la présence d'un ingrédient particulier confère au produit la qualité de médicament : par exemple, une substance « vénéneuse » dans un cosmétique ;
- les médicaments par présentation sont des substances « présentées comme » ou « possédant des propriétés ». Dans cette situation, la notion de médicament repose sur l'intention du fabricant et du vendeur, et non sur les résultats du produit ;
- les médicaments par fonction se définissent, au contraire, objectivement par leur qualité intrinsèque : de part leurs propriétés pharmacologiques, ils interviennent sur les fonctions organiques du sujet.

Différents types de médicament

Il existe différents types de médicament, notamment en fonction de leur mode de production.

SPÉCIALITÉ PHARMACEUTIQUE

Une spécialité pharmaceutique correspond à « tout médicament préparé à l'avance, présenté sous un conditionnement particulier et caractérisé par une dénomination spéciale ».

Une spécialité pharmaceutique est composée d'un ou plusieurs principes actifs auquel correspond(ent) une dénomination commune internationale (DCI) (**exemple** : paracétamol). On peut aussi dénommer une spécialité pharmaceutique par un nom commercial, qui est en fait un nom de fantaisie et se trouve donc soumis de ce fait à la réglementation des marques (**exemple** : *Dafalgan*).

SPÉCIALITÉ GÉNÉRIQUE

Une spécialité générique est une forme commerciale d'un médicament différente de la forme de référence ou princeps, contenant la même quantité de principes actifs que celle-ci et lui étant bioéquivalente.

« Une spécialité générique d'une spécialité de référence est celle :

- qui a la même composition qualitative et quantitative en principe actif ;
- qui a la même forme pharmaceutique ;
- et dont la bioéquivalence avec la spécialité de référence est démontrée par des études de bioéquivalence appropriées. »

La commercialisation d'un médicament générique ne peut se concevoir qu'après la chute dans le domaine public du brevet de la molécule princeps qui survient 20 ans après son dépôt. La prescription des génériques est actuellement encouragée par les autorités, essentiellement pour des raisons économiques.

La dénomination d'une spécialité générique est généralement la DCI de la substance active suivie du nom du laboratoire, ou un nom de fantaisie suivi de Gé.

PRÉPARATION HOSPITALIÈRE

Il s'agit de « tout médicament, à l'exception des produits de thérapie génique ou cellulaire, préparé selon les indications de la pharmacopée et en conformité avec les bonnes pratiques mentionnées dans le code de la santé publique. Elles sont dispensées sur prescription médicale à un ou plusieurs patients par la pharmacie à usage intérieur de l'hôpital, en l'absence de spécialité pharmaceutique disponible ou adaptée ».

PRÉPARATION OFFICINALE

On entend par ce terme « tout médicament préparé en pharmacie, inscrit à la pharmacopée ou au formulaire national et destiné à être dispensé directement aux patients approvisionnés par cette pharmacie ».

PRÉPARATION MAGISTRALE

Il s'agit de « tout médicament préparé extemporanément au vu de la prescription destiné à un malade déterminé soit dans la pharmacie dispensatrice, soit dans une autre pharmacie sous-traitante ».

MÉDICAMENT BIOLOGIQUE

Les médicaments biologiques correspondent à ceux pour lesquels « la substance active est produite à partir d'une source biologique ou en est extraite et dont la caractérisation et la détermination de la qualité nécessitent une combinaison d'essais physiques, chimiques et biologiques ainsi que la connaissance de son procédé de fabrication et de son contrôle ». Il peut s'agir de tissus ou de leurs dérivés, d'anticorps monoclonaux, de facteurs de coagulation, de facteurs de croissance.

PRODUITS SANGUINS LABILES

Ces produits comprennent le sang total, le plasma et les cellules sanguines d'origine humaine. Ces médicaments sont soumis à une stricte traçabilité, permettant de retrouver le parcours du produit des années après.

MÉDICAMENT HOMÉOPATHIQUE

Il s'agit de tout médicament obtenu à partir de produits, substances ou compositions appelés souches homéopathiques, selon un procédé de fabrication homéopathique décrit par la pharmacopée française ou, par les pharmacopées utilisées de façon officielle dans un autre État membre de la

Communauté européenne. Un médicament homéopathique peut aussi contenir plusieurs principes. Le statut du médicament homéopathique est particulier en ce sens qu'il n'est soumis à aucune exigence de démonstration d'une quelconque efficacité et est donc commercialisé, et remboursé, sans indication et posologie validées.

MÉDICAMENT À BASE DE PLANTES

Cette dénomination concerne « tout médicament dont les substances actives sont exclusivement une ou plusieurs substances végétales ou préparations à base de plantes ou une association de plusieurs substances végétales ou préparations à base de plantes ». Les médicaments traditionnels à base de plantes ne sont pas soumis à l'autorisation de mise sur le marché.

Classification des médicaments selon les conditions de prescription

Certains médicaments sont en vente libre (antalgiques à base d'acide acétylsalicylique ou de paracétamol, etc.) mais peuvent être inscrits sur l'ordonnance, ils sont alors dits de prescription médicale facultative.

Les médicaments appartenant au groupe des substances vénéneuses sont ceux pour lesquels la délivrance par un pharmacien ne peut se faire que sur prescription médicale ; ils sont classés en trois listes :

- **liste I** (substances dites « toxiques ») : les principaux produits inscrits sur liste I sont les antibiotiques, les corticoïdes, les médicaments à visée cardiologique, les anxiolytiques, les antidépresseurs ;
- **liste II** (substances dites « dangereuses ») : ils constituent un groupe disparate comprenant certains barbituriques, les diurétiques, certains hypotenseurs, les ergotés de seigle, les hypolipémiants, certaines hormones thyroïdiennes, les androgènes, etc. ;
- **stupéfiants** : ce sont les dérivés morphiniques, ainsi que certaines substances dont l'usage a été détourné dans le sens d'une toxicomanie (amphétaminiques, etc.). Ils sont prescrits sur ordonnance sécurisée.

De plus, certains médicaments sont soumis à certaines modalités particulières de prescription.

MÉDICAMENTS À PRESCRIPTION RESTREINTE

La prescription restreinte peut concerner trois situations :

- médicament réservé à l'usage hospitalier : il doit être obligatoirement prescrit, dispensé et utilisé à l'hôpital ;
- médicaments de prescription hospitalière : ils sont prescrits uniquement par un médecin hospitalier ;
- médicament à prescription initiale hospitalière et médicaments à prescription initiale réservée à certains médecins spécialistes : la première prescription est obligatoirement rédigée à l'hôpital ou par le médecin spécialiste. Les ordonnances de renouvellement peuvent être rédigées par le médecin « de ville ». La délivrance du médicament et les ordonnances de renouvellement peuvent être réalisées dans une pharmacie quelconque.

Dans certaines situations, le médicament peut être soumis à une surveillance particulière : certains examens complémentaires peuvent, par exemple, être demandés.

MÉDICAMENTS D'EXCEPTION

Il s'agit de médicaments coûteux pour lesquels le remboursement est conditionné par l'adéquation de la prescription aux indications et aux posologies définies dans une fiche d'information thérapeutique. La prescription doit être rédigée sur une ordonnance spéciale attestant du respect des modalités prévues.

Réglementation

Autorisation de mise sur le marché (AMM)

Afin de commercialiser une molécule en tant que spécialité pharmaceutique, il est obligatoire d'obtenir une autorisation de mise sur le marché de la part des instances de régulation (Agence française de sécurité sanitaire des produits de santé, Afssaps, ou Agence européenne du médicament, EMA).

L'évaluation d'un dossier d'AMM se fait par une commission d'experts scientifiques, sur des critères de **qualité**, de **sécurité** et d'**efficacité**. Plusieurs études doivent donc être réalisées au préalable, permettant d'apprécier la fiabilité des procédés de fabrication et de contrôle, l'efficacité du médicament, et sa balance bénéfice/risque.

En France, cette autorisation est formalisée par l'ampliation d'AMM qui comprend :

- une lettre d'accord signée du directeur général de l'Agence du médicament (nationale ou européenne) ;
- le résumé des caractéristiques du produit (RCP) précisant la dénomination du médicament, sa composition, sa forme pharmaceutique, les données cliniques et pharmacologiques, le titulaire et le numéro de l'AMM ;
- le texte de la notice à l'usage du patient ;
- les informations devant figurer sur l'emballage du conditionnement de la spécialité.

Une **extension d'AMM** est l'octroi d'une nouvelle indication thérapeutique à une spécialité pharmaceutique déjà autorisée.

Autorisation temporaire d'utilisation (ATU)

Cette procédure particulière est uniquement nationale, elle est donc délivrée par l'Afssaps (HAS – Haute autorité de santé). Cet acte administratif permet l'utilisation de certains médicaments dépourvus d'AMM quand ils paraissent indispensables à la prise en charge de maladies graves en l'absence d'alternative thérapeutique.

On distingue les **ATU de cohorte** délivrés pour des médicaments compassionnels ou orphelins (maladies rares) et les **ATU individuelles** (nominatives pour un malade). Cette procédure a lieu en parallèle avec la poursuite de l'évaluation du médicament, permettant de conduire ultérieurement à l'octroi d'une AMM.

Développement du médicament

Le développement d'un médicament correspond à l'ensemble des expérimentations, des essais cliniques et des études physico-chimiques et analytiques nécessaires pour déposer un dossier de demande d'AMM auprès des instances de régulation.

On distingue le **développement préclinique**, correspondant aux expérimentations *in vitro* et *in vivo* réalisées chez l'animal et indispensables pour le dossier pharmaco-toxicologique, et le **développement clinique**, constitué des essais cliniques (administration du médicament chez l'homme).

Ce développement se déroule sur plusieurs années (10 à 15 ans en moyenne), et permet d'aboutir à un médicament commercialisé alors que plusieurs milliers de molécules auront été testées initialement. La complexité de ce processus s'explique par la nécessité de respecter les différentes phases du développement, en particulier l'utilisation de modèles animaux avant toute administration chez l'homme.

Développement préclinique

Les premières études d'une nouvelle molécule doivent permettre de définir ses conditions de sécurité d'utilisation. Ces études visent à déterminer la **toxicité aiguë** sur au moins deux espèces de mammifères, la **toxicité chronique** (doses répétées) sur au moins deux espèces de mammifères dont une non-rongeur, la **toxicité subaiguë** (0 à 1 mois), la **toxicité subchronique** (1 à 3 mois), et la **toxicité chronique** (plus de 3 mois). On s'attachera en particulier à définir la toxicité pour la reproduction, la génotoxicité, et la cancérogénicité.

Les études précliniques servent aussi à déterminer les premiers éléments utiles pour mesurer l'efficacité de la molécule. Des études **pharmacodynamiques** sont effectuées sur des modèles *in vitro* et *in vivo* afin de définir la relation effet-dose et d'identifier le mécanisme d'action et les éventuelles interactions de la molécule. De plus, cette phase permet de recueillir les premiers éléments **pharmacocinétiques** (étude du devenir du médicament dans l'organisme) : caractérisation de l'absorption, de la distribution, de la métabolisation et de l'élimination sur trois espèces animales différentes.

Essais cliniques

Ces essais comportent différentes phases, dont les trois premières sont nécessaires pour la demande d'AMM.

PHASE 1

Il s'agit de la première administration de la molécule testée chez l'homme. Elle ne peut donc se dérouler qu'après réalisation des études précliniques (prérequis).

L'objectif principal de cette phase est de déterminer la sécurité de la molécule chez l'homme. Elle permet aussi d'évaluer les effets (pharmacodynamiques, secondaires et indésirables) en fonction de la dose et de réaliser les premières études de pharmacocinétique. Il n'y a, à cette phase, aucun objectif ni d'efficacité ni de thérapeutique, mais dans certaines situations, principalement pour les études de phase 1 en cancérologie, l'efficacité est néanmoins évaluée.

Ces études sont pratiquées dans des structures habilitées (exemple : centres d'investigation clinique) comportant des équipements et du personnel nécessaires (réanimation, situation d'urgence).

Il s'agit d'essais généralement menés pendant des périodes courtes (quelques jours), sur un faible nombre (quelques dizaines) de volontaires sains. La dose administrée est déterminée en fonction des résultats des études précédentes et par escalade de dose jusqu'à la dose maximale tolérée, ou idéalement à la dose biologiquement active, c'est-à-dire la dose pour laquelle on observe un effet biologique que l'on pense être lié à l'efficacité du médicament. Des doses répétées sont ensuite administrées afin d'étudier la pharmacocinétique.

PHASE 2

Cette phase correspond à la première administration du futur médicament à une population sélectionnée de sujets malades.

Il s'agit **d'études pilotes** dont l'objectif est de mettre en évidence l'activité pharmacologique et d'évaluer la sécurité d'emploi à court terme du principe actif chez des patients souffrant d'une maladie ou atteints d'une affection que le principe actif est supposé traiter.

La phase 2 cherche également à déterminer les doses et posologies appropriées et, surtout, à faire apparaître clairement les relations dose/réponse, afin de fournir une base optimale pour la réalisation d'essais sur un plus grand nombre de patients. De plus, elle permet la poursuite des études pharmacocinétiques.

Ces essais sont effectués chez un nombre limité de personnes (quelques centaines) et souvent, à la fin de cette phase, selon un protocole comparatif (par exemple : contre placebo). Les critères mesurés sont en général des critères intermédiaires (paramètre biologique comme la glycémie, par exemple).

PHASE 3

L'objectif de cette dernière phase avant la demande d'AMM est de déterminer le **rapport bénéfice/risque** à court et à plus long terme du principe actif.

Ces essais doivent aussi permettre d'étudier le type et le profil des **effets indésirables** les plus fréquents, ainsi que les **interactions médicamenteuses** ayant une importance clinique et l'influence sur les résultats de facteurs tels que l'âge.

Ces essais comparatifs (par rapport au placebo ou au traitement de référence s'il existe) sont réalisés, parfois sur plusieurs milliers de patients. Le protocole fera, de préférence, appel au double insu (ni le patient ni le médecin ne savent quelle est la molécule reçue) avec tirage au sort (c'est ce qu'on appelle la randomisation), bien que d'autres types d'essais puissent être acceptables, notamment pour l'étude de la sécurité d'emploi à long terme. De façon générale, les conditions lors des essais de phase 3 doivent être aussi proches que possible des conditions normales d'utilisation. Un critère d'efficacité clinique sera privilégié (amélioration du pronostic vital ou de la qualité de vie, par exemple).

PHASE 4

Cette phase se déroule après obtention de l'AMM (post-commercialisation). Elle correspond notamment à la **pharmacovigilance** et à la **pharmaco-épidémiologie**.

Elle permet de compléter les connaissances sur le médicament obtenu lors des trois phases précédentes, dans ses conditions réelles d'utilisation.

Les essais de phase 4 peuvent permettre de préciser l'activité d'un médicament dans un groupe de sujets spécifiques (personnes âgées, enfants, etc.), l'efficacité, certains effets indésirables rares, les modalités de prescription et d'utilisation, les caractéristiques pharmacoéconomiques ou pharmacogénétiques, etc.

Tout essai clinique réalisé après l'obtention de l'AMM et dont l'objectif est d'obtenir une extension de celle-ci (nouvelle indication, nouvelle posologie, etc.) est un essai de phase 2 ou 3. Il faut alors considérer le produit comme un nouveau médicament.

Aspects éthiques

Le développement de nouveaux médicaments est encadré par la **loi sur les recherches biomédicales** (actuellement loi de santé publique du 9 août 2004).

La première loi a été la loi dite **Huriet-Sérusclat** (du nom des sénateurs ayant, entre autres, préparé cette loi) du 20 décembre 1988 sur la protection des personnes participant aux recherches biomédicales.

La loi précise les conditions dans lesquelles une recherche impliquant des êtres humains peut être menée. Elle ne vise en pratique que les recherches biomédicales (essais et études) imposant une contrainte modifiant les conditions qui auraient prévalu en l'absence de cette recherche.

La finalité thérapeutique peut être directe (bénéfice potentiel pour la personne qui y participe) ou il peut s'agir de recherche sans finalité thérapeutique directe.

Une recherche biomédicale entrant dans le cadre de cette directive est, entre autres, soumise aux conditions suivantes :

- envoi par le promoteur de la recherche d'une lettre d'intention (à l'Afssaps pour toute recherche biomédicale, même si elle n'est pas menée sur un médicament) afin de solliciter son autorisation ;
- avis préalable d'un Comité de protection des personnes (CPP), obtention écrite par le médecin investigateur du consentement éclairé de toute personne se prêtant à cette recherche ;

– déclaration immédiate à l'autorité compétente (Afssaps) de tout événement indésirable « grave » susceptible d'être lié à la recherche et de tout fait nouveau pouvant remettre en cause la sécurité des personnes ;
– réalisation d'un rapport annuel de sécurité (liste de tous les effets indésirables graves).

Points-clés

1. Les médicaments sont composés de principes actifs désignés par leur dénomination commune internationale. La DCI permet d'identifier plus facilement la nature du médicament que le nom de fantaisie.
2. Toute spécialité pharmaceutique doit faire l'objet d'une demande d'**Autorisation de Mise sur le Marché** auprès de l'Afssaps ou de l'Agence européenne du médicament avant sa commercialisation.
3. Le développement d'une molécule est soumis à un **encadrement juridique** strict et passe par la réalisation de phases précliniques et cliniques, afin de s'assurer des critères d'efficacité, de sécurité et de la qualité de la molécule.

Notions de pharmacodynamie 3

Généralités

La pharmacodynamie est un domaine de la pharmacologie qui s'intéresse :

- aux mécanismes d'action des médicaments, c'est-à-dire à leurs interactions avec des cibles biologiques chez le malade. Celles-ci ont pour but d'obtenir un effet thérapeutique. Mais elles sont aussi inévitablement à l'origine d'effets indésirables ;
- à la mesure de l'intensité de la réponse pharmacologique.

Principales cibles des médicaments

Récepteurs

Les récepteurs représentent la cible principale des médicaments. Ce sont des structures protéiques dont la fonction est de lier une substance endogène (une hormone, un neuromédiateur, un facteur de croissance, etc.). Cette interaction entraîne une cascade réactionnelle à l'origine d'un effet biologique (une contraction musculaire, la sécrétion d'un médiateur ou d'une hormone, etc.). Ce sont des éléments essentiels à la communication chimique qui coordonne les différentes fonctions de l'organisme.

Ces récepteurs sont différenciables en fonction de leur localisation et de leur structure (figure 3.1) :

- nombreux récepteurs situés sur la membrane plasmique sont constitués de 7 hélices protéiques transmembranaires et couplés à une protéine G. La fixation d'un ligand sur le récepteur induit une modification de la conformation de la protéine G qui va activer des protéines dites effectrices lesquelles libèrent des seconds messagers dans le milieu intracellulaire (**exemple** : récepteurs β–adrénergiques à la noradrénaline) ;
- d'autres incluent une enzyme, et la fixation du ligand entraîne une activation enzymatique (**exemple** : récepteur de l'insuline) ;
- certains récepteurs sont en fait des canaux ioniques. Leur interaction avec le ligand entraîne leur ouverture ou leur fermeture, l'entrée ou la sortie d'ions (**exemple** : récepteur du GABA [acide gamma-aminobutyrique]) ;
- l'activation des récepteurs situés dans le milieu intracellulaire (puis par activation rejoignant le noyau) ou dans le noyau de la cellule module positivement ou négativement l'expression des gènes et la synthèse protéique (**exemple** : récepteur des glucocorticoïdes).

MÉDICAMENTS AGONISTES

Pour être capable d'induire le même effet que le médiateur endogène, un médicament doit présenter une structure qui lui permette de se lier au récepteur spécifiquement, et « de la même façon que le ligand endogène », de déclencher la cascade de réactions cellulaires à l'origine de la réponse biologique. Le médicament est alors dit « **ligand agoniste** » (qui se lie et active).

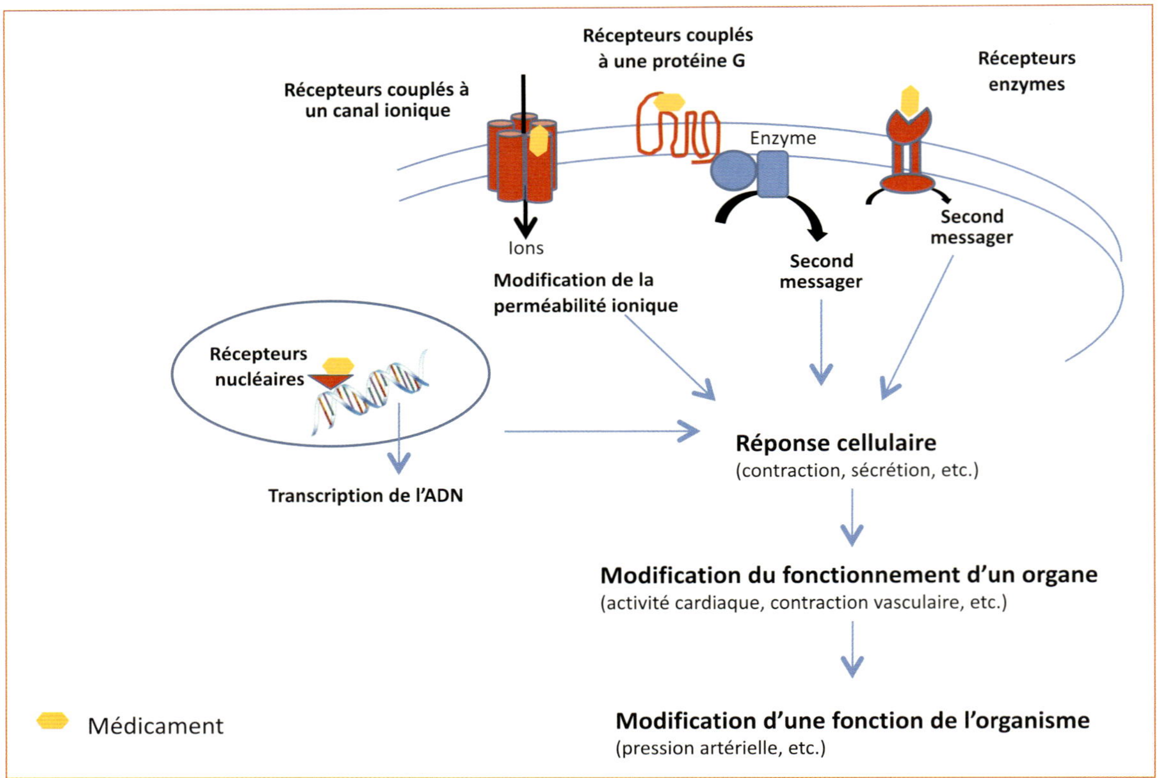

Fig. 3.1 *Les principaux récepteurs cellulaires, cibles des médicaments.*
L'interaction du médicament avec sa cible (récepteur associé à un canal ionique, récepteur couplé à une protéine G, récepteur enzyme) entraîne son activation (médicament agoniste) ou son blocage (médicament antagoniste), et une activation ou une inhibition respective de la réponse cellulaire.

EXEMPLES

Lors de la maladie de Parkinson, l'équilibre entre les différentes voies nerveuses centrales de régulation de la motricité est rompu, par la dégénérescence de fibres dopaminergiques. C'est pourquoi les agonistes dopaminergiques font partie des traitements de cette maladie. Ils stimulent les récepteurs dopaminergiques, «à la place» de l'agoniste endogène libéré en quantité insuffisante.
Il existe des récepteurs β–adrénergiques sur le muscle cardiaque et leur stimulation physiologique par les catécholamines endogènes (adrénaline et noradrénaline) s'accompagne d'une augmentation de la force de contraction du myocarde. Dans une situation de détresse cardiocirculatoire associée à un bas débit sanguin, l'utilisation thérapeutique d'agonistes des récepteurs β–adrénergiques (dobutamine) permet d'augmenter la force de contraction cardiaque.

MÉDICAMENTS ANTAGONISTES

De nombreuses situations pathologiques nécessitent au contraire de freiner certaines fonctions, en bloquant l'action d'un médiateur endogène. Les **antagonistes** sont des molécules capables de se fixer sur un récepteur mais incapables de déclencher une réponse biologique. Ils «occupent» les sites de fixation et bloquent l'accès des récepteurs aux agonistes endogènes.

EXEMPLE

Les β–bloquants sont des antagonistes des récepteurs β–adrénergiques cardiaques. Ils s'y fixent sans les activer, ce qui diminue les capacités de fixation des catécholamines endogènes et donc leurs effets. Le résultat est une diminution de l'activité contractile cardiaque, et par conséquent une diminution du débit cardiaque et de la pression artérielle.

■ **EXEMPLE**

L'histamine est massivement libérée en cas de réaction allergique et la stimulation de ses récepteurs histaminergiques peut s'accompagner de manifestations cutanées (rougeur, urticaire), vasculaires (chute de la pression artérielle), respiratoires (rétrécissement des voies respiratoire, crise d'asthme). Les antihistaminiques sont des antagonistes des récepteurs à l'histamine, ils préviennent ou diminuent ces réactions d'hypersensibilité.

■ PARAMÈTRES CARACTÉRISTIQUES DE L'INTERACTION LIGAND-RÉCEPTEUR

La force et la vitesse avec lesquelles une molécule agoniste ou antagoniste se fixe sur un récepteur sont caractérisées par leur **affinité**. Plus l'affinité est importante, plus l'occupation des récepteurs sera rapide et maximale, moins la quantité de ligand nécessaire à cette occupation sera importante.

Les agonistes et antagonistes sont également caractérisés par leur **sélectivité**. Moins un ligand sera sélectif, plus grande sera la diversité de récepteurs sur lesquels il pourra se fixer (récepteurs ciblés pour l'effet thérapeutique ou non). Autrement dit, plus un ligand est sélectif, moins il présentera d'effets indésirables associés à la stimulation de cibles non recherchées.

■ **EXEMPLE**

Les neuroleptiques sont des antipsychotiques dont l'efficacité est associée au blocage des récepteurs dopaminergiques. Certaines molécules sont peu sélectives et bloquent aussi les récepteurs α-adrénergiques, notamment présents au niveau vasculaire, et dont l'activation participe à la contraction des vaisseaux et à la régulation de la pression artérielle. Il en résulte des effets hypotenseurs. Certains bloquent aussi les récepteurs histaminergiques, ce qui entraîne une prise de poids.

Enfin, la capacité des médicaments agonistes à induire un effet biologique est caractérisée par leur **puissance**. Plus l'effet thérapeutique recherché est obtenu après administration de faibles quantités, plus le médicament est puissant.

Un antagoniste n'est caractérisé que par son affinité et sa sélectivité.

Enzymes

Les enzymes sont des acteurs majeurs de la régulation des fonctions de l'organisme. Elles catalysent de multiples réactions chimiques à l'origine de l'activation ou de l'inactivation des médiateurs endogènes (hormones, neuromédiateurs, cytokines, facteurs de croissance, etc.).

De très nombreux médicaments interagissent avec les enzymes en bloquant leur fonctionnement (on parle d'inhibiteurs enzymatiques).

■ **EXEMPLES D'INHIBITEURS ENZYMATIQUES**

- les inhibiteurs de l'enzyme de conversion de l'angiotensine bloquent la transformation de l'angiotensine I inactive en angiotensine II active et constrictrice vasculaire. Ce sont des agents antihypertenseurs ;
- les statines, médicaments hypocholestérolémiants, bloquent la HMG-CoA-réductase, enzyme indispensable à la synthèse hépatique du cholestérol ;
- les anti-inflammatoires non stéroïdiens (ibuprofène) bloquent les cycloxygénases, enzymes qui catalysent la synthèse des prostaglandines impliquées dans l'inflammation et la sensibilité à la douleur.

Canaux ioniques

Les **canaux ioniques** sont des protéines membranaires qui permettent le passage transmembranaire d'ions. Elles sont impliquées dans de nombreuses fonctions (l'excitabilité neuronale et la transmission des messages nerveux, la contraction musculaire, la libération des médiateurs et des hormones, etc.).

De nombreux médicaments sont des bloqueurs de ces canaux, et inhibent leur ouverture.

EXEMPLE

– certains antihypertenseurs sont des antagonistes des canaux calciques (vérapamil, diltiazem), dont l'ouverture est indispensable à la contraction des muscles cardiaques et des parois vasculaires ;
– les anesthésiques locaux comme la lidocaïne bloquent l'ouverture de canaux sodiques.

Transporteurs et pompes transmembranaires

Le passage transmembranaire des ions et des petites molécules met aussi en jeu des protéines de transport, qui selon que leur fonctionnement nécessite ou non de l'énergie sont appelées respectivement **pompes ou transporteurs**.

Elles sont largement réparties dans l'organisme et constituent aussi la cible de certains médicaments.

EXEMPLES

– les antisecrétoires de la famille des inhibiteurs de la pompe à protons (oméprazole : *Mopral*) bloquent la pompe de la paroi gastrique permettant la sécrétion interne de protons ;
– certains antidépresseurs sont des inhibiteurs de la recapture de la sérotonine (fluoxétine : *Prozac*). Ils augmentent la transmission sérotoninergique en bloquant le fonctionnement de la pompe synaptique par laquelle s'effectue la recapture du neuromédiateur ;
– les digitaliques (digoxine) utilisés dans l'insuffisance cardiaque inhibent la Na^{+}/K^{+}–ATPase des cardiomyocytes. Il en résulte une augmentation de l'ouverture de canaux calciques, et de la concentration intracellulaire en calcium, disponible pour la contraction du myocarde.

Cibles non physiologiques

Les antibiotiques, antiviraux, antifongiques et antiparasitaires sont des traitements dont la cible ne fait pas partie de l'individu. Au sein des micro-organismes, ils agissent aussi sur des récepteurs, des enzymes, des transporteurs, pour désorganiser l'équilibre bactérien, fongique ou parasitaire, par **exemple** en inhibant la synthèse protéique bactérienne ou la réplication virale.

Cibles non spécifiques

Les médicaments peuvent aussi agir en modifiant les conditions physico-chimiques du milieu.

EXEMPLES

– le bicarbonate et autres antiacides utilisés pour diminuer l'acidité gastrique ;
– les laxatifs osmotiques dont la présence dans l'intestin entraîne une facilitation de l'évacuation fécale.

Traitements de substitution

Certains médicaments constituent des traitements de substitution : il s'agit alors d'apporter une hormone, un médiateur, etc. synthétisé en quantité insuffisante chez le malade (l'insuline chez le diabétique, les œstrogènes chez la femme ménopausée), ou apporté en quantité insuffisante (la vitamine D chez le rachitique).

Notion de relation dose-effet pharmacologique

La plupart des médicaments ont une efficacité concentration-dépendante. Autrement dit, la concentration sanguine du médicament et ses effets augmentent de façon concomitante et proportionnellement à la quantité administrée. À partir d'un certain seuil, il est inutile d'augmenter davantage la dose administrée, l'effet thérapeutique a atteint son maximum. Cette dynamique d'efficacité repose sur le principe de l'occupation des récepteurs. L'effet pharmacologique est très faible, voire nul aux très faibles concentrations, il augmente avec l'activation progressive d'un nombre croissant de récepteurs, et lorsque ceux-ci sont saturés, l'effet maximal est atteint ; il n'augmente plus même si la concentration plasmatique du médicament continue à croître. La représentation graphique correspondant à cette dynamique est une courbe sigmoïde (figure 3.2).

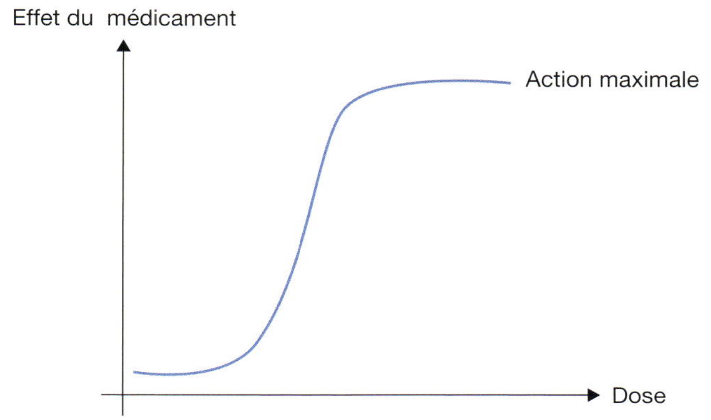

Fig. 3.2 *Courbe dose-effet.*

De nombreux effets secondaires (mais pas tous) sont aussi concentration-dépendants. L'augmentation de la dose administrée et de la concentration sanguine s'accompagne alors de l'augmentation des effets indésirables.

L'ajustement posologique d'un traitement (dose, nombre de prises et rythme de prise dans la journée) a pour but de maintenir la concentration d'un médicament dans une zone de concentration en dessous de laquelle il risque d'être inefficace et au-dessus de laquelle il expose à un risque accru d'effets indésirables : c'est ce que l'on appelle l'**index ou intervalle thérapeutique**. Si cet intervalle est très large (**exemple** : les antisécrétoires ou antiacides inhibiteurs de la pompe à protons), le risque d'inefficacité ou de toxicité associé à la fluctuation du rythme de prise est faible. En revanche, certains médicaments présentent une faible marge thérapeutique (certains antibiotiques, antirétroviraux, antiépileptiques, traitements préventifs du rejet de greffe, etc.). Afin d'éviter les périodes d'inefficacité ou d'exposition du patient à un risque toxique, la posologie et l'intervalle entre les prises doivent être strictement respectés (figure 3.3).

Points-clés

1. Les effets thérapeutiques mais aussi indésirables des médicaments sont associés à leur mécanisme d'action, c'est-à-dire à leur capacité à interagir (activer ou inhiber) avec une cible biologique : les principales sont les récepteurs, les canaux et pompes ioniques et les enzymes.
2. Plus un principe actif est sélectif, moins il interagit avec des cibles biologiques autres que celles impliquées dans son action thérapeutique, moins il induit d'effets secondaires.
3. L'efficacité et la toxicité de la plupart des médicaments sont proportionnelles à la dose administrée. Le choix de la posologie et du rythme d'administration est essentielle au maintien des concentrations du médicament dans un intervalle de concentrations « efficaces et non toxiques » : l'index thérapeutique.

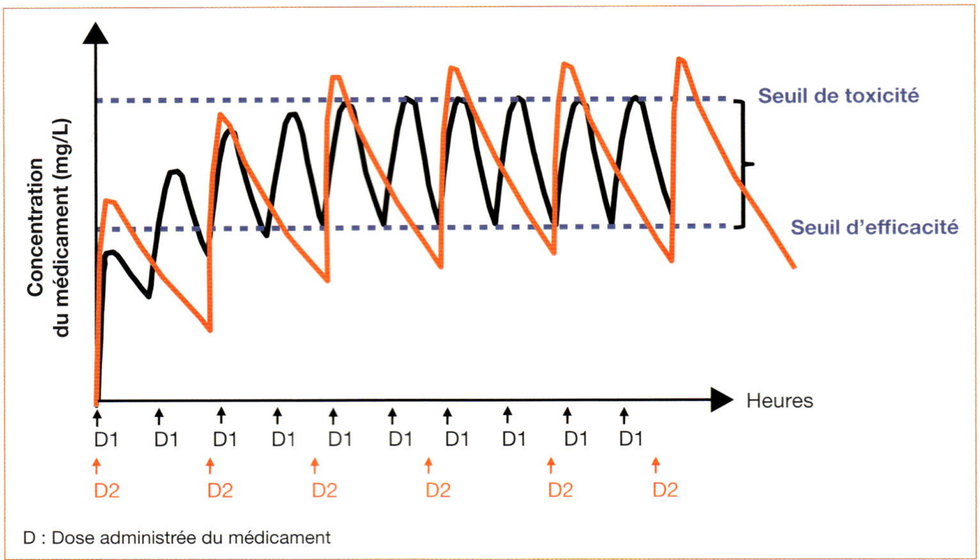

Fig. 3.3 *Concentrations plasmatiques d'un médicament obtenues selon deux schémas posologiques d'administration : D1 (courbe noire : 150 mg toutes les 12 heures); D2 (courbe rouge : 300 mg toutes les 24 heures).*
L'éloignement des prises associé à l'augmentation de la dose par prise expose aux risques d'inefficacité de fin de dose et de toxicité liée aux fortes concentrations.

Notions de pharmacocinétique

4

Notions générales

La pharmacocinétique se définit comme l'étude qualitative et quantitative du devenir d'un médicament après son administration dans l'organisme.

Il est nécessaire de distinguer quatre phases (ADME), qui peuvent se dérouler plus ou moins simultanément (figure 4.1) :

– absorption/résorption ;
– distribution ;
– métabolisation ;
– excrétion.

N.B. : métabolisation et excrétion peuvent être réunies en une phase d'élimination.

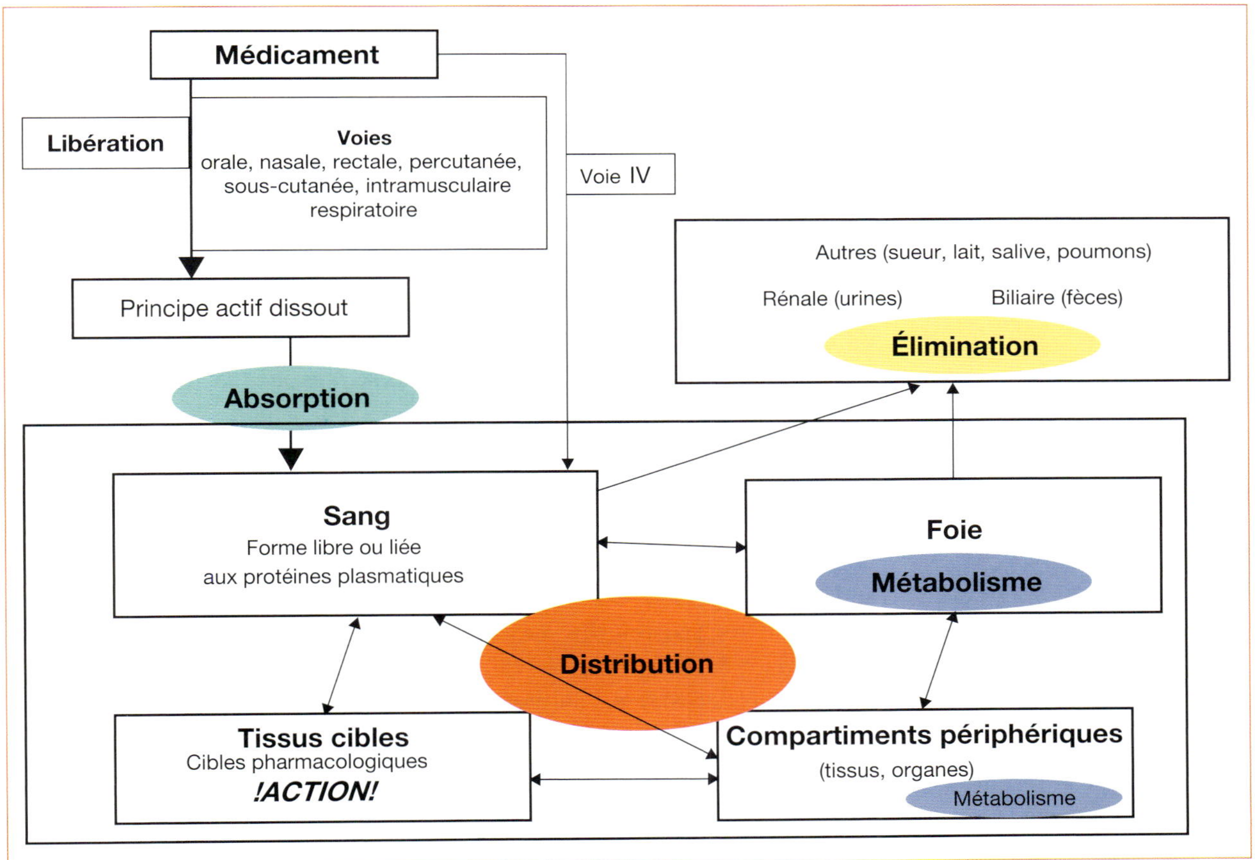

Fig. 4.1 Représentation schématique des étapes du devenir du médicament dans l'organisme.

Les caractéristiques pharmacocinétiques d'un médicament interviennent dans le choix de sa posologie et de sa fréquence d'administration, ainsi que dans le choix de la voie d'administration et de la forme galénique les plus appropriées.

Absorption/résorption

La résorption correspond au passage, sans modification, d'un principe actif du site d'administration dans la circulation générale.

La résorption après administration orale nécessite :

– une libération du principe actif de la forme galénique;

– une dissolution du principe actif dans le tube digestif.

– le passage des parois digestives. Certains médicaments absorbés par voie orale ne sont pas résorbés au niveau de la paroi du tube digestif. Leur action ne peut être que locale, digestive (**exemple** : antiseptique intestinal).

La résorption par les autres voies d'administration (transdermiques, transmuqueuses, sous-cutanées, intramusculaires, etc…) dépend également de la formulation du médicament (de la nature des excipients entrant dans sa composition) modulant la libération du principe actif (Voir chapitre 5, *Voies d'administration et formes pharmaceutiques*).

Quelle que soit la voie d'administration, le passage des membranes biologiques, du site d'administration à un compartiment vasculaire s'effectue selon deux mécanismes principaux : la diffusion passive ou le transport actif.

On parle de **diffusion passive** lorsque le passage à travers la bicouche lipidique membranaire se fait sans consommation d'énergie. Il n'implique pas un système de transport spécifique, ne peut être modulé par un phénomène de compétition (**donc pas de risques d'interactions médicamenteuses**) ou de saturation.

Il dépend :

– de la **lipophilie** du principe actif :

- de nombreux médicaments sont des acides ou des bases faibles. Le rapport entre forme neutre et forme ionisée dépend du pH du milieu. Seules les formes neutres pourront diffuser facilement;
- dans l'estomac, le pH est acide : la résorption des molécules sous forme d'acides faibles est possible;
- dans l'intestin, le pH varie entre 6 et 8. La résorption des bases faibles (sous forme neutre dans cet intervalle de pH) est possible;

– de la **taille** de la molécule;

– de son **gradient de concentration** de part et d'autre de la membrane.

Plus une molécule est petite et lipophile, plus son passage est facile. La diffusion s'effectue du milieu le plus concentré vers le milieu le moins concentré.

Lorsque la résorption se fait au moyen d'un **transport actif**, le médicament passe d'un compartiment à un autre *via* un transporteur transmembranaire dont le fonctionnement nécessite une consommation d'énergie. Cela concerne aussi bien des molécules hydrophiles que lipophiles. Il s'agit d'un phénomène saturable et spécifique.

Modulations de la résorption digestive

La prise d'un repas ou d'autres médicaments (topiques gastriques, médicaments ralentissant le transit intestinal, etc.) de façon concomitante peut ralentir ou diminuer la résorption d'un principe actif.

La modulation par interaction médicamenteuse s'explique ainsi :

- si deux médicaments utilisant la même voie de résorption et le même transport actif sont administrés en même temps, ils peuvent entrer en compétition au niveau du transporteur, et la résorption de l'un, de l'autre ou des deux principes actifs en sera ralentie ;
- certains médicaments ou nutriments sont des inhibiteurs de certains transporteurs. Leur administration limite la résorption d'autres médicaments associés.

Ces interactions sont inscrites dans le résumé des caractéristiques du produit (RCP).

EXEMPLE

Interactions entre pansement gastrique type *Maalox* et ciprofloxacine. Les sels de magnésium du *Maalox* précipitent avec la ciprofloxacine, ce qui empêche la résorption de l'antibiotique.

Notion de premier passage hépatique

En fonction du niveau intestinal où s'effectue la résorption d'un médicament, celui-ci peut être directement conduit *via* la veine porte dans le tissu hépatique, où il est dégradé partiellement ou complètement, avant même d'avoir pu être distribué dans l'organisme. C'est ce que l'on appelle l'effet de premier passage hépatique.

Seules les parties extrêmes du tube digestif ne présentent pas de premier passage hépatique.

Lors d'une administration rectale, seul un tiers du sang circulant dans les veines rectales passe par le foie avant d'atteindre la circulation systémique. Les administrations sublinguale, inhalée et transdermique sont quant à elles dénuées d'effet de premier passage hépatique.

Notion de biodisponibilité

La biodisponibilité correspond à la proportion de principe actif administrée, qui atteint de manière effective la circulation systémique.

Elle dépend :

- de la dégradation du principe actif dans le tube digestif, le tissu musculaire, sous-cutané, pulmonaire (selon la voie d'administration) ;
- de l'importance de sa résorption ;
- de l'existence d'un effet de premier passage hépatique.

Par définition, la **biodisponibilité** d'un principe actif administré par voie IV (intraveineuse) est de 100 %, puisque la quantité totale administrée passe dans la circulation générale. La voie IV est la voie de référence. Les valeurs de biodisponibilité d'un principe actif administré par une autre voie que la voie IV décrit le taux (%) de médicament qui atteint la circulation générale par rapport à celle qui l'atteint si le médicament est administré par voie IV.

La vitesse d'absorption d'un médicament est appréciée par son **Tmax** : c'est le délai séparant l'administration du temps où la concentration sanguine est maximale.

Distribution

La phase de distribution correspond à la **phase de diffusion du principe actif depuis le secteur vasculaire vers les tissus de l'organisme, dont le tissu cible**.

La distribution des médicaments aux tissus s'effectue par le sang et les tissus interstitiels. C'est pourquoi l'importance de la vascularisation d'un organe est un paramètre favorisant la distribution d'un médicament (cœur, reins, foie, poumons).

Dans le compartiment sanguin, le médicament se trouve soit sous forme libre, soit fixé à des protéines (albumine, α-1-glycoprotéine acide). Seule la forme non liée peut quitter le compartiment sanguin et diffuser dans les tissus. La fixation protéique des médicaments est à la fois une aide et un obstacle à sa distribution tissulaire. En maintenant faible la concentration sanguine de médicament libre, elle conserve un gradient de concentration avec le contenu intestinal et favorise sa résorption. En prolongeant le stockage des médicaments dans le compartiment sanguin, elle ralentit sa distribution, et retarde son élimination.

Le volume apparent de distribution (Vd) caractérise la distribution du principe actif dans le corps humain. C'est un volume fictif calculé à partir de prélèvements sanguins. Ce Vd se définit comme le volume nécessaire pour contenir de manière homogène le médicament, à une concentration identique à celle du compartiment sanguin.

$$\textbf{Vd (L)} = \frac{\text{Quantité de médicament dans l'organisme (mg)}}{\text{Concentration plasmatique (mg/L)}}$$

Les principes actifs présentant une grande affinité pour le secteur sanguin ont un Vd faible (ordre de 4 à 5 L), alors que les principes actifs diffusant largement dans les tissus ont un Vd élevé (jusqu'à plusieurs centaines de litres).

Chez le sujet normal, le Vd est une valeur propre à chaque principe actif.

Certains facteurs peuvent modifier le volume de distribution, comme :

- la variation des volumes liquidiens de l'organisme : âge ou déshydratation ;
- l'index de masse corporelle (rapport masse maigre/tissu adipeux) ;
- les troubles hémodynamiques.

REMARQUE

Le volume de distribution (Vd) est un paramètre pharmacocinétique utile dans l'élaboration de la stratégie de prise en charge médicale des surdosages médicamenteux. Si le médicament absorbé a un faible Vd, c'est qu'il diffuse très peu dans les tissus et reste donc principalement dans le compartiment vasculaire. Une épuration à partir du compartiment sanguin est envisageable. Au contraire, s'il a un fort Vd, c'est qu'il diffuse de façon rapide et importante dans les tissus. La concentration plasmatique est faible. Une épuration à partir du compartiment sanguin présente moins d'intérêt.

Il est important de rappeler que la distribution des médicaments dans le système nerveux central est limitée par la barrière hématoencéphalique. Chez la femme enceinte, le passage de la mère au fœtus est limité par la barrière placentaire, mais sa perméabilité augmente avec le terme de la grossesse.

Élimination

Cette étape correspond à la disparition du principe actif, soit par métabolisation, soit par excrétion en dehors de l'organisme.

Métabolisation

C'est la disparition du principe actif de l'organisme, par transformations chimiques. L'ensemble des transformations chimiques constitue son métabolisme. Il a globalement deux rôles :

- **inactiver le médicament**, donc diminuer sa toxicité potentielle;
- **rendre le médicament plus hydrosoluble** pour qu'il soit excrété dans la bile ou les urines.

La plupart des métabolites produits sont inactifs, mais ce n'est pas une règle générale. La métabolisation peut générer à partir d'une molécule mère inactive des **métabolites actifs** et ainsi permettre ou prolonger l'action du médicament (**exemple** : clopidogrel, *Plavix*).

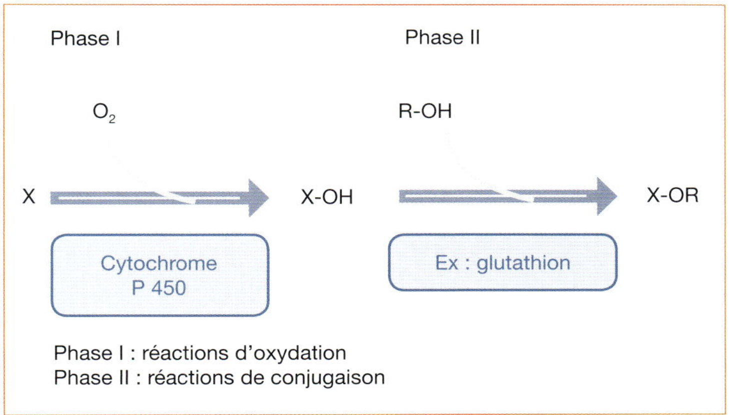

Fig. 4.2 *Les 2 phases de métabolisation des médicaments.*

Elle peut aussi générer des métabolites toxiques (exemple : un des métabolites du paracétamol).

Le **foie** est l'organe principal des biotransformations, du fait de son débit sanguin élevé et de sa richesse enzymatique :

- les réactions de métabolisation dites de phase I impliquent des enzymes cytochromes P450 qui par hydrolyse, oxydation ou réduction peuvent inactiver les principes actifs. Il existe un grand nombre d'isoformes des cytochromes P450. Certaines sont particulièrement impliquées dans la transformation des médicaments (CYP 3A4 qui concerne 50 % des médicaments, CYP 2D6 et 2C9);
- les réactions de conjugaison dites de phase II permettent de rendre les molécules plus hydrosolubles en leur greffant un radical hydrophile endogène. Cette phase permet l'élimination des médicaments.

D'autres tissus pouvant métaboliser les médicaments : poumons, reins, intestins, plasma.

Les facteurs de variations de la biotransformation sont :

- les gènes : l'activité des gènes du métabolisme peut varier entre les individus. La pharmacogénétique étudie les conséquences de la variabilité de séquences de notre génome sur la réponse aux médicaments.

  À partir de l'étude du génome codant pour les enzymes du métabolisme, ont été définies des populations de **métaboliseurs lents**, déficients pour une enzyme du métabolisme. Le risque chez ces personnes est une toxicité médicamenteuse due à un défaut de transformation et donc d'inactivation du médicament.

EXEMPLE

Les anticoagulants de la famille des antivitamines K sont métabolisés par le CYP 2C9. Les individus métaboliseurs lents pour cette enzyme présentent un risque hémorragique s'ils sont traités par un antivitamine K. La posologie du traitement doit être adaptée en conséquence.

Une partie de la population peut au contraire présenter plusieurs copies du même gène codant pour une enzyme du métabolisme (exemple décrit CYP2D6). Ces sujets sont dits **métaboliseurs ultrarapides**. Ils sont exposés au risque d'une élimination plus rapide des médicaments, ce qui nécessite d'augmenter les posologies pour obtenir un effet thérapeutique ;

- l'**âge** (la personne âgée peut présenter un métabolisme déficient, le nouveau-né une immaturité enzymatique) ;
- l'**insuffisance hépatique** ;
- **l'inhibition ou l'induction enzymatique** : certains médicaments sont connus pour leur capacité à augmenter l'activité des cytochromes et ainsi accélérer le métabolisme de médicaments éventuellement associés (**exemple** : rifampicine et cytochrome 3A4). Le risque est de diminuer l'efficacité du médicament associé (s'il est métabolisé par le même cytochrome). D'autres au contraire diminuent l'activité des cytochromes (**exemple** : antibiotiques macrolides et cytochrome 3A4). Le risque est une accumulation et une augmentation des effets secondaires de médicaments associés (s'ils sont métabolisés par le même cytochrome).

Excrétion

L'excrétion du principe actif peut s'effectuer par :

- voie rénale ;
- voie biliaire ;
- d'autres voies secondaires (salive, sueurs, lait, etc.).

Au niveau rénal, un principe actif peut passer du sang dans l'urine par deux processus différents : filtration glomérulaire, ou sécrétion tubulaire. Une fois dans l'urine primitive, il peut aussi être réabsorbé le long des tubules rénaux dans le sang. Ce phénomène limite l'excrétion.

L'âge, certaines interactions médicamenteuses et l'insuffisance rénale peuvent diminuer les capacités d'élimination par voie rénale.

Une fois transformé au niveau hépatique, un principe actif peut être *excrété dans la bile*, elle-même déversée dans la lumière intestinale. À ce niveau, soit il est éliminé dans les fèces, soit il est réabsorbé dans les capillaires intestinaux et redirigé vers le foie : c'est ce que l'on appelle le cycle entéro-hépatique. Celui-ci prolonge la durée de vie du médicament dans l'organisme.

L'excrétion d'un médicament dans le lait maternel peut être importante à connaître, afin d'éviter les risques d'intoxication chez le nouveau-né.

Certains médicaments volatils peuvent être éliminés dans l'air expiré (exemple : anesthésiques volatils).

La clairance caractérise les capacités d'élimination d'un médicament par l'organisme. C'est le volume «virtuel» de plasma totalement épuré de la substance par unité de temps. La clairance totale peut résulter d'une activité métabolique hépatique (clairance hépatique) et de l'élimination rénale (clairance rénale).

Si chez un individu, la clairance d'un médicament diminue (exemple : pathologie telle qu'une insuffisance rénale), la vitesse de son élimination baisse, donc les concentrations plasmatiques du médicament diminuent plus lentement. Les concentrations plasmatiques du médicament étant proportionnelles à sa posologie, le maintien d'une concentration stable nécessite une diminution de la posologie. Et inversement pour une clairance qui augmente (exemple : association à un médicament inducteur enzymatique).

La demi-vie d'élimination (ou temps de demi-vie, noté $T_{1/2}$) d'un médicament est le temps nécessaire pour qu'après administration d'un médicament, sa concentration plasmatique diminue de moitié. Elle est exprimée en unité de temps (minute, heure ou jour). Elle caractérise la vitesse d'élimination du médicament.

Points-clés

1. La pharmacocinétique décrit le devenir du médicament dans l'organisme, et peut se résumer en quatre phases :

   – **l'absorption** : décrivant les mécanismes permettant le passage du principe actif de son site d'administration dans la circulation sanguine ;
   – **la distribution**, décrivant les capacités du principe actif à diffuser dans les tissus de l'organisme ;
   – **la métabolisation** par les enzymes hépatiques, et responsable la plupart du temps de son inactivation. Mais cette étape de transformation peut aussi générer des métabolites actifs ;
   – **l'excrétion** ou élimination de l'organisme, par voie urinaire ou biliaire.

2. Les caractéristiques pharmacocinétiques d'un médicament conditionnent la détermination de sa **posologie** et de sa **fréquence d'administration**, ainsi que le choix de la **voie d'administration** et de la **forme galénique** les plus appropriées.

3. **Des variations qualitatives et quantitatives** de ces 4 étapes peuvent être associées :

   – à des caractéristiques physiopathologiques des patients (ex : insuffisance rénale, etc.) ;
   – à des interactions entre plusieurs médicaments ou entre le médicament et les aliments.

5 Voies d'administration et formes pharmaceutiques

Les médicaments sont administrés suivant différentes modalités afin de permettre soit une diffusion générale (systémique), soit une action locale (tableau 5.1). Il est important de souligner qu'une diffusion systémique est toujours possible même pour des médicaments topiques avec une administration locale (pommade, crème, collyre, etc.).

Tableau 5.1. Les différentes voies d'administration disponibles et les formes galéniques correspondantes.

Voie entérale orale (*per os*)	Formes solides	Comprimés, gélules, capsules, poudres en sachet, etc.	
	Formes liquides	Soluté buvable, suspension, gouttes buvables, sirop, potion, émulsion, etc.	
Voies muqueuses	Voies buccales – sublinguale – perlinguale	Comprimés, granules (homéopathie), solutions, spray, lyocs	
	Voie rectale	Suppositoires Pommades Lavements médicamenteux	
	Voie vaginale	Capsules vaginales Comprimés vaginaux Ovules Crèmes et gelées vaginales	
	Voies aériennes supérieures et ORL	Voie nasale	Pommades, mèches imprégnées, gouttes, aérosols
		Voie auriculaire	Gouttes auriculaires Lavages
		Voie buccopharyngée	Comprimés, pastilles Gargarismes Pulvérisations Bains de bouche
	Voie oculaire	Collyres et solutés d'irrigation Pommades ophtalmiques	
	Voie pulmonaire	Aérosols-doseurs (sprays) Générateurs d'aérosols ou nébulisateurs Inhalateurs de poudre sèche	
Voies cutanées et percutanées	Pommades Crèmes Gels Patchs transdermiques		

Voies parentérales	Voie intradermique (ID)	
	Voie sous-cutanée (SC)	
	Voie intramusculaire (IM)	
	Voie intraveineuse (IV) – directe (IVD) – perfusion	Préparations injectables : solutions ou émulsions, en ampoules, bouteilles, ou flacons Préparations pour perfusion : solutions ou émulsions, en flacons de verre ou plastique ou en poches plastiques Poudre pour préparation injectable (lyophilisée et à reconstituer avec un solvant)
	Autres voies : – intra-artérielle (IA) – intrarachidienne ou intrathécale – intracardiaque – intra-articulaire – épidurale	

Voie entérale orale (*per os*)

Le tube digestif va de la bouche au rectum , mais la voie orale proprement dite est considérée une fois que le médicament est dégluti (entéral : appareil gastro-intestinal).

Les formes utilisées sont :

– les formes solides (figure 5.1) : comprimés (enrobés ou non, effervescents, etc.), gélules, capsules, poudres en sachet, etc. ;

– les formes liquides : soluté buvable, suspension, gouttes buvables, sirop, potion, émulsion, etc.

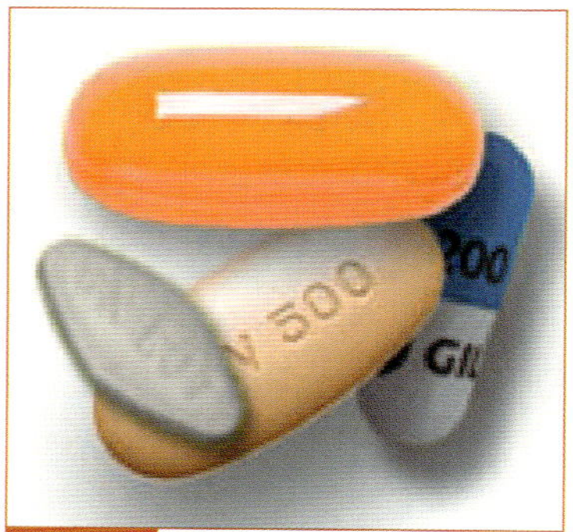

Fig. 5.1 *Les formes orales solides.*

■ **CAS PARTICULIER**

Le médicament peut aussi être administré par l'intermédiaire d'une sonde gastrique.

La voie orale peut être utilisée pour :

– **traitement local :** pansements gastro-intestinaux (topiques gastriques), certains traitements des infections bactériennes ou parasitaires intestinales. L'action du médicament est limitée au tube digestif, il ne passe pas (ou très peu) la paroi digestive ;

– **traitement systémique** : voie la plus courante d'administration . Le médicament, après son passage dans l'estomac, atteint le duodénum et l'intestin grêle où s'effectue en grande partie l'absorption. La voie orale n'est pas utilisable si le principe actif, destiné à un traitement général, est en grande partie dégradé dans le tube digestif (par l'acidité gastrique, par les enzymes et la flore intestinale) ou n'est pas absorbé.

Certaines formes galéniques (**les comprimés gastrorésistants, les comprimés à libération modifiée**, etc.) se dissocient et donc permettent la libération du principe actif spécifiquement à la portion du tube digestif ou il est résorbé.

Certains comprimés **dits à libération prolongée** libèrent lentement, régulièrement le principe actif sur une grande portion du tube digestif ; la résorption est ainsi progressive et prolongée. Elle permet de maintenir une concentration sanguine stable du principe actif et de diminuer le nombre de prises dans la journée.

AVANTAGES DE LA VOIE ORALE

– Elle est bien acceptée par le malade.
– Elle est facile à utiliser et à répéter.
– Elle est économique.
– En cas de surdosage médicamenteux, on peut espérer retirer l'excès par lavage gastrique.

INCONVÉNIENTS DE LA VOIE ORALE

– Elle ne masque pas toujours le mauvais goût des principes actifs.
– Elle peut générer des effets indésirables digestifs (irritation, etc.).
– Elle ne convient pas aux médicaments détruits par les liquides digestifs (**exemples** : insuline, héparine).
– Elle ne convient pas aux malades non coopérants, inconscients et parfois aux enfants (risque de fausse route).
– Elle est difficile d'utilisation en cas de nausées et de vomissements.
– La biodisponibilité des principes actifs peut être fortement diminuée par interaction avec l'alimentation, ou par un premier passage hépatique.

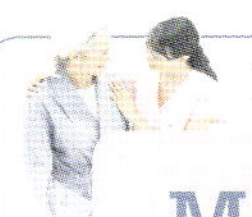

infirmiers

Acte et surveillance

Modalités de l'administration orale d'un médicament solide

– Se laver les mains (lavage simple des mains ou friction hydroalcoolique).

– Laisser le médicament dans le conditionnement d'origine, de façon à pouvoir l'identifier jusqu'à la prise par le patient (ne pas couper le blister).

– Installer la personne dans une position adéquate : soit debout, soit assise.

– Placer le médicament devant être dégluti à l'arrière de la langue puis le faire avaler (la prise du médicament doit être faite avec un volume d'eau suffisant, au moins 20 mL).

– Si le patient a du mal à déglutir, il est parfois possible de couper ou d'écraser le comprimé, après vérification que ce n'est pas contre-indiqué (cas des comprimés gastrorésistants, à libération prolongée, ou des principes actifs particulièrement amers) et que cette opération n'induit pas d'erreur de posologie (comprimé difficile à couper précisément en 2 ou en 4). Cette opération est souvent associée à un « camouflage » d'un mauvais goût, qui consiste à mélanger le médicament à un véhicule alimentaire (confiture, compote, jus de fruits). Or, il existe un risque d'interactions entre le principe actif et ces aliments, et de modification de la pharmacocinétique du médicament (modification de la résorption, inactivation, etc.). L'infirmière doit vérifier dans le RCP du médicament que cette pratique n'est pas contre-indiquée.

– Un médicament ne peut être administré à un petit enfant par mélange au lait du biberon : sa pharmacocinétique peut en être modifiée par interaction avec le lait, et si l'enfant n'avale pas la totalité du volume, la dose reçue est aléatoire.

Voies transmuqueuses

Les voies transmuqueuses correspondent à l'application d'un médicament sur une muqueuse, permettant soit une action locale, soit le passage du principe actif à travers la muqueuse et sa diffusion plus générale dans l'organisme, *via* son transport par voie sanguine (action systémique).

Les voies buccales et rectales sont les voies transmuqueuses associées au tube digestif. Elles se distinguent de la voie entérale par le fait que la localisation de la résorption des substances actives permet d'éviter l'effet de premier passage hépatique.

Voies buccales

La voie buccale comprend les voies sublinguale et perlinguale.

FORMES PHARMACEUTIQUES UTILISABLES

Ce sont : comprimés, granules (homéopathie), solutions, spray, lyocs (formes solides qui introduites dans la bouche, se dissolvent ou se désagrègent quasi instantanément).

La voie sublinguale est l'administration d'un médicament sur la muqueuse située sous la langue.

En pratique, le comprimé est placé sous la langue du patient, et il lui est demandé de le garder ainsi jusqu'à son absorption.

La voie perbuccolinguale correspond à une résorption par la muqueuse de la langue et de la face interne des joues.

En pratique, le comprimé est placé entre la joue et les dents du patient. Il lui est demandé de fermer la bouche et de maintenir le comprimé dans sa position jusqu'à absorption.

PRÉCAUTIONS

L'utilisation répétée de cette voie peut, en fonction du principe actif, générer des ulcérations. L'infirmière doit vérifier l'état de la bouche du patient.

AVANTAGES

- L'absorption du médicament est rapide. Ce peut être une voie d'urgence (**exemple** : trinitrine en sublingual dans le traitement de la crise d'angor).
- L'administration est facile, pratique.
- Les principes actifs traversant les muqueuses rejoignent *via* un réseau capillaire la veine jugulaire externe, évitant ainsi l'effet de premier passage hépatique. La biodisponibilité est donc souvent excellente.

Voie rectale

La voie rectale est l'administration d'un médicament dans le rectum. La muqueuse rectale étant richement vascularisée, cette voie permet d'obtenir une action locale ou générale (si le principe actif est résorbé). La biotransformation hépatique n'est que partiellement évitée, parce qu'une partie des veines, assurant le retour veineux de cette zone tissulaire, rejoignent la veine porte (effet de premier passage hépatique).

FORMES PHARMACEUTIQUES

- Suppositoires : médicaments de consistance solide et de forme conique ou ovoïde, destinés à être administrés dans le rectum. Ils sont utilisés pour leur effet mécanique (laxatif), leur action locale (antihémorroïdaire, antioxyurique) ou général (antalgique, antipyrétique).
- Pommades (voir définition dans «Voies cutanées et percutanées»).
- Lavement médicamenteux à action locale (laxative, antiseptique) ou générale (antipyrétique, sédatif).

AVANTAGES

- La voie rectale permet un passage général de principe actif non administrable par voie orale car détruit par les enzymes digestives.
- C'est une voie pratique chez les enfants, chez le malade inconscient, nauséeux ou incapable d'avaler, et pour administrer un traitement contre les vomissements.

INCONVÉNIENTS

- Cette voie peut être jugée inconfortable et gênante (attention à ne pas heurter la dignité d'un patient lors d'une administration par voie rectale).
- Elle permet de traiter localement des maladies inflammatoires du tube digestif (maladie de Crohn, rectocolite hémorragique).
- Elle peut provoquer des irritations locales.
- La résorption des médicaments par cette voie est irrégulière (attention au réflexe de rejet immédiat, en particulier chez le nouveau-né).
- Exceptionnellement, l'administration par voie rectale peut entraîner un réflexe vagal (précaution à prendre en fonction du malade).

Voie vaginale

Elle consiste en l'administration d'un médicament dans le vagin, pour une action locale essentiellement, parce que la muqueuse vaginale est trop peu perméable pour prévoir par son utilisation une action générale.

Les formes d'administration sont :

- les capsules vaginales ;
- les comprimés vaginaux ;
- les ovules ;
- les crèmes et gelées vaginales.

Cette voie est utilisée principalement pour l'application de traitement à indication antifongique (*Flagyl* ovules), antibactérienne (*Fungizone* lotion), antiseptique (*Bétadine* ovules), antiparasitaire, obstétricale (gel provoquant une maturation du col de l'utérus à proximité du terme de grossesse ; *Prepidil* gel), hormonale ou contraceptive (gel spermicide ; *Pharmatex*).

Voies aériennes supérieures et ORL

À l'exception de quelques rares médicaments administrés par voie nasale dans le but d'obtenir un effet général (desmopressine), ces voies sont utilisées pour obtenir un effet local.

VOIE NASALE

Elle consiste en l'application (pommade ou mèches imprégnées), l'instillation (gouttes) ou la pulvérisation (aérosol) d'un médicament liquide sur la muqueuse nasale.

Les effets principalement recherchés sont locaux et anti-inflammatoires, anti-infectieux, antiseptiques, antiallergiques, hémostatiques ou encore anesthésiques.

VOIE AURICULAIRE

La voie auriculaire consiste en l'administration de solutés dans le conduit auditif. Un tel traitement est toujours à visée locale : antibouchon (céruménolytiques), anti-infectieuse, antalgique, anti-inflammatoire.

Les formes concernées sont :

- les gouttes auriculaires ;
- les lavages.

Acte et surveillance infirmiers

Modalités d'administration de gouttes auriculaires

– Se laver les mains : par un lavage simple ou une friction hydroalcoolique.

– Vérifier la conformité de la prescription.

– Réchauffer le flacon pendant au minimum 2 minutes entre les mains pour porter le médicament à la température corporelle (+ agitation éventuelle si recommandée).

– Veiller à ce que la pièce soit bien éclairée.

– Demander au patient de s'allonger ou pencher la tête du côté opposé de l'oreille à traiter.

– Se laver les mains.

– Nettoyer éventuellement la sortie du conduit de l'oreille si écoulement (compresse + sérum physiologique).

– Remplir le compte-gouttes, selon la prescription médicale.

– Tirer doucement le sommet de l'oreille vers le haut et l'arrière afin d'exposer le conduit auditif.

– Disposer le compte-gouttes au-dessus de l'oreille en veillant à ne pas le toucher, afin d'éviter une contamination.

– Instiller le nombre de gouttes prescrites, en faisant couler le produit du côté du conduit auditif et non du tympan.

– Demander au patient de demeurer sur le côté environ 10 minutes.

– Si nécessaire, nettoyer et sécher le pavillon de l'oreille.

– Se laver les mains.

– Noter l'acte sur le dossier du patient.

VOIE BUCCOPHARYNGÉE

Elle consiste à administrer un médicament sur les muqueuses de la bouche et du pharynx en vue d'une action locale, de type décongestionnante, antiseptique, anti-infectieuse, antifongique ou antalgique.

Les formes concernées sont :

– les comprimés, pastilles (ne pas croquer ni mâcher : laisser fondre) ;

– les gargarismes ;

– les pulvérisations ;

– les bains de bouche.

Voie oculaire

La voie oculaire permet l'application de médicaments destinés au traitement des affections de l'œil (conjonctive, cornée) ou des paupières. L'effet local recherché est antiseptique, antibiotique, anti-inflammatoire, anesthésique, cicatrisant ou préparatoire à une intervention sur l'œil (mydriase).

Les formes utilisables sont :

– les collyres et solutés d'irrigation ;

– les pommades ophtalmiques.

infirmiers

Acte et surveillance

Mode d'administration d'un collyre

Déroulement du soin

– Se laver les mains : par un lavage simple ou une friction hydroalcoolique.

– Vérifier la conformité de la prescription : nom du collyre, dosage, posologie (nombre de gouttes, fréquence, dans quel œil, droit et/ou gauche).

– Vérifier l'identification du collyre (nom de la substance active, dosage).

– Inscrire la date d'ouverture sur le flacon de collyre s'il est neuf, ou vérifier la date d'ouverture d'un collyre déjà ouvert. **Tout flacon ouvert depuis plus de 8 jours (ou période précisée dans le RCP) doit être jeté, en prévention d'une contamination.**

– Installer le malade en position confortable et permettant de basculer la tête en arrière (assis ou semi-assis).

– Se laver les mains.

– Si nécessaire, ôter le pansement oculaire et nettoyer les paupières avec une lotion antiseptique (*Dacryosérum*).

– Demander au malade de regarder vers le haut.

– Appuyer doucement sur la paupière inférieure afin de dégager le cul-de-sac inférieur et instiller le nombre de gouttes prescrit (il ne faut pas que le flacon touche la conjonctive ni que la goutte vienne de trop haut, pour éviter le réflexe de clignement).

– Attendre quelques secondes après l'instillation et demander au patient de regarder toujours vers le haut; puis laisser revenir doucement la paupière inférieure à sa position initiale (le patient peut fermer doucement les yeux sans serrer).

– Essuyer l'excès de médicament.

– Poser un pansement oculaire s'il est prescrit.

– Se laver les mains.

– Noter l'acte dans le dossier médical du patient.

Précautions – Surveillance

– Ne jamais appuyer sur le globe oculaire.

– Après intervention chirurgicale oculaire, réaliser l'instillation avec grandes précautions, parce que les structures de l'œil sont fragiles.

– Surveiller l'apparition de larmoiements, rougeurs, irritations.

Éducation

– Apprendre au patient le nettoyage des yeux (si nécessaire) dans le respect des règles d'hygiène (c'est-à-dire lavage des mains).

– Apprendre au patient (ou son entourage) comment instiller et vérifier l'acquisition de la technique.

– Insister sur les conditions et la durée limitée de conservation du collyre.

Voie pulmonaire

Il s'agit d'administrer par voie respiratoire (nez ou bouche) un aérosol de particules de médicament, suffisamment fines pour atteindre les alvéoles pulmonaires. Le degré de finesse des particules conditionne leur niveau de progression dans l'arbre pulmonaire. Cette voie est classiquement utilisée dans le traitement de l'asthme et de la bronchite chronique, pour l'administration de bronchodilatateurs, anti-inflammatoires, mucofluidifiants ou antibiotiques.

Il existe différents matériels générateurs d'aérosols :

– les aérosols-doseurs (sprays) : forme d'administration courante, pratique et utilisable en ambulatoire et qui, par pression simple, permet la délivrance d'une dose préréglée d'un principe actif (figure 5.2). Elle nécessite néanmoins une bonne coordination entre la pression sur le doseur et l'aspiration, et une position adéquate du doseur dans la bouche;

– les générateurs d'aérosols ou nébulisateurs (figure 5.3). L'inhalation par nébulisation est fréquemment utilisée à l'hôpital. La nébulisation du médicament, apporté sous forme liquide, repose sur son mélange à un gaz apporté à haut débit. Le flux gazeux disperse le liquide en très fines gouttelettes, dont le diamètre est réglé par un déflecteur. Le gaz propulseur peut être produit sur place par un compresseur ou prélevé sur une prise murale. Il existe aussi des nébuliseurs à ultrasons;

– les inhalateurs de poudre sèche : c'est l'inspiration qui provoque la dispersion de la poudre médicamenteuse contenue dans une gélule, sous forme de poudre micronisée, que le patient inhale en inspirant. La propulsion étant commandée par le souffle même de l'utilisateur, aucune coordination main-poumon n'est requise. En revanche, pour que les particules atteignent leur cible, la capacité respiratoire doit être plus grande que lors d'une utilisation d'aérosol ou de nébuliseur.

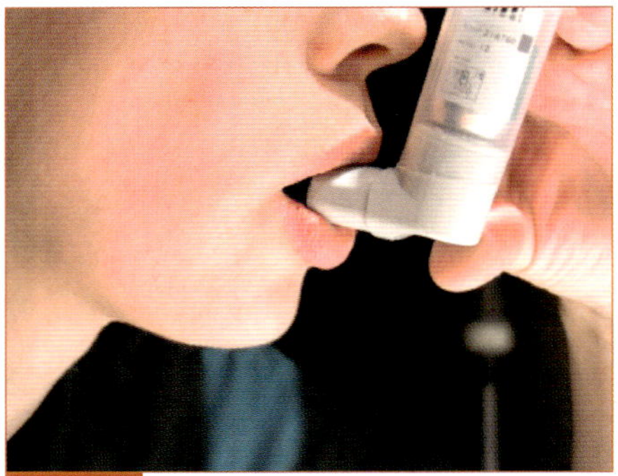
Fig. 5.2 *Exemple d'un aérosol doseur.*

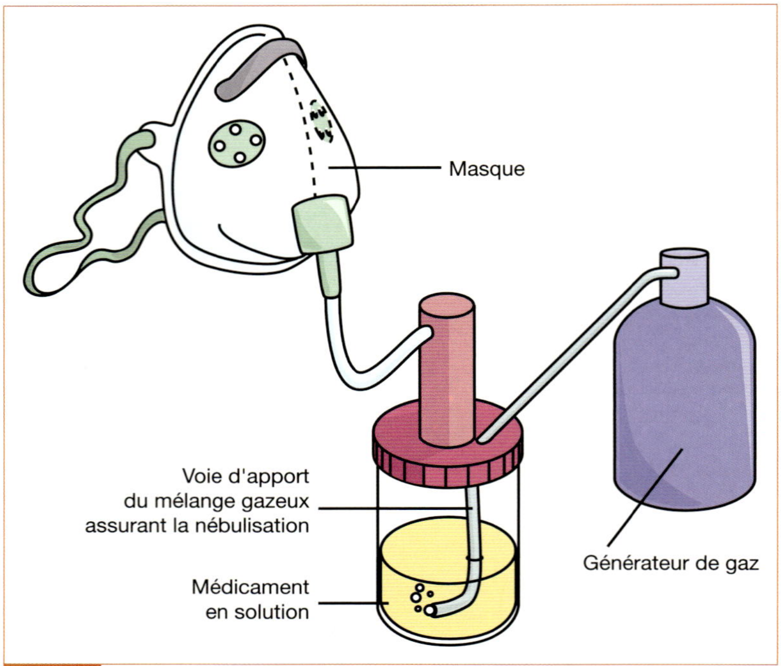

Fig. 5.3 *Représentation schématique du matériel nécessaire à l'administration d'un médicament par aérosol.*

infirmiers

Acte et surveillance

Déroulement de l'administration par aérosol

- Vérifier la conformité de la prescription : date, prescripteur, nom du médicament, dosage, posologie, durée et nombre de séances, matériel à utiliser.
- Si nécessaire, prélever dans les conditions d'asepsie le médicament à administrer et le mélanger au véhicule du nébulisateur.
- Installer le malade en position confortable pour la séance.
- Expliquer si nécessaire au patient le but et le déroulement du soin.
- Se laver les mains par un lavage simple ou une friction hydroalcoolique.
- Brancher l'appareil et vérifier son fonctionnement.
- Expliquer au patient comment respirer : inspiration profonde par le nez et expiration par la bouche.
- Surveiller le patient pendant les 5 premières minutes puis régulièrement.
- Surveillance éventuelle de paramètres (pouls, pression artérielle).
- Après le soin, débrancher l'appareil, inciter le patient à l'expectoration, noter son état.
- Nettoyer et stériliser l'appareil. Bien qu'à usage unique, le matériel peut être réutilisé par le même patient.
- Se laver les mains.
- Noter le soin dans le dossier médical du patient.

Voies cutanées et percutanées

Ces voies désignent les différents moyens permettant d'administrer un médicament en l'appliquant directement sur la peau.

Elles sont utilisées le plus souvent pour obtenir un effet local (liquide antiseptique sur une plaie, pommade anti-inflammatoire sur une articulation douloureuse, etc.), mais elles permettent aussi des traitements généraux. Dans ce dernier cas, la formulation du médicament permet au principe actif de diffuser à travers la barrière cutanée jusqu'à la circulation systémique. Un des avantages principaux de ces voies est un évitement de l'effet de premier passage hépatique, donc d'une dégradation importante du principe actif par le foie, avant sa distribution générale.

Les formes d'administration des principes actifs par cette voie sont :

- les pommades ;
- les crèmes ;
- les gels ;
- les patchs transdermiques.

Pommades, crèmes et gels

Définition (du Codex) : « ce sont des préparations de consistance molle destinées à être appliquées sur la peau et sur les muqueuses. Elles sont constituées d'un excipient simple ou complexe, au sein duquel se trouve dispersé ou dissout un ou plusieurs principes actifs. »

Les excipients de cette forme de médicament ont un rôle majeur dans la diffusion du principe actif. Ils doivent permettre une application aisée et ne pas être irritants pour la peau. On choisira des excipients à fort pouvoir pénétrant lorsque les principes actifs associés doivent avoir une action générale (**exemple** : gel de 17-bêta-estradiol, *Oestrodose*, dans le cadre de l'œstrogénothérapie substitutive chez les femmes ménopausées), et au contraire, des principes actifs qui diffusent peu dans la peau (type vaseline) lorsque l'on recherche une action purement locale.

REMARQUE

La diffusion des principes actifs peut être augmentée de façon considérable et induire des effets secondaires systémiques dans des conditions particulières où la perméabilité de la peau est importante : nouveau-né, brûlure ou excoriation cutanée, pommade appliquée sous pansement occlusif.

Systèmes transdermiques

Ce sont des systèmes thérapeutiques qui, maintenus sur la peau par un adhésif, permettent de résorber un principe actif dans la circulation générale, après diffusion à travers les différentes couches de la peau.

On distingue plusieurs types de systèmes transdermiques (figure 5.4) :

- le **type réservoir** est associé à une membrane en contact avec la peau : le réservoir est constitué d'une solution ou d'une suspension de principe actif dans un véhicule liquide. La vitesse de transfert du principe actif à travers la membrane est contrôlée ;
- le **type matriciel** est constitué d'une masse polymérique semi-solide ou solide, en contact direct avec la peau et dans laquelle se trouvent dissous les principes actifs.

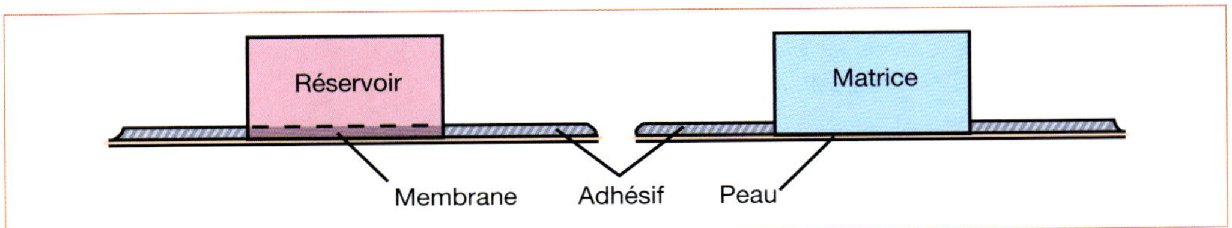

Fig. 5.4 *Système transdermique.*

Les systèmes transdermiques actuellement dispensés concernent les traitements de prévention cardiovasculaire (nitroglycérine pour l'angor), de substitution hormonale (estradiol, progestatifs, testostérone), de la douleur (fentanyl, buprénorphine), du sevrage tabagique (nicotine) et d'action anticholinergique (mal des transports : scopolamine).

En cas d'**altération de la peau** (blessure ou maladie), la résorption peut être sensiblement augmentée. La fièvre et l'activité sportive peuvent aussi accroître le taux de résorption du principe actif par augmentation de l'irrigation sanguine de la peau.

AVANTAGES

- Elle confère une bonne observance et une facilité d'administration par le patient.
- Il est possible de réaliser une administration continue pendant plusieurs heures ou jours, à une vitesse constante : longue efficacité (1 à 8 jours selon les médicaments).
- Les concentrations plasmatiques du médicament sont stables.
- La dégradation hépatique est évitée et le métabolisme cutané est minime.
- La biodisponibilité est excellente.

INCONVÉNIENTS

- Des réactions d'irritation, d'**hypersensibilité** à certains constituants des patchs (adhésifs, en particulier) peuvent survenir. Il faut **alterner** les sites d'application du patch pour éviter les irritations locales.
- Leur coût reste élevé.

CONSEILS D'UTILISATION

Après avoir retiré la feuille protectrice de la partie collante, Il faut coller le patch sur une peau glabre, propre et sèche et presser 10 secondes. Pour coller le patch plus solidement, on peut le fixer au moyen d'un pansement genre *Micropore*.

ATTENTION

Les patchs à système réservoir ne doivent pas être découpés.

Voies parentérales

Les voies parentérales regroupent toutes les voies possibles autres que la voie entérale (*para-* : à côté de, *–entérale* : appareil gastro-intestinal).

Pratiquement, cette dénomination est utilisée pour décrire les voies d'administration nécessitant une effraction à travers la peau. Elles permettent d'apporter le médicament directement dans le sang ou les liquides interstitiels, en évitant l'appareil digestif.

Les principaux avantages des voies parentérales sont les suivants :

- l'action est rapide, voire immédiate (voie intraveineuse, voie d'urgence) ;
- il n'y a pas de destruction par les enzymes digestives ;
- la voie s'avère utile quand le malade est inconscient ou incapable d'avaler ;
- les quantités administrées sont contrôlées avec précision ;
- l'injection est possible dans un tissu ciblé (injection intracardiaque).

Inconvénients généraux des voies parentérales :

- l'injection est parfois douloureuse ;
- elle peut entraîner une irritation ou une infection au point d'injection ;
- le nombre de points d'injection est limité : difficultés de trouver de nouvelles zones d'injection en cas d'injections répétées ;
- les médicaments administrés par voie parentérale doivent être stériles et apyrogènes ;
- chaque voie d'administration nécessite un dispositif d'administration particulier, stérile.

Voie intradermique (ID)

C'est l'injection dans le derme de principes actifs dont la réaction à l'injection doit être facilement appréciée.

Cette voie est surtout utilisée pour l'immunothérapie (BCG : bacille de Calmette-Guérin) et les intradermoréactions diagnostiques (tuberculine).

Il existe un risque allergique au produit, local (prurit) ou général (choc anaphylactique).

Voie sous-cutanée (SC)

Elle consiste en l'injection d'un médicament sous l'hypoderme. Cette voie est plus profonde que la voie intradermique. Le produit est résorbé par le tissu conjonctif et le tissu adipeux. La voie SC est utilisée lorsque l'on souhaite une action lente du médicament.

Elle présente les inconvénients suivants :

- le volume de liquide injecté ne peut être que limité ;
- elle n'est pas conseillée si le patient présente une mauvaise irrigation cutanée, un mauvais état cutané (brûlures, traumatisme), ou si le volume à injecter est important ;
- elle peut entraîner des accidents locaux (formation d'un abcès, piqûre d'un nerf) ou des accidents généraux (piqûre de veine).

Parmi les médicaments souvent administrés par voie sous-cutanée, nous pouvons citer :

- l'héparine de bas poids moléculaire et calcique ;
- l'insuline ;
- l'adrénaline ;
- certains antalgiques morphiniques ;
- les vaccins.

C'est une voie utilisée couramment pour l'administration par le patient en autonomie, des traitements au long cours (insuline, héparine de bas poids moléculaire). Le rôle de l'infirmière est particulièrement important dans l'éducation des patients en ce qui concerne les modalités de conservation et de préparation du produit, les zones d'injections, l'application des bons gestes d'administration, le moment de l'administration, la surveillance des effets.

Voie intramusculaire (IM)

C'est l'injection d'un médicament dans l'épaisseur du tissu musculaire. Son importante vascularisation permet la bonne distribution générale du médicament administré.

Les formes utilisables par cette voie sont les suspensions aqueuses et les solutions huileuses.

Il existe aussi des préparations à libération «retardée» qui libèrent progressivement, en une ou plusieurs semaines, le principe actif à partir du «réservoir» musculaire (hormones sexuelles, neuroleptiques).

Ses inconvénients sont les suivants :

- elle est souvent douloureuse car le muscle est très riche en fibres sensitives ;
- elle présente un risque d'infection (abcès) ;
- le risque de piqûre vasculaire est réel (il faut toujours aspirer avant d'injecter pour vérifier que l'on n'est pas dans un vaisseau) ;
- elle peut être difficile d'emploi chez les personnes maigres et dénutries et est à éviter autant que possible chez les nouveau-nés (masse musculaire réduite et peu perfusée).

ATTENTION

Son utilisation est absolument contre-indiquée chez les patients sous héparine, anticoagulant oral ou fibrinolytique, du fait du risque hémorragique.

Voie intraveineuse (IV)

C'est l'administration d'un médicament dans les veines superficielles. Le principe actif pénètre directement dans la circulation sanguine, la biodisponibilité est par définition de 100 %. Il est toutefois nécessaire d'être attentif à la vitesse d'administration car elle ne doit être :

- ni trop rapide (ce qui peut être le cas lors d'administration directe à la seringue) car il existe un risque de choc ;
- ni trop lente (ce qui peut s'observer au cours de certaines perfusions) car, si la vitesse d'élimination est rapide, la concentration thérapeutique efficace ne sera jamais atteinte.

L'avantage majeur de la voie IV est une action immédiate du médicament apporté directement dans le sang du malade. C'est la voie d'urgence.

Les inconvénients majeurs de son utilisation sont le risque de choc anaphylactique, d'irritation veineuse, d'extravasation du médicament en dehors de la veine, et d'infection.

Il existe plusieurs modalités d'administration IV.

INTRAVEINEUSE DIRECTE (IVD)

Il s'agit de l'injection dans la veine plus ou moins rapide (IVD lente ou IVD flash).

infirmiers

Acte et surveillance

Modalités pratiques de l'administration IV directe

Réalisation du soin

– Installer le patient confortablement.

– Vérifier la prescription médicale.

– Se laver les mains par un lavage simple ou une friction hydroalcoolique.

– Préparer le médicament à administrer (vérifier le nom, le dosage, la date de péremption), en respectant les règles de préparation et d'asepsie, puis monter la seringue remplie sur une aiguille IV.

– Expliquer le soin au patient.

– Réaliser une friction hydroalcoolique des mains.

– Mettre des gants.

– Choisir la veine d'administration (éventuellement en s'aidant de la pose d'un garrot).

– Disposer le garrot de caoutchouc au-dessus de la veine choisie, et demander au patient de serrer le poing pour favoriser la vasodilatation de la veine et rendre le geste plus facile.

– Pratiquer une antisepsie de la peau, large autour de la zone choisie selon les 4 temps d'antisepsie.

– Introduire l'aiguille dans la veine sous un angle de 30° environ, biseau de l'aiguille en l'air, jusqu'à environ 1 ou 2 cm après le point de ponction.

– Vérifier le reflux sanguin en retirant légèrement le piston.

– Enlever le garrot et demander au patient de desserrer le poing.

– Injecter lentement le liquide, tout en surveillant les réactions du malade.

– Retirer l'aiguille et comprimer le point de ponction avec un tampon sec pour assurer l'hémostase, puis le maintenir par un sparadrap. Jeter immédiatement l'aiguille et la seringue dans un conteneur à aiguilles.

– Se laver les mains.

– Noter l'administration dans le dossier du malade.

Risques et complications

– Hématome.

– Douleur.

– Choc anaphylactique.

– Extravasation : stopper l'injection et prévenir le médecin.

Surveillance

– Du point de ponction.

– Du patient après administration.

PERFUSION INTRAVEINEUSE

Elle est utilisée pour l'administration de volumes importants (à partir de 50 mL jusqu'à plusieurs litres par jour). La perfusion nécessite un dispositif adapté (cathéter; figures 5.5 et 5.6). Il est aussi possible d'injecter le médicament dans la tubulure d'une perfusion déjà en place (par un robinet ou un site d'injection) : on parle alors d'injection intratubulaire (IT).

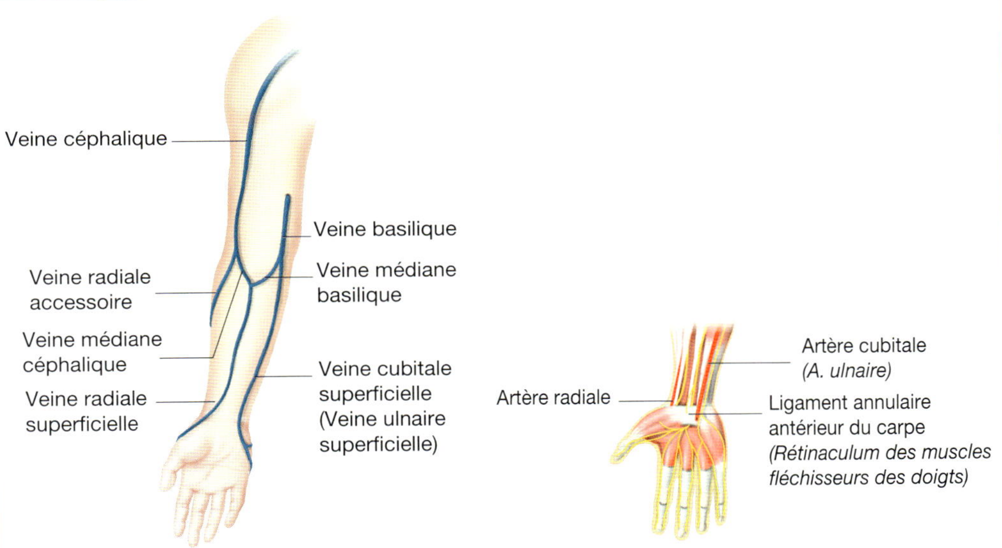

Fig. 5.5 *Les lieux les plus adaptés pour la pose d'un cathéter sur le membre supérieur : veines de l'avant-bras, de la main et du coude.*

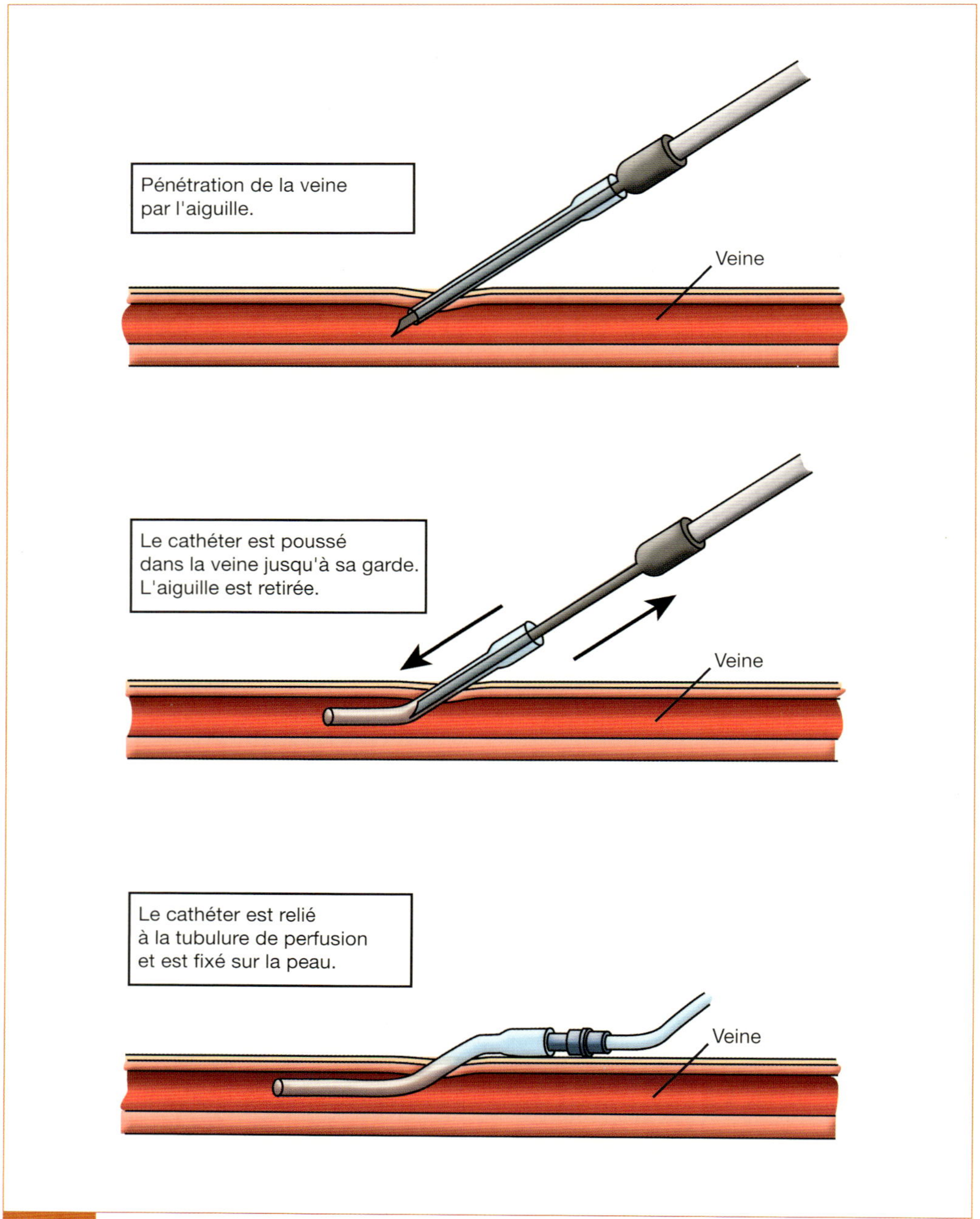

Fig. 5.6 *Mise en place d'un cathéter veineux.*

infirmiers

Acte et surveillance

Modalités pratiques de la pose d'un cathéter court périphérique

Matériel

– Cathéter choisi en fonction des produits à injecter et du capital veineux du patient, de la durée de la perfusion et du débit souhaité.

– Protection papier absorbante à usage unique.

– Conteneur à aiguilles.

– Compresses stériles, savon antiseptique, antiseptique dermique.

– Gants stériles.

– Soluté à perfuser.

– Garrot.

– Pansement occlusif stérile transparent.

Exécution du soin

– Vérifier la prescription médicale.

– Expliquer le soin au patient et l'installer confortablement.

– Choisir le site d'injection.

– Épiler le site si nécessaire (ne pas raser).

– Disposer une protection sous le bras du malade.

– Se laver les mains.

– Préparer les compresses imbibées de savon antiseptique dermique.

– Préparer le matériel de perfusion : déposer sur un champ stérile le cathéter, la tubulure stérile, le pansement transparent occlusif stérile, la poche pour perfusion.

– Effectuer un lavage antiseptique des mains et mettre les gants stériles.

– Remplir la tubulure et déposer la poche sur un pied de perfusion.

– Pratiquer une antisepsie de la peau selon les 4 temps (savon antiseptique puis antiseptique dermique), large autour de la zone choisie.

– Mettre le garrot.

– Introduire le cathéter biseau vers le haut dans la veine, pousser la canule souple dans la veine jusqu'à la garde et retirer l'aiguille, puis adapter la tubulure au cathéter.

– Vérifier la bonne position du cathéter en réalisant un reflux, protéger le site de ponction et fixer le cathéter avec le pansement transparent adhésif.

– Régler le débit.

– Se laver les mains.

– Noter l'acte dans le dossier du patient.

Par rapport à l'administration IV directe, la perfusion est moins irritante pour les veines, moins susceptible de provoquer un choc que l'injection flash.

infirmiers

Acte et surveillance

Surveillance infirmière d'une perfusion

La surveillance d'un patient porteur d'une perfusion doit être attentive et globale. L'infirmière doit surveiller :

– la régularité de l'écoulement ;

– la conformité du débit par rapport à la prescription ;

– la fiabilité du site d'injection : absence d'inflammation sur le pourtour du point d'injection, absence d'infiltration des tissus alentours ;

– l'apparition de signes généraux d'intolérance.

On distingue deux types de perfusion IV : continu ou intermittent. Par rapport à la perfusion par intermittence, la perfusion continue :

– permet le maintien d'une concentration constante du médicament ;

– exige moins de manipulations, et limite les risques de contamination associée à l'utilisation des raccordements.

Les formes médicamenteuses utilisables sont :

– les préparations injectables : solutions ou émulsions, en ampoules, bouteilles, ou flacons ;

– les préparations pour perfusion : solutions ou émulsions, en flacons de verre ou plastique ou en poches plastiques ;

– la poudre pour préparation injectable (lyophilisée et à reconstituer avec un solvant).

ATTENTION

Les solutions huileuses ne doivent jamais être administrées par voie intraveineuse (*attention* : certains médicaments sont seulement injectables en IM et non pas en IV).

VOIES D'ABORD CENTRALES

Tunnellisation

C'est une technique de pose d'un cathéter long, le plus souvent dans une veine jugulaire ou subclavière, qui est glissé sous la peau, introduit dans la veine jusqu'à la garde et raccordé à un perfuseur à l'aide d'un embout adapté. **C'est un acte chirurgical qui ne peut être réalisé que par un médecin**. **En revanche, l'injection au moyen de ce système en place et sa surveillance sont des actes infirmiers**. Cette technique est adaptée à l'administration de traitements chroniques sur de longues périodes (**exemple** : chimiothérapie anticancéreuse). En éloignant les points d'injection et de pénétration cutanée, cette technique limite les risques infectieux.

Utilisation de chambres implantables

C'est un réservoir étanche implanté sous la peau (compétence médicale), relié à un cathéter, tunnelisé jusqu'à un vaisseau sanguin (veine ou artère) ou un espace (péridural, intrathécal, intrapéritonéal).

Le système est constitué de trois parties (figure 5.7) :

– une chambre (réservoir) en acier inoxydable dans laquelle sont administrés les médicaments, par ponction au moyen d'une aiguille de Huber dans une membrane en silicone (ou septum) constituant la partie supérieure de la chambre ;

– un cathéter qui relie la chambre au vaisseau ;

– un système de verrou résistant à la pression et qui fixe le cathéter à la chambre.

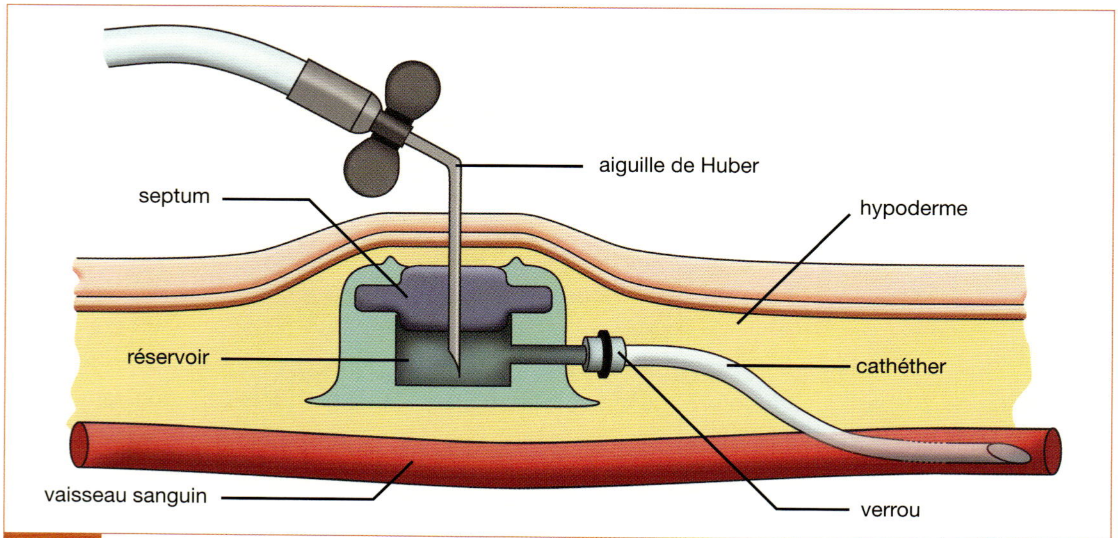

Fig. 5.7 *Exemple de chambre implantable.*

Son utilisation est adaptée à l'administration de traitements au long cours (chimiothérapie anticancéreuse, anti-infectieux), mais aussi de solutés pour alimentation parentérale, de substituts du plasma et de dérivés sanguins. L'administration intrathécale et péridurale est, par exemple, utilisée pour l'administration de morphine; l'administration intrapéritonéale est, par exemple, utilisée pour un rinçage chimiothérapeutique de la cavité.

Avantages

Ce système d'administration limite les risques d'extravasation des injections répétées intraveineuses et améliore le confort du malade.

Contraintes de manipulation

La pose de ce système et les administrations médicamenteuses dans ce matériel doivent être réalisées **dans des conditions rigoureuses d'asepsie**. Un rinçage de la chambre doit être effectué après chaque administration. Certaines chambres nécessitent d'être héparinisées après chaque injection, et dans tous les cas une fois par mois.

Complications

L'utilisation de ce système doit faire l'objet d'une surveillance particulière de la survenue de complications éventuelles :

- réactions inflammatoires locales ou niveau du boîtier ou du cathéter sous-cutané (non-respect des conditions d'asepsie);
- nécroses cutanées et extravasations (mauvaise utilisation de l'aiguille et injection extravasculaire, d'autant plus que les médicaments injectés sont toxiques);
- embolie ou rupture du cathéter;
- thrombose;
- déplacement de la chambre.

Autres voies d'administration parentérale

Les voies d'administration ci-dessous citées correspondent à des **actes médicaux** :

- voie intra-artérielle (IA) : administration dans une artère;
- voie intrarachidienne ou intrathécale : administration dans l'espace sous-arachnoïdien, dans le liquide céphalorachidien;
- voie intracardiaque : administration dans le muscle ou les cavités cardiaques;
- voie intra-articulaire : administration dans une articulation ;
- voie épidurale : administration dans l'espace épidural (ou péridural) situé entre la dure-mère et la paroi du canal rachidien.

Points-clés

1. La voie orale est la plus couramment utilisée et la plus pratique pour la prise des traitements chroniques en ambulatoire. *Le déconditionnement des formes pharmaceutiques* (ouverture d'une gélule, écrasement d'un comprimé, etc.) lorsque le patient a du mal à déglutir doit être évité autant que possible et l'infirmière doit vérifier que ce n'est pas contre-indiqué.
2. Les voies sub et perbuccolinguale permettent une diffusion générale très rapide des principes actifs et peuvent être utilisées pour l'administration de principes actifs en urgence (trinitrine pour la crise d'angor).
3. La voie transcutanée peut être utilisée pour la diffusion systémique d'un principe actif. Celle-ci peut être dramatiquement augmentée et induire des effets secondaires systémiques, dans des conditions particulières, où la perméabilité de la peau est importante : nouveau-né, brûlure ou excoriation cutanée, pommade appliquée sous pansement occlusif.
4. Il faut alterner les sites d'application des patchs transdermiques pour éviter les réactions d'hypersensibilité locale.
5. L'avantage majeur de la voie IV est une action immédiate du médicament apporté directement dans le sang du malade. C'est la voie d'urgence.
6. Une injection intraveineuse directe rapide peut entraîner des effets secondaires liés à l'augmentation brutale des concentrations sanguines du produit. Il faut surveiller le patient après administration.
7. La voie sous-cutanée est utilisée couramment pour l'administration par le patient en autonomie des traitements au long cours. Elle nécessite une éducation préalable du patient à la préparation des médicaments, à l'acte d'injection et à la surveillance des effets.
8. L'injection IM est absolument contre-indiquée chez les patients sous héparine, anticoagulant oral ou fibrinolytique, du fait du risque hémorragique.

Préparation et administration des médicaments 6

L'administration des médicaments fait partie des actes professionnels réalisés par les infirmiers, inscrits dans le décret n° 2004-802 du 29 juillet 2004 relatif aux actes professionnels et à l'exercice de la profession d'infirmier. Les soins infirmiers ont notamment pour objet de « contribuer à la mise en œuvre des traitements en participant à la surveillance clinique et à l'application des prescriptions médicales contenues, le cas échéant, dans des protocoles établis à l'initiative du ou des médecins prescripteurs ». Cette étape d'administration (qui comprend la préparation des médicaments) intervient dans le circuit du médicament après la prescription médicale et la dispensation pharmaceutique, et est suivie de l'étape de la surveillance et du suivi thérapeutique (figure 6.1).

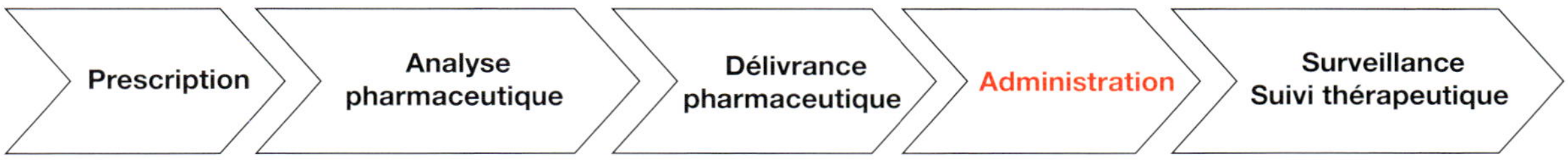

Fig. 6.1 *Place de l'administration du médicament dans les étapes successives de son circuit.*

Posologie

Définitions

La **dose** est la quantité de médicament qui doit être administrée à un patient ou l'unité de prise d'un médicament.

La posologie décrit précisément :

- la quantité de médicament, en unités de prise, quantité (grammes, moles, UI, etc.) et/ou débit de perfusion ;
- la fréquence d'administration (sur 24 heures) ;
- le mode d'administration (comprimé ou solution buvable, injection IV ou perfusion IV lente, instillation oculaire, application cutanée, etc.).

Les posologies sont souvent calculées en fonction de l'**âge** (surtout pour les enfants : nouveau-né, nourrisson, enfant) et **du poids** des patients.

Elles peuvent aussi être adaptées aux capacités d'élimination du médicament par le patient (clairance de la créatinine chez le sujet âgé ou insuffisant rénal : voir chapitre 15 « Particularités de l'administration médicale chez l'enfant et la personne âgée »), à la pathologie, aux interactions médicamenteuses éventuelles chez ce patient.

Les unités utilisées pour l'expression des posologies sont présentées dans le tableau 6.1.

Tableau 6.1. Expression de la posologie (Pharmacopée française).

Unités les plus couramment utilisées
g = gramme mg = milligramme (1 g = 1 000 mg) µg = microgramme (encore dit « gamma : γ ») (1 g = 1 000 000 µg) ng = nanogramme (1 g = 1 000 000 000 ng) mL = millilitre (1 L = 1 000 mL) cm³ = centimètre cube (encore dit « cc ») = 1 mL cm = cuillère-mesure (fournie avec le flacon)

Table de conversion (unités)									
g			mg			µg			ng
1									
	0								
1	0	0							
1	0	0	0						
1	0	0	0	0	0	0			
1	0	0	0	0	0	0	0	0	0

Modes d'expression de la posologie

Elle dépend de la voie d'administration :

– *les formes pour voie orale* sont prescrites avec les mentions :

- nom du médicament (nom commercial ou dénomination commune internationale),
- dosage,
- forme galénique (comprimés, gélules, solution buvable, etc.),
- dose,
- nombre de prises journalières,
- horaires de ces prises,
- durée du traitement si elle est connue ;

EXEMPLE

Paracétamol poudre orale 1 000 mg toutes les 6 heures si douleurs.

– *les formes pour voie injectable* sont prescrites avec les mentions :

- nom du médicament (nom commercial ou dénomination commune internationale),
- dosage,
- dose,
- volume de perfusion,
- type d'injection (intraveineuse, sous-cutanée ou intramusculaire),
- débit de perfusion,
- nombre d'injections journalières,
- horaires de ces injections ou durée de perfusion,
- durée du traitement si elle est connue ;

EXEMPLE
Lovenox 4 000 UI AXA/0,4 mL sol inj sous-cutanée 4 000 UI 1 fois par jour à 16 h.

– *les formes pour voie locale* sont prescrites avec les mentions :
  - nom du médicament (nom commercial ou dénomination commune internationale),
  - dosage,
  - forme galénique (collyre, crème, pommade, solution, etc.),
  - dose,
  - nombre d'applications journalières,
  - horaires de ces applications,
  - localisation précise,
  - durée du traitement si elle est connue.

EXEMPLE
Tobradex collyre 1 goutte 3 fois par jour à 8 h, 12 h et 18 h dans l'œil opéré pendant 72 heures.

Préparation

L'infirmie(è)r(e) diplômé(e) d'État (IDE) doit effectuer les vérifications nécessaires en vue d'administrer **le bon médicament, à la bonne dose, par la bonne voie, au bon moment et au bon patient.**

Toute administration de médicament à un malade doit être effectuée sur prescription médicale écrite.

Il existe des protocoles de service rédigés et validés pour permettre l'intervention infirmière en l'absence du médecin et de manière totalement encadrée (**exemple** : protocole antidouleur ; protocole insuline). Le protocole est alors mis dans le dossier du patient.

Modalités de préparation des médicaments

L'IDE ou l'étudiant infirmier sous la responsabilité de l'IDE prépare les médicaments.

Il peut s'agir de :

– formes orales : comprimés, gélules, solutions buvables, suspensions buvables à reconstituer ;

– formes injectables pour perfusion ou pour injection intraveineuse directe, sous-cutanée ou intramusculaire, nécessitant du matériel d'injection.

VÉRIFICATION DE LA CONFORMITÉ DE LA PRESCRIPTION

La préparation se fait à partir de la prescription initiale informatisée ou manuscrite, et signée, qui est lue et analysée par l'IDE. Celle-ci vérifie les éléments de la prescription :

– nom et prénom du patient ;

– sexe et date de naissance ;

– poids et surface corporelle si nécessaire ;

– mention d'une grossesse et/ou d'allaitement ;

– nom et signature du médecin ;
– date et heure de la prescription ;
– dénomination du médicament ;
– dosage et forme galénique du médicament ;
– dose par prise et par 24 heures ;
– rythme et horaires d'administration ;
– voie d'administration (détaillée dans le chapitre 5).

S'il s'agit de médicaments injectables, le médecin doit préciser les modalités de dilution, la vitesse et la durée de perfusion. Il peut aussi faire référence à un protocole d'administration validé par un médecin dans le service.

ATTENTION

Si la prescription fait douter :
– prescription incomplète (pas de signature du médecin, pas de dosage du médicament, etc.) ;
– prescription peu lisible (doute sur le nom du patient, du médicament, du dosage, etc.) ;
– suspicion d'interaction médicamenteuse ou de contre-indication ;
il faut demander une vérification au médecin avant application de la prescription.

VÉRIFICATION DE LA DATE DE PÉREMPTION ET DE L'ASPECT DU MÉDICAMENT

La date de péremption apparaît sur les conditionnements primaires et secondaires du médicament. Si elle n'est plus visible, par exemple pour certains comprimés sous blisters non unitaires, ayant été découpés du côté de la date de péremption, il ne faut pas utiliser le médicament.

L'emballage doit être intègre.

Les solutés injectables doivent être limpides : l'aspect trouble d'une préparation injectable ou une coloration suspecte doit alerter la personne qui va préparer le médicament. La démarche logique est d'utiliser un autre flacon et de retourner le flacon suspect à la pharmacie.

CONDITIONS D'HYGIÈNE DE LA PRÉPARATION

Les reconstitutions des médicaments sont effectuées extemporanément dans les conditions d'hygiène exigées selon le résumé des caractéristiques du produit.

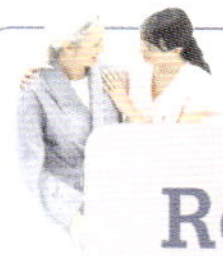

Acte **infirmier**

Règles d'hygiène pour la préparation courante des médicaments injectables (hors préparations particulières : blocs opératoires, préparations pour patients immunodéprimés, etc.)

1. Décontamination du plan de travail.
2. Lavage des mains : simple ou par friction hydroalcoolique.
3. Préparation du matériel nécessaire à la préparation des injectables. Il se présente la plupart du temps en conditionnement unitaire stérile à usage unique.
– Seringue, pieu ou trocart, perfuseur, prolongateur, robinet, rampe, raccord et set de transfert si nécessaire.
– Plateau, compresses propres, produit désinfectant (exemple : alcool à 70°), conteneur à aiguilles, sacs à déchets.
4. Transfert du matériel prêt à l'administration sur un plateau à usage unique.

Acte

infirmier

Règles pour la préparation des formes orales et solides

1. Décontamination des plaquettes de médicaments («piluliers»), entre chaque patient. Lavage extérieur entre chaque dispensation à un même patient.

2. Friction au gel hydroalcoolique ou lavage des mains avant la préparation des piluliers.

IDENTIFICATION PERMANENTE DU MÉDICAMENT

Les médicaments sont préparés conformément aux indications de la prescription médicale ou de la feuille de soins.

Au lit du patient, la concordance entre la prescription médicale et les médicaments préparés est revérifiée. C'est pourquoi :

- les blisters de médicaments ne doivent pas être découpés dans les piluliers ! L'IDE doit pouvoir vérifier le nom entier du médicament jusqu'au lit du malade, juste avant l'administration ;
- les médicaments injectables sont étiquetés au moment de leur préparation.

MODALITÉS DE PRÉPARATION

On compte plus de 5 000 médicaments en France (répertoriées dans le dictionnaire *Vidal*), lesquels comportent des modalités d'utilisation très diverses. C'est pourquoi il est important de se référer au résumé des caractéristiques du produit (RCP), afin de se familiariser avec le médicament avant de l'administrer. Il comporte des informations utiles, et des détails techniques pour la reconstitution et la préparation (exemple : nom du solvant de reconstitution des injectables). Les pharmaciens sont également des personnes ressources pouvant répondre à nombre de questions concernant les médicaments.

L'IDE doit aussi vérifier la possibilité d'avoir recours à certaines pratiques telles que le broyage de comprimés, l'ouverture de gélules, la mise en solution dans un liquide (voir encadré «Modalités pratiques de l'administration de médicaments par une SNG ou sonde de gastrostomie»).

Acte et surveillance

infirmiers

Modalités pratiques de la préparation de médicaments par une SNG ou sonde de gastrostomie

Tous les médicaments ne peuvent pas être broyés, du fait de leur forme galénique particulière.
Certains comprimés enrobés ou formulés pour une libération prolongée (formes LP), ne doivent pas être écrasés, sous peine de détruire le système à la base de leur libération modifiée.

Si le malade ne peut avaler les comprimés et si l'administration des médicaments doit se faire par une sonde nasogastrique ou une gastrostomie, il faut alors privilégier les formes buvables, et les comprimés pouvant se déliter facilement avant l'administration (exemple : *Efferalgan* effervescent plutôt qu'en comprimé sec).
D'autre part, on ne doit pas mélanger des médicaments pour voie orale, sans être assuré qu'ils sont compatibles au mélange. Par exemple, on ne mélange pas la *Fungizone* buvable avec un sirop de gluconate de potassium, car les électrolytes déstabilisent la solution de *Fungizone*.

Calcul de doses et ajustement de doses à partir de formes pharmaceutiques disponibles

CONCENTRATION

C'est la quantité d'un produit dissoute dans l'unité de volume d'une solution (voir chapitre 1).

EXEMPLE

Une ampoule de NaCl de 10 mL à 20 % contient : 20 g de NaCl pour 100 mL donc 2 g de NaCl pour 10 mL.

MÉTHODES DE CALCUL

Lors de la préparation d'une administration parentérale (IV, SC, IM) mais aussi orale de formes médicamenteuses liquides buvables, Il est souvent nécessaire de calculer le volume à administrer en fonction de la posologie prescrite et du dosage initial de la forme pharmaceutique disponible. Il s'agit souvent de choisir la forme pharmaceutique la plus adaptée en fonction de la prescription.

Ces calculs se basent sur la formule qui relie concentration (C), volume (V) et dose (ou quantité) (D) du médicament :

C = D/V

Situations intégratives

Exemples de calcul

1. Une injection de 250 mg d'aspirine est prescrite à un patient. L'infirmier dispose d'un flacon de 500 mg d'aspirine dans 5 mL d'eau pour préparation injectable (EPPI). Quel volume doit-il prélever ?
Q = 250 mg ; C = 500 mg/5 mL, soit C = 100 mg/1 mL.
Le volume à prélever est V = D/C = 250/100 = **2,5 mL**.

2. Le médecin prescrit : hydroxyzine IM : 75 mg deux fois par jour. Les flacons d'hydroxyzine injectable ont une concentration de 100 mg/2 mL. Quel est le volume d'hydroxyzine à prélever ?
Le volume de la solution d'hydroxyzine à prélever est de : 75 mg/100 mg × 2 mL = **1,5 mL**.

3. Le médecin prescrit : *Keppra* solution buvable, 250 mg, deux fois par jour. Il existe des flacons de 300 mL à 100 mg/mL. Quels sont les prélèvements à réaliser ?
Pour obtenir une dose de 250 mg, à chaque administration il faut prélever : 250 mg/100 mg × 1 mL = **2,5 mL**.
Pour les formes orales solides, il existe des **comprimés sécables** en 2 (exemple : *Coumadine* 2 mg) ou 4 parties (exemple : *Préviscan* 20 mg), ce qui permet de diviser une dose avec une précision acceptable.

DÉBIT

Débit = volume/temps.

Le débit d'une perfusion s'exprime en millilitres par minute, ou en gouttes/min.

Lors d'une perfusion par gravité d'une solution standard (hors hypertonique) : 1 mL = 20 gouttes.

Les régulateurs de débit type *Dialaflow* (figure 6.2) sont réglés en mL/min (de 0 à 250 mL/min).

Il existe plusieurs techniques de perfusions médicamenteuses :

– perfusion simple par gravité ;

– perfusion par pompes volumétriques ou pousse-seringues électriques (PSE) (figure 6.3).

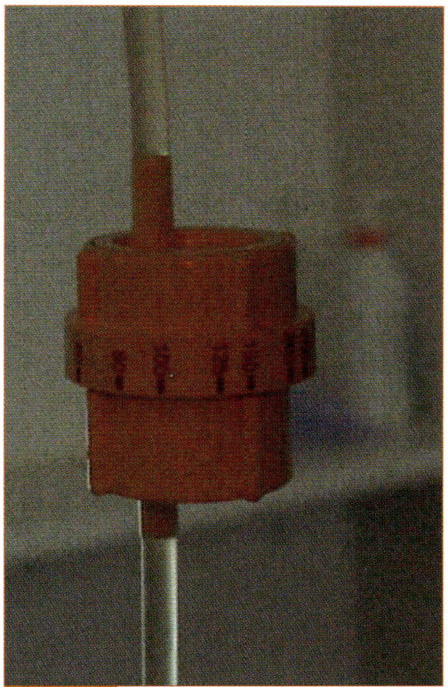

Fig. 6.2 *Compte-gouttes type* Dialaflow.

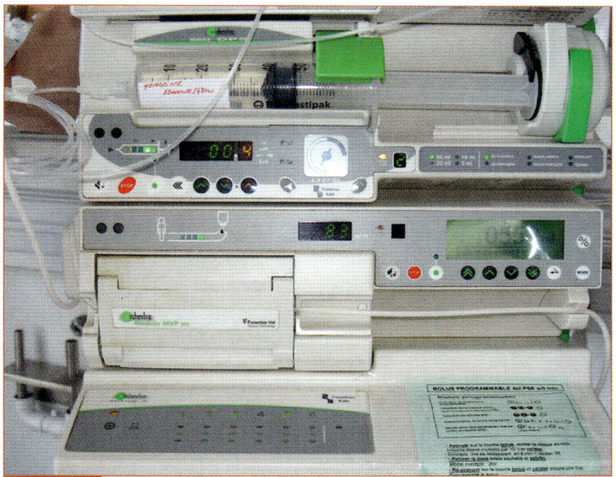

Fig. 6.3 *Pousse-seringue électrique en mL/min et pompe volumétrique pour perfusion en mL/min.*

Les avantages des pompes volumiques et pousse-seringues électriques sont les suivants :

- ils indiquent en continu le volume de liquide précisément perfusé au patient, qu'il est utile de connaître, notamment si la perfusion doit être stoppée en cours ;
- souvent, ils sont équipés d'une alarme, activée par exemple, s'il se forme une obstruction à la perfusion.

Les pompes volumétriques sont fréquemment utilisées pour perfuser des solutions d'hydratation ou de nutrition entérale, à débit relativement élevé.

Situation intégrative

Le médecin prescrit 1,5 L de sérum glucosé à passer sur 24 heures. Quel doit être le débit de la perfusion en gouttes/min ?

1 500 mL = 1 500 × 20 = 30 000 gouttes. 24 h = 1 440 min. 30 000 gouttes pendant 1 440 min équivalent à un débit de 20,83, soit en arrondissant 21 gouttes/min.

Si la perfusion est prescrite en unités par heure, l'infirmier doit calculer le débit de la perfusion, en tenant compte de la concentration à laquelle est préparée la seringue. Le calcul varie aussi en fonction du type de matériel à disposition. Selon les habitudes des services, les types de pathologies, les perfusions continues seront plutôt préparées pour 12 heures ou 24 heures.

Une fois encore, cette préparation est souvent décrite dans un protocole !

La modification de la posologie d'un médicament administré en perfusion continue peut se faire par modification du débit de perfusion.

Situation intégrative

Exemple de préparation et d'administration d'héparine à la seringue électrique

Préparation d'une seringue électrique d'héparine à passer en continu : le médecin prescrit 17 500 UI/24 h. Comment la préparer et quel sera le débit ? On a à disposition un flacon d'héparine sodique 25 000 UI/5 mL et des ampoules de 10 mL de NaCl 0,9 %. On a besoin de 17 500 UI, le flacon fait 25 000 UI/5 mL. On prélève : 17 500 × 5/25 000 = 3,5 mL. Ces 3,5 mL sont mis dans une seringue de 50 mL et on rajoute 20,5 mL de NaCl 0,9 %. On obtient donc une seringue pour 24 heures avec une concentration de 17 500 UI/24 mL pour 24 heures. Le débit sera de 1 mL/h.

EXEMPLE D'UTILISATION D'UN « PROTOCOLE HÉPARINE »

Le médecin prescrit : Héparine **17 500 UI/24 h** avec contrôle du TCA (temps de céphaline activée).

Protocole : Dilution de 1 flacon d'héparine sodique de 25 000 UI/5 mL avec un soluté de NaCl 0,9 % pour un volume final de 48 mL, dans une seringue de 50 mL.

La vitesse de perfusion de cette préparation est adaptée au moyen du tableau 6.2.

Tableau 6.2. Correspondance entre dose d'héparine et vitesse du pousse-seringue électrique

Dose héparine/24 h (UI)	2 500	5 000	7 500	10 000	12 500	15 000	**17 500**	20 000	22 500
Vitesse du PSE (mL/h)	0,2	0,4	0,6	0,8	1,0	1,2	**1,4**	1,6	1,8
Dose héparine/24 h (UI)	25 000	27 500	30 000	32 500	35 000	37 500	40 000	42 500	45 000
Vitesse du PSE (mL/h)	2	2,2	2,4	2,6	2,8	3,0	3,2	3,4	3,6

Le débit de perfusion sera de 1,4 mL/h.

Préparation des médicaments injectables

Un solvant est le liquide dans lequel est dissous le principe actif médicamenteux.

Un soluté médicamenteux injectable est une solution médicamenteuse homogène, dans laquelle le principe actif est dissous complètement. Elle doit être stérile, isotonique, apyrogène.

Les médicaments injectables (petits volumes) peuvent se présenter sous forme d'ampoules deux pointes, d'ampoules bouteilles ou de flacons.

Les ampoules contiennent le médicament sous forme liquide.

Les flacons de médicaments injectables contiennent soit le médicament sous forme lyophilisée (à reconstituer), soit le médicament en solution prête à l'emploi. Dans les deux cas, le flacon est obturé par un bouchon en latex.

La solution médicamenteuse est prélevée dans le flacon au moyen d'une aiguille piquée dans le bouchon en latex.

On se réfère au RCP du produit pour connaître le solvant à utiliser pour la reconstitution et la dilution d'un médicament, ainsi que pour vérifier l'absence d'incompatibilités physicochimiques entre le principe actif et le solvant.

La plupart des médicaments injectables peuvent être dilués avec du chlorure de sodium NaCl 0,9 % ou du glucose 5 % indifféremment.

Quelques-uns ne peuvent être dilués qu'avec l'un ou l'autre, pour des raisons de stabilité et de compatibilité physicochimique.

EXEMPLE

Ambisome uniquement dans du G5 %, *Cancidas* uniquement dans du NaCl 0,9 %.

Enfin, pour certains, il est indispensable de réaliser une dilution dans l'eau ppi, avant de diluer avec les solutions de NaCl 0,9 % ou de glucose 5 %.

EXEMPLE

Phénobarbital injectable, vancomycine injectable.

Bien que la règle soit d'administrer des solutions isotoniques, certaines situations pathologiques nécessitent la perfusion de solutés hypo ou hypertoniques.

EXEMPLES

- Correction des hypovolémies : NaCl 7,5 %.
- Correction des hypoglycémies sévères : solution de glucose à 30 %. Perfusion IV lente.
- Correction des acidoses métaboliques : perfusion de bicarbonate de sodium à 4,2 ou 8,4 %.
- Hypertension intracrânienne ou œdème cérébral : perfusion de mannitol à 10, 20 ou 25 %.
- Corrections des hypokaliémies : solutions de KCl hypertoniques à 10 ou 20 %. La solution est diluée, dans du glucose 5 %, afin d'obtenir une concentration maximale dans le liquide de perfusion de 4 g/L, administré en perfusion IV lente.

Elles nécessitent une surveillance étroite, selon l'état du patient, de l'ECG (potassium), de la glycémie (glucose), de l'ionogramme (glucose, potassium), etc.

Le matériel de perfusion est détaillé dans l'encadré ci-dessous.

Acte

infirmier

Préparation d'une poche de perfusion avec addition de médicament

Il existe différents réservoirs de perfusion : poches souples, semi-rigides ou rigides (PVC ou verre); les contenances disponibles sont : 50, 100, 250, 500 et 1 000 mL ou bien seringues (adaptées aux pousse-seringues).

Le choix est adapté à la prescription médicale.

Le réservoir médicamenteux est relié à la veine du malade au moyen d'une tubulure constituée :

- d'un perforateur,
- d'une chambre compte-gouttes (avec prise d'air sauf pour poches en plastique),
- d'un dispositif de réglage du débit, type *Dialaflow*,
- d'un site d'injection,
- d'un raccord à l'aiguille.

L'administration médicamenteuse peut se faire :

- **par bolus** de la solution médicamenteuse, injecté dans le site d'injection,
- par **injection continue** : la seringue contenant le médicament est alors adaptée à un pousse-seringue électrique, et reliée de nouveau au site d'injection,
- par mélange des médicaments dans la poche.

Cette dernière opération nécessite que le médicament soit compatible avec le soluté de la poche de perfusion.

Cette opération nécessite l'utilisation d'un set de transfert : il s'agit d'une pièce constituée de deux aiguilles; l'une est introduite dans le flacon à reconstituer et l'autre dans la poche de perfusion.

On presse la poche pour que le solvant monte dans le flacon contenant le médicament; quand le lyophilisat est dissous, on cesse la pression et le soluté reconstitué est aspiré par gravitation dans la poche.

Quand la solution de médicament est déjà reconstituée, il suffit de presser la poche pour que le mélange flacon-poche se fasse, puis on laisse la poche aspirer la solution médicamenteuse par gravitation.

Surveillance

infirmière

Incompatibilités physicochimiques

Une incompatibilité physicochimique est définie par la Haute Autorité de Santé comme : « une réaction chimique ou physicochimique reproductible entre un ou plus plusieurs composants de médicaments mis en contact à l'occasion d'une administration par la même voie ».

Il s'agit d'une interaction galénique, et non d'une interaction médicamenteuse.

Elle est le résultat d'un changement physicochimique pouvant se manifester par :

- formation d'un précipité (visible);
- changement de coloration/opalescence (visible);
- dégagement gazeux (visible);
- changement de pH (invisible).

Exemples

- amphotéricine B (*Ambisome*) + NaCl 0,9 %;
- magnésium et phosphates;
- calcium et phosphates;
- pipéracilline-tazobactam (*Tazocilline*) + médicaments dérivés du sang;
- ceftriaxone + sels de calcium;
- nicardipine (*Loxen*) + héparine;
- furosémide (*Lasilix*) + halopéridol (*Haldol*);
- cisatracurium (*Nimbex*) + propofol (*Diprivan*);
- amiodarone (*Cordarone*) + héparine;
- furosémide + nutrition parentérale.

Le risque est d'obstruer les **voies d'administration** ou de provoquer une **embolie** chez le patient.

On peut aussi avoir une **diminution de l'efficacité** du médicament et/ou une **formation de dérivés toxiques**.

Il existe des ouvrages dans lesquels on peut retrouver les informations concernant la stabilité et la compatibilité des molécules.

Bases de données utile : Trissel LA. Handbook on injectable drugs, 14th edition, 2007. Theriaque, base STABILIS disponible sur www.infostab.com.

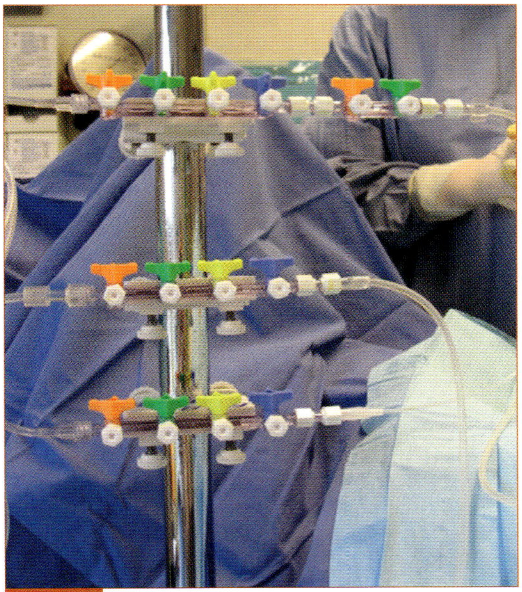

Fig. 6.4 Cathéter pour voie veineuse centrale, 3 lumières ; rampe 4 ou 6 robinets.

Points-clés

1. La posologie précise la quantité de médicament, la fréquence d'administration et le mode d'administration : attention aux unités !
2. La RCP de tous les médicaments informe sur les solvants utilisables pour la reconstitution des préparations injectables.
3. L'utilisation de protocole de services validés permet de sécuriser la préparation d'un grand nombre de médicaments injectables. Néanmoins, certaines situations imposent de calculer des débits de perfusion et de convertir des unités de mesure. Tous les calculs de dilution doivent être vérifiés !
4. Il faut s'assurer que les formes orales peuvent être broyées, si nécessaire, et qu'il n'y a pas d'alternative sous forme de solution buvable.
5. Il existe des incompatibilités physicochimiques interdisant l'utilisation de certains solvants pour la reconstitution/dilution des formes injectables et le mélange de certains médicaments.

Antibiotiques 7

Notions générales

Les antibiotiques sont des substances chimiques produites par les micro-organismes ou par synthèse chimique, et capables d'inhiber la multiplication des bactéries (propriétés bactériostatiques) ou de les tuer (propriétés bactéricides).

Leur mécanisme d'action diffère selon la famille :

- les pénicillines, céphalosporines et glycopeptides altèrent la membrane bactérienne ;
- les aminosides, macrolides, tétracyclines et phénicolés inhibent la synthèse des protéines bactériennes ;
- la rifampicine, les fluoroquinolones et les sulfamides altèrent le bon fonctionnement du génome bactérien.

Une antibiothérapie bien conduite et justifiée exige une réflexion préalable intégrant des paramètres microbiologiques, pharmacologiques et cliniques afin de définir les modalités pratiques de sa mise en œuvre (monothérapie ou association, posologie et modalités d'administration, durée de traitement).

Sensibilité et résistance des germes aux antibiotiques

L'antibiogramme (figure 7.1) permet d'apprécier la sensibilité de la bactérie à l'antibiotique en mesurant l'inhibition que produit l'antibiotique sur une souche bactérienne. Deux méthodes sont possibles :

- la méthode turbidimétrique consiste à mesurer l'opacité d'une solution contenant le germe et l'antibiotique à tester. Plus l'activité de l'antibiotique sur le germe est importante, plus le trouble va diminuer ;
- la méthode de diffusion : sur un ensemencement de germes en boite de Pétri, sont disposés des disques renfermant chacun un antibiotique. L'antibiotique diffuse autour du disque avec un gradient de concentration et son activité sur le germe est évaluée par mesure du diamètre d'inhibition de croissance bactérienne autour du disque.

La **CMI** ou Concentration minimale inhibitrice est la plus faible concentration d'antibiotique capable d'inhiber la croissance du germe. Elle est parfois exprimée en CMI50, soit la concentration minimale capable d'inhiber 50 % de la croissance du germe étudié.

Ces deux paramètres permettent d'établir le **spectre d'activité et de résistance** d'un antibiotique.

Ainsi, pour tout antibiotique ou classe d'antibiotique, on déterminera les germes sensibles (S), inconstamment sensibles (IS), modérément sensibles (MS), résistants (R).

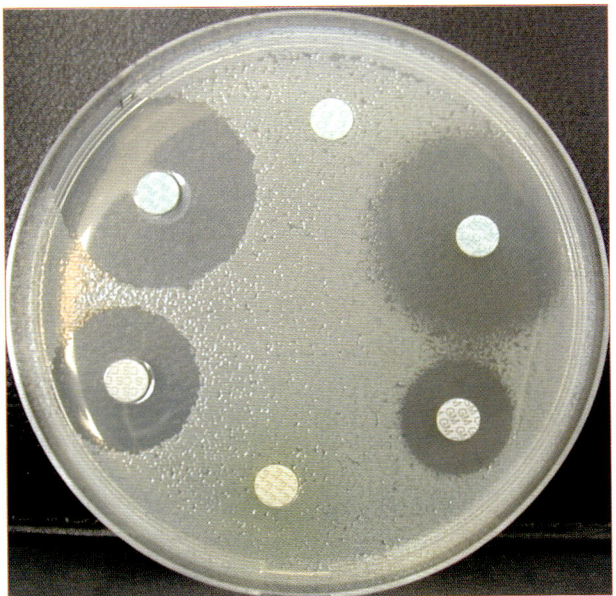

Fig. 7.1 *Exemple d'antibiogramme par méthode de diffusion. Le germe cultivé est sensible à l'imipénème (IPM), à la ticarcilline (TIC), modérément sensible à la gentamycine (GM) et à la colistine (CS), résistant à la céfalotine (CF) et au nitrofurane (FT).*

La **résistance** à un antibiotique peut exister d'emblée (résistance naturelle) si le germe ne présente pas la cible d'action de l'antibiotique par exemple, ou être acquise. Les résistances acquises peuvent être le résultat de différents mécanismes qui peuvent se cumuler chez les germes mutants :

– efflux de la molécule hors de la bactérie ;

– destruction par une enzyme bactérienne (β-lactamases des staphylocoques ou des entérobactéries) ;

– modification de la cible d'action de l'antibiotique.

L'apparition de résistances acquises est généralement associée à une utilisation importante de l'antibiotique. Le caractère résistant peut se transmettre d'une bactérie à l'autre. Cette résistance des germes aux antibiotiques explique l'importance de l'antibiogramme qui permet de choisir le médicament le plus efficace pour un germe déterminé.

Modalités d'utilisation

ANTIBIOTHÉRAPIE CURATIVE (PROBABILISTE OU DOCUMENTÉE) OU ANTIBIOPROPHYLAXIE

L'**antibiothérapie curative** s'adresse à un patient déjà infecté.

L'**antibiothérapie probabiliste** (ou empirique) consiste à traiter d'emblée (après avoir effectué des prélèvements bactériologiques) un patient par un antibiotique choisi selon l'analyse de critères cliniques, qui tendent à démontrer que l'infection implique plus probablement une certaine espèce bactérienne, et qu'elle est sensible à cet antibiotique. Le deuxième critère de choix est pharmacologique en prenant en compte la capacité de l'antibiotique à diffuser dans les tissus infectés. Cette démarche est parfois suffisante. Elle est surtout utilisée dans les infections graves en attendant le résultat de la bactériologie.

Le prélèvement (ECBU [examen cytobactériologique des urines], hémoculture, ponction pleurale, par exemple) et la détermination des germes responsables de l'infection, ainsi que la détermination de leur sensibilité aux antibiotiques (par réalisation d'un antibiogramme) permettent ensuite de mettre en place une antibiothérapie curative documentée (mise en place après l'antibiothérapie probabiliste).

L'**antibioprophylaxie** consiste à administrer un antibiotique à un patient avant un geste chirurgical ou médical qui présente un haut risque d'infection locale ou générale. Elle précède ce geste et doit être de courte durée. Elle tient compte de la nature des germes susceptibles d'engendrer l'infection et du spectre d'action de l'antibiotique.

Situation intégrative

Gestion des ATB à coût élevé

Une IDE découvre une boite entière ***d'antibiotiques IV à coût élevé*** *(Tazocilline 4 g) qui était destiné exclusivement à un patient. Le double de l'ordonnance nominative le confirme. Malheureusement, le patient, M. R. est décédé il y a 3 jours.* ***Que doit-elle faire de ce stock d'antibiotiques ?***

Si l'antibiotique a été délivré par la pharmacie sur ordonnance nominative, c'est que le service ne possède pas de dotation pour cet antibiotique, et donc que son utilisation est peu fréquente. Dans ce cas, l'IDE doit renvoyer à la pharmacie les unités restantes, en accompagnant son renvoi d'une fiche de retour, indiquant le nom du médicament, le dosage et le nombre d'unités retournées.

CHOIX DE LA VOIE D'ADMINISTRATION

Il dépend :

- de la disponibilité des formes pharmaceutiques ;
- de la pharmacocinétique du médicament : certains médicaments ne sont pas résorbés par le tube digestif et devront donc forcément être administrés par voie parentérale (aminoside) ;
- de l'urgence (IV, IM [intramusculaire]) ;
- de la nature du site infectieux et de la gravité de l'infection (voie IV pour les infections de l'os, des méninges ou cardiovasculaires ; les infections cutanées, oculaires, vaginales se prêtent plus particulièrement à l'utilisation de forme d'administration locale : collyre, crème, pommade, etc.) ;
- de l'état du réseau veineux du patient ;
- de la possibilité d'emploi de la voie orale (difficile en cas de vomissements, de troubles de la conscience, etc.) ;
- des traitements associés (les antivitamines K [AVK] contre-indiquent la voie IM).

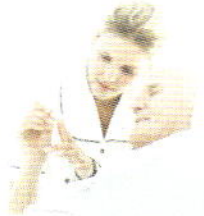

Situation intégrative

Administration d'ATB

*Une IDE doit mettre en œuvre une prescription de **vancomycine 2 g** en IV continu pour un patient sédaté en service d'hématologie SI. Faire le calcul de dose, et de débit, définir les modalités d'administration, la durée de l'injection, les critères de surveillance.*

Les spécialités de vancomycine disponibles se présentent sous forme de poudre pour solutions de perfusion en flacons de 1 g, 500 mg, 250 mg, ou 125 mg. Elles peuvent être reconstituées dans du sérum physiologique ou du sérum glucosé 5 %.

L'infirmière doit administrer 2 g sur 24 h. L'administration se fera au pousse-seringue électrique. Elle reconstitue 2 flacons de 1 g avec chacun 10 mL de sérum physiologique, soit 20 mL qui seront complétés dans la seringue avec 28 mL de sérum physiologique. Le débit sera fixé à 48 mL/24 h = 2 mL/h.

La perfusion se fera en fonction des voies déjà en place, soit en voie veineuse centrale (sur une voie dédiée à la vancomycine), soit en voie veineuse périphérique.

La perfusion de vancomycine est fréquemment douloureuse (au point d'injection), et peut entraîner des réactions d'hypersensibilité se manifestant soit par des signes cutanés (rougeurs) au point d'injection, soit plus rarement par des réactions allergiques générales (bouffées vasomotrices, choc). De plus, la vancomycine présente de nombreuses incompatibilités physico-chimiques entraînant un risque de précipitation du médicament dans la voie d'injection.

De ce fait, l'infirmière doit surveiller :
- si l'administration se fait en voie veineuse centrale : la perméabilité du cathéter et les réactions générales du patient ;
- si l'administration se fait en voie veineuse périphérique : le point d'injection et l'état général du patient.

En cas de réactions allergiques, elle doit immédiatement arrêter la perfusion et prévenir le médecin.

POSOLOGIE ET DURÉE DE TRAITEMENT

Certains antibiotiques dits « **concentration-dépendants** » (exemple : aminosides ou β-lactamines sur les germes G(+)) ont une efficacité dépendante de leurs concentrations plasmatiques). On recherche des pics de concentrations efficaces souvent obtenus par administration de doses fortes si la tolérance le permet et fractionnées dans la journée. La durée de traitement est généralement courte.

L'effet post-antibiotique correspond à une efficacité antibactérienne conservée après la disparition de l'antibiotique du sang (exemple : aminosides). Cette propriété permet de diminuer le nombre d'administrations de l'antibiotique dans une journée (jusqu'à 1 administration par jour).

D'autres antibiotiques, à action plus lente, ne nécessitent pas de concentration plasmatique élevée. Leur efficacité est dépendante de la durée de contact avec le germe : ils sont dits « **temps-**

dépendants» (exemple : glycopeptides, macrolides ou tétracyclines). Dans ce dernier cas, l'efficacité est obtenue par maintien sur longue durée d'une concentration plasmatique efficace.

Le choix des posologies dépend de la sensibilité du germe, de la pénétration de l'antibiotique au niveau du site infecté, du choix d'une mono ou polythérapie anti-infectieuse, des caractéristiques du patient (insuffisance hépatique ou rénale, poids, etc.).

MONOTHÉRAPIE OU ASSOCIATION

La **monothérapie** possède de nombreuses indications (exemple : infections bronchopulmonaires acquises en ville, infections urinaires basses non compliquées, infections gonococciques non compliquées) en pratique de ville et à l'hôpital.

Lorsque l'infection possède un caractère de gravité, il est souvent utile d'avoir recours à une association. Elle permet d'élargir le spectre antibactérien (infection sévère, polymicrobienne), permet un effet synergique pour renforcer la bactéricidie (terrain fragile, germe résistant, site difficile d'accès), accélère la guérison, réduit la durée de traitement et prévient l'émergence de mutants résistants. Par exemple, l'administration d'une céphalosporine et d'un aminoside est une association très fréquente à l'hôpital pour le traitement des infections graves à bacille Gram négatif.

Mais ces associations sont susceptibles d'augmenter le coût et les effets secondaires, et peuvent aboutir à un échec par antagonisme d'action. Ainsi, il ne faut jamais associer une pénicilline et une tétracycline, car une pénicilline agit sur les germes en période de multiplication alors qu'une tétracycline ralentit cette multiplication.

Effets indésirables

La plupart des effets indésirables imputables aux antibiotiques sont rapidement réversibles à l'arrêt du traitement, sauf dans certains cas de toxicité irréversible, tels que l'ototoxicité avec les aminosides, ou les toxidermies bulleuses (syndromes de Stevens-Johnson et de Lyell) avec les sulfamides.

Les effets indésirables communs à une classe sont moins nombreux que ceux présentés spécifiquement par une molécule à l'intérieur d'une classe. Par exemple, le risque de rupture du tendon avec les fluoroquinolones est important pour la ciprofloxacine (*Ciflox*), alors qu'il est très faible pour la moxifloxacine.

De même, une réaction allergique urticarienne sous une β-lactamine impose la prescription d'une autre classe d'antibiotique, alors que le risque réel de réaction allergique avec une autre pénicilline ou céphalosporine n'est que de 10 %.

Les principaux effets indésirables des antibiotiques seront abordés dans la suite du chapitre, classe par classe.

Contre-indications sur des terrains particuliers

Elles sont présentées dans le tableau 7.1.

Tableau 7.1. Contre-indications à l'utilisation des antibiotiques.

Antibiotiques	Contre-indications absolues	Contre-indications relatives
β-lactamines	Hypersensibilité	Selon le cas : infections par les herpès virus (MNI : mononucléose infectieuse)
Aminosides	Hypersensibilité Myasthénie	Grossesse
Fluoroquinolones	Antécédents de tendinopathie (sportif, sujet âgé) Hypersensibilité Épilepsie Déficit en G6PD	Enfant jusqu'à la période de croissance (toxicité articulaire) Grossesse
Macrolides	Hypersensibilité	Allongement de l'espace QT Insuffisance hépatique sévère
Tétracyclines	Hypersensibilité Grossesse (6 derniers mois) : anomalies du bourgeon dentaire et dyschromie dentaire Enfants < 8 ans	Ulcérations de l'œsophage
Phénicolés	Hypersensibilité Antécédents d'insuffisance médullaire Insuffisance rénale sévère (clairance de la créatinine < 30 mL/min) Nourrisson < 6 mois Nouveau-né < 1 mois Grossesse	
Sulfamides	Allaitement Déficit en G6PD Hypersensibilité Insuffisance hépatique sévère Nouveau-né < 1 mois Grossesse	

Surveillance d'une antibiothérapie

La surveillance d'un traitement antibiotique vise à vérifier son efficacité et sa tolérance.

L'efficacité doit être évaluée 48 à 72 heures après le début du traitement. D'un point de vue clinique, elle se juge par la disparition des symptômes initiaux et la baisse de la fièvre, et d'un point de vue biologique, par la normalisation des paramètres inflammatoires (*C Reactive Protein* [CRP] et vitesse de sédimentation [VS]) et infectieux (polynucléaires neutrophiles). Enfin, le succès bactériologique peut être évalué par la négativation des cultures sur des prélèvements réalisés au cours du traitement (efficacité) ou à distance de celui-ci (absence de rechute).

L'emploi des antibiotiques nécessite la **surveillance de la survenue d'éventuels effets indésirables**, tels que :

- les accidents immunologiques dont le plus grave est le choc anaphylactique avec les pénicillines. Un accident de ce type entraîne la contre-indication à l'utilisation de tous les antibiotiques de la famille ;
- les accidents rénaux avec les aminosides et tétracyclines. Le traitement pourra être accompagné d'une surveillance de la fonction rénale ;
- les désordres hématologiques avec les phénicolés. L'hémogramme sera surveillé ;
- la détérioration de l'audiogramme avec les aminosides (à surveiller) ;

- les incidents digestifs type diarrhées (macrolide, pénicilline A, céphalosporine). Ils sont le plus souvent secondaires à l'absorption orale d'un antibiotique à large spectre, pouvant entraîner le remplacement (par destruction) de la flore digestive normale par une flore résistante et pathogène. L'immunodépression est un terrain favorable à cet effet. Ces modifications peuvent aussi favoriser le développement de candidose qu'il faudra traiter par un antifongique (amphotéricine B, nystatine).

Le **suivi thérapeutique par dosage sanguin** de certains antibiotiques potentiellement toxiques et dont l'efficacité et/ou la toxicité sont associées à leurs concentrations plasmatiques (aminosides, glycopeptides) aide à l'optimisation posologique du traitement.

Les grandes familles d'antibiotiques

Aminosides

GÉNÉRALITÉS

Les aminosides (tableau 7.2) inhibent la synthèse protéique des bactéries sensibles. Ils sont bactéricides sur de nombreux germes G(-) et certains G(+). Leur action est concentration-dépendante et leur index thérapeutique (écart entre les concentrations sanguines efficaces et les concentrations toxiques) étroit. Leur utilisation nécessite donc une surveillance des concentrations plasmatiques. Ils ne sont pas résorbés par le tube digestif et donc uniquement administrés par voie parentérale, sauf la néomycine qui est utilisée localement dans le traitement d'infections cutanées ou par voie orale pour stériliser les intestins avant une intervention chirurgicale. Ils sont éliminés par le rein.

Tableau 7.2. Antibiotiques de la classe des aminosides.

DCI	Nom de spécialités
Streptomycine	*Streptomycine*
Gentamicine	*Gentamicine, Gentalline*
Amikacine	*Amiklin*
Dibékacine	*Débékacyl*
Nétilmicine	*Nétromicine*
Isépamicine	*Isépalline*
Tobramycine	*Nebcine*
Spectinomycine	*Trobicine*

PRINCIPALES INDICATIONS

La **streptomycine** est active sur *Mycobacterium tuberculosis*, mais du fait de sa forte toxicité, elle a été remplacée par la rifampicine dans le traitement de la tuberculose (voir «Antituberculeux»). Elle n'est utilisée qu'en dernière intention en cas de résistance aux associations d'antituberculeux classiques.

La **gentamycine** et l'**amikacine** sont utilisées dans le traitement empirique des infections hospitalières graves à germes G(-) (*Pseudomonas aeruginosa*), jusqu'à obtention de l'antibiogramme de l'infection. Leur action est synergique avec celle des β-lactamines et de la vancomycine, et les associations «aminoside+β-lactamine» ou «aminoside+vancomycine» élargissent le spectre d'action antibactérien et sont indiquées dans le traitement des infections sévères à germes G(-) ou certains G(+), par exemple pour le traitement empirique des méningites bactériennes chez l'adulte.

EFFETS INDÉSIRABLES

Les effets indésirables suivants peuvent être observés :

- néphrotoxicité (réversible à l'arrêt du traitement) : les aminosides ne doivent pas être associés à d'autres médicaments néphrotoxiques. Leur posologie doit être adaptée à la clairance de la créatinine, permettant d'évaluer la fonction rénale ;
- toxicité cochléovestibulaire : elle est cumulative et irréversible, et peut être responsable de troubles de l'équilibre et d'une diminution de l'audition irréversible ;
- accidents allergiques.

β-lactamines

GÉNÉRALITÉS

Cette famille englobe les pénicillines (tableau 7.3) et les céphalosporines (tableau 7.4). Elles possèdent en commun un même noyau β-lactame dont l'intégrité est essentielle à leur activité antibactérienne. Elles sont bactéricides et exercent leur activité en empêchant la synthèse de la paroi bactérienne.

Tableau 7.3. Antibiotiques de la classe des pénicillines.

DCI	Nom de spécialités
Pénicilline G	
Benzylpénicilline	*Extencilline*
Pénicilline V	
Phénoxybenzylpénicilline	*Oracilline*
Pénicilline M	
Cloxacilline	*Oracilline, Orbénine*
Oxacilline	*Bristopen*
Pénicilline A	
Amoxicilline	*Clamoxyl, Amodex*
Amoxicilline + acide clavulanique	*Augmentin*
Ampicilline + sulbactam	*Unacim*
Carboxypénicillines	
Ticarcilline	*Ticarpen*
Ticarcilline + acide clavulanique	*Claventin*
Uréidopénicillines	
Pipéracilline + tazobactam	*Tazocilline*

Tableau 7.4. Antibiotiques de la classe des céphalosporines.

DCI	Nom de spécialités
Céphalosporines 1re génération	
Céfaclor	*Alfatil*
Céfadroxil	*Oracéfal*
Céfalexine	*Kéforal*
Céfradine	*Zeefra*
Céphalosporines 2e génération	
Céfuroxime	*Cépazine, Zinnat*
Céphalosporines de 3e génération (injectables)	
Céfépime	*Axépim*
Céfotaxime	*Claforan*
Cefpirome	*Cefrom*
Ceftazidime	*Fortum*
Ceftriaxone	*Rocéphine*
Céphalosporines de 3e génération (orales)	
Céfixime	*Oroken*
Céfotiam	*Taketiam*
Cefpodoxime	*Orelox*

Les résistances naturelles aux β-lactamines sont de deux types :

– certains germes synthétisent des enzymes dites β-lactamases, qui dégradent le cycle β–lactame (c'est le cas de nombreuses souches de staphylocoques) ;

– les bactéries G(-) possèdent une membrane phospholipidique externe qui empêche l'antibiotique d'accéder à sa cible, en l'occurrence la paroi bactérienne.

Des résistances acquises peuvent également se développer et rendre résistantes des souches de bactéries G(+) initialement sensibles (pneumocoques, streptocoques, méningocoques) ou G(-) comme certaines entérobactéries.

Les β-lactamines diffusent bien dans l'organisme mais passent peu la barrière hématoencéphalique, sauf en cas d'inflammation des méninges (méningite). Elles sont principalement éliminées par les reins.

PRINCIPALES INDICATIONS

Les **pénicillines G et V** (oracilline) ont un spectre très étroit, réduit aux germes G(+) sensibles. La pénicilline G est efficace dans le traitement prophylactique des gangrènes gazeuses à *Clostridium*, la pénicilline dans les angines aiguës à streptocoque.

Les pénicillines M (**exemple** : oxacilline) sont utilisées comme antistaphylococciques. La **méthicilline**, non utilisée en thérapeutique car trop toxique, permet de classer les staphylocoques entre ceux qui sont sensibles à ces composés (méthicilline-sensibles ou méti-S) et ceux qui sont résistants (méti-R). Le développement important des souches de staphylocoques méti-R constitue un problème croissant en milieu hospitalier. En cas de résistance, les infections sont traitées par la vancomycine par voie IV.

Les **pénicillines A** (ampicilline et amoxicilline) ont un spectre élargi aux bactéries G(-), car elles ont la capacité de diffuser à travers la membrane bactérienne. Elles sont inactivées par les β-lactamases, mais leur association à un **inhibiteur de β–lactamase** (acide clavulanique ou sulbactam) leur permet d'être efficaces contre les germes qui en sécrètent.

La pénicilline A peut être utilisée en **antibioprophylaxie** avant une intervention chirurgicale.

La **ticarcilline** et la **pipéracilline** sont administrées par injection dans les infections sévères à germes G(-), en particulier causées par *Pseudomonas aeruginosa*.

Les pénicillines A, la ticarcilline et la pipéracilline peuvent être utilisées en association à un aminoside dans le traitement empirique des infections sévères (septicémies, endocardites).

Les **céphalosporines** ont toutes un spectre d'activité large.

Les 1re et 2e générations (C1G et C2G) sont utilisées dans le traitement d'infections ORL et urinaires à germes sensibles.

Les molécules de 3e et 4e générations (C3G et C4G, **exemple** : ceftazidime) sont plus résistantes aux β-lactamases et présentent un spectre très large. Elles sont réservées au traitement hospitalier d'infections sévères à germes G(-) résistants, notamment dans le cadre d'infections nosocomiales. Elles sont aussi utilisées dans certains traitements prophylactiques avant une chirurgie (**exemple** : céfuroxime).

EFFETS INDÉSIRABLES

Les pénicillines et céphalosporines sont en général peu toxiques et présentent un index thérapeutique large.

Les effets indésirables des β-lactamines sont :

– pour les pénicillines :
  - hypersensibilité cutanée : rash, érysipèle, urticaire, prurit, éruptions maculopapuleuses. Ils surviennent fréquemment chez les patients atteints de mononucléose infectieuse ou de leucémie lymphoïde en évolution,
  - fréquents troubles digestifs (nausées, vomissements, diarrhées, douleurs abdominales), rares surinfections digestives à *Candida*, colite pseudo-membraneuse (rare),
  - risque d'hépatite avec l'association amoxicilline-acide clavulanique lors d'un traitement de plus de 10 jours (rare) ;

– pour les céphalosporines :
  - hypersensibilité croisée avec les pénicillines : 10 à 20 % environ. Réactions fébriles, choc anaphylactique exceptionnel,
  - troubles digestifs : nausées, vomissements, douleurs abdominales,
  - intolérance locale : injections IM douloureuses,
  - diarrhées et lithiase biliaire (élévation des transaminases et des phosphatases alcalines) avec les céphalosporines principalement éliminées par voie biliaire (C2G-cefpiramide, cefbupérazone –, C3G-ceftriaxone, céfodizime –),
  - néphrotoxicité : surtout avec les céphalosporines de 1re génération.

Macrolides et apparentés

Les macrolides (tableau 7.5) sont des antibiotiques bactériostatiques. Ils présentent l'avantage d'une bonne pénétration intracellulaire mais ils ne diffusent pas dans le LCR (liquide céphalorachidien). Ils ne peuvent donc pas être utilisés en cas de méningite.

Tableau 7.5. Antibiotiques de la classe des macrolides.

DCI	Nom de spécialités
Macrolides	
Azithromycine	*Zithromax*
Clarithromycine	*Naxy, Zeclar*
Dirithromycine	*Dynabac*
Érythromycine	*Erythromycine, Éry*
Josamycine	*Josacine*
Midécamycine	*Mosil*
Roxythromycine	*Claramid, Rulid*
Spiramycine	*Rovamycine*
Synergistines	
Pristinamycine	*Pyostacine*
Lincosamides	
Clindamycine	*Dalacine*
Lincomycine	*Lincocine*
Kétolides	
Télithromycine	*Ketec*

Ils sont métabolisés par le foie et ne sont pas éliminés par voie rénale. Un ajustement de posologie en cas d'insuffisance rénale n'est pas nécessaire. Par contre, il peut exister avec certains médicaments des interactions médicamenteuses (associations contre-indiquées) comme avec les dérivés de l'ergot de seigle.

Leur spectre d'action est relativement étroit, principalement axé sur les bactéries G(+). Ils peuvent être utilisés comme traitement de remplacement en cas d'allergie à la pénicilline, essentiellement dans les infections causées par staphylocoques, streptocoques, pneumocoques et clostridia. Ils présentent une bonne efficacité contre certains germes inhabituels. Ainsi, ils sont efficaces dans le traitement des infections pulmonaires à germes intracellulaires atypiques, par exemple à *Legionella* ou mycoplasme.

Ils sont utilisables au cours de la grossesse.

Les macrolides sont peu toxiques. Les effets indésirables les plus fréquents sont digestifs et peu graves.

Glycopeptides (vancomycine et teicoplanine)

Ce sont des antibiotiques uniquement utilisés en milieu hospitalier, par voie IV, seuls ou en association dans le traitement d'infections à germes résistants, et en particulier dans le traitement des infections à staphylocoque méti-R, ou en cas d'allergie à la pénicilline (endocardite, septicémie).

Par voie orale, la vancomycine est utilisée en deuxième intention dans le traitement des colites pseudo-membraneuses associées aux antibiotiques (surinfection des intestins par *Clostridium difficile* qui secrète une toxine induisant des lésions tissulaires intestinales).

Leur toxicité auditive et rénale nécessite une surveillance particulière, notamment des dosages réguliers dans le sang, et une durée de traitement limitée.

Tétracyclines

Les tétracyclines (tableau 7.6) sont bactériostatiques. Elles présentent une excellente pénétration intracellulaire et tissulaire sauf dans le LCR et le SNC (système nerveux central). De ce fait, elles constituent le traitement de choix de certaines infections intracellulaires à *Chlamydia*, rickettsies, mycoplasmes (respiratoires ou génitales).

Tableau 7.6. Antibiotiques de la classe des tétracyclines.

DCI	Nom de spécialités
Tétracycline	*Tétracycline*
Méthylène cycline	*Physiomycine*
Oxytétracycline	*Terramycine*
Doxycycline	*Doxycline, Monocline, Vibramycine, Spanor*
Métacycline	*Physiomycine*

La résorption après administration orale est incomplète et limitée par les ions calcium (lait), magnésium (antiacides) et les aliments en général (surtout les tétracyclines de la première génération).

Leur accumulation dans le tissu osseux et dentaire, et leur photosensibilité les contre-indiquent chez l'enfant de moins de 8 ans, pendant la grossesse et l'allaitement, et leur utilisation nécessite des précautions d'exposition solaire. Enfin, ces antibiotiques peuvent provoquer des diarrhées et des surinfections à *Candida albicans*.

Fluoroquinolones

Les quinolones de première génération (acide pipémidique) présentent une diffusion tissulaire médiocre et un spectre antibactérien étroit centré sur les entérobactéries. Elles sont actuellement uniquement utilisées pour le traitement des infections urinaires basses non compliquées de la femme.

Tableau 7.7. Antibiotiques de la classe des quinolones.

DCI	Nom de spécialités
Quinolones	
Acide nalidixique	*Négram*
Acide oxolinique	*Urotrate*
Acide pipémidique	*Pipram*
Fluméquine	*Apurone*
Fluoroquinolones	
Sparfloxacine	*Zagam*
Norfloxacine	*Noroxine*
Énoxacine	*Enoxor*
Péfloxacine	*Péflacine*
Ofloxacine	*Oflocet*
Ciprofloxacine	*Ciflox*

Les fluoroquinolones (ciprofloxacine) sont des antibiotiques bactéricides puissants, concentration-dépendants. Ils présentent une très bonne diffusion tissulaire et intracellulaire, notamment dans l'os, la prostate et le LCR.

Elles sont utilisées dans le traitement des infections systémiques à bactéries G(-), à germes intracellulaires et à staphylocoques, en deuxième intention, du fait de l'importance de leurs effets secondaires.

Elles sont fréquemment responsables de troubles digestifs, de réactions de photosensibilisation (surtout avec la sparfloxacine). Le risque de rupture du tendon d'Achille sous fluoroquinolone contre-indique leur utilisation chez l'enfant de moins de 15 ans.

Sulfamides (sulfaméthoxazole)

Les sulfamides (tableau 7.8) sont des antibiotiques bactériostatiques. De nombreux germes sont devenus résistants.

Tableau 7.8. Antibiotiques de la classe des sulfamides.

Lieu d'action	DCI	Nom de spécialités
Sulfamides		
Voies urinaires	Sulfaméthizol	*Rufol*
Transit intestinal	Salazo-sulfapyridine Sulfaguanidine	*Salazopyrine* *Litoxol*
Action systémique	Sulfadiazine	*Adiazine*
Sulfamides associés		
Cotrimazine = sulfadiazine + triméthoprime		*Trimadiaz, Antrima*
Cotrimoxazole = sulfaméthoxazole + triméthoprime		*Bactrim, Eusaprim*

Certains ne sont pas résorbés et sont donc utilisés par voie orale pour agir au niveau intestinal.

Leur efficacité a été renforcée par l'association au triméthoprime (l'association avec le sulfaméthoxazole est appelée cotrimoxazole).

Le cotrimoxazole est le traitement clé de la pneumocystose pulmonaire en milieu hospitalier (voie IV, relais possible *per os*). Il est également utilisé dans la prévention primaire et secondaire de la pneumocystose et toxoplasmose cérébrale chez le sujet VIH (virus de l'immunodéficience humaine).

Les sulfamides antibactériens présentent un risque allergique et une toxicité potentielle importante, notamment hématologique, et nécessitent une surveillance particulière.

Polypeptides (polymyxines)

Ils sont utilisés dans le traitement des infections sévères à bacilles Gram négatif multirésistants et des infections respiratoires à *Pseudomonas aeruginosa* au cours de la mucoviscidose. Leur toxicité nécessite une surveillance hématologique et neurologique.

Phénicolés (chloramphénicol, thiamphénicol)

Leur toxicité hématologique limite leur prescription. En France, le thiamphénicol est utilisé **en deuxième intention** dans le traitement des infections sévères à germes résistants aux autres antibiotiques, notamment à localisation cérébrale. Son utilisation nécessite un suivi hématologique. Le chloramphénicol n'est plus commercialisé en France sous forme orale ou injectable du fait de sa forte toxicité mais reste utilisé dans certains territoires d'outre-mer et pays étrangers, notamment en raison de son efficacité et de son faible coût.

Antituberculeux

Le traitement de la tuberculose est institué après des recherches bactériologiques répétées comprenant systématiquement un examen direct, une mise en culture et un antibiogramme. L'antibiothérapie de 6 à 11 mois associe généralement quatre antibiotiques durant les deux premiers mois (isoniazide, rifampicine, pyrazinamide et éthambutol) puis deux (isoniazide et rifampicine) durant le reste du traitement. Cette association a pour but d'éviter le développement de résistances (figure 7.2).

L'administration du traitement se fait le matin à jeun, parce que la résorption des différents médicaments est retardée par les repas.

Le traitement entraîne de nombreux effets secondaires et doit donc être associé à une surveillance régulière clinique et biologique.

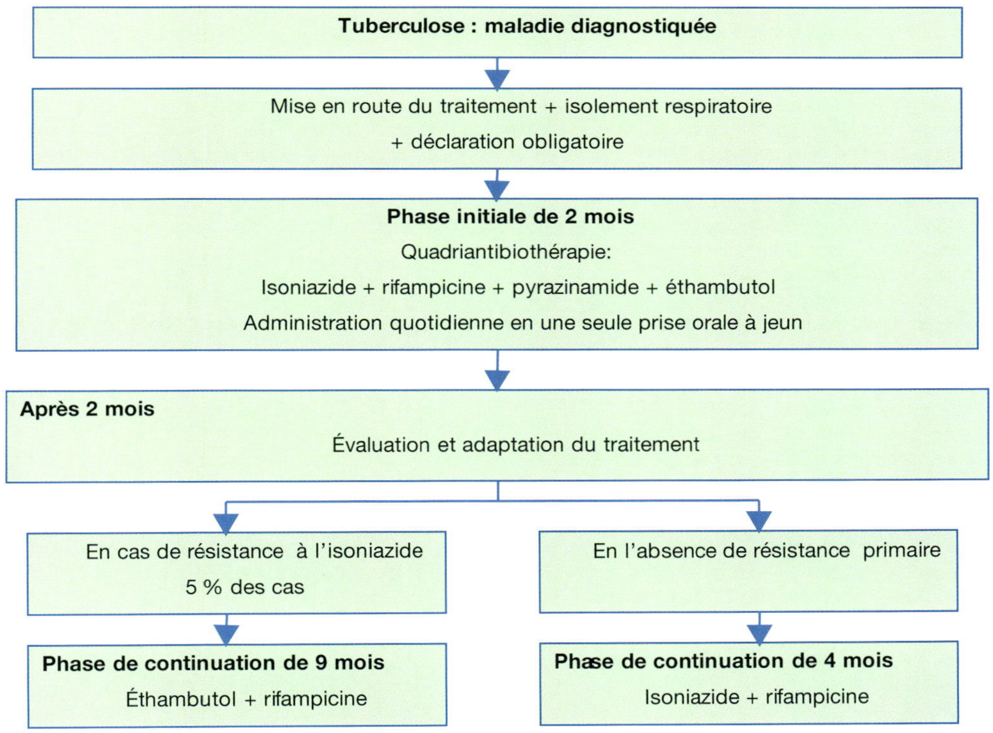

Fig. 7.2 *Modalités de traitement par antituberculeux.*

Points-clés

1. Les antibiotiques sont capables d'**inhiber le développement bactérien** ou de **détruire les bactéries**.
2. Le **choix d'un antibiotique** dépend :
   - du **germe bactérien** responsable de l'infection, de sa sensibilité et de sa résistance aux antibiotiques ;
   - de la **localisation de l'infection** et des capacités de l'antibiotique à diffuser au niveau du site infectieux ;
   - des **caractéristiques du patient** (âge, insuffisance rénale, allergie, etc.).
3. L'**efficacité des antibiotiques** se contrôle par la disparition des signes infectieux et la stérilisation des prélèvements.
4. Selon la toxicité potentielle de chaque antibiotique, l'infirmière doit **surveiller l'apparition d'effets indésirables**.
5. Le **suivi des concentrations sanguines** peut aider à l'adaptation posologique, et au maintien de l'antibiotique dans un intervalle de concentrations permettant son efficacité, limitant sa toxicité.

pharmacologie

AMINOSIDES

ADMINISTRATION

IV, IM
Amikacine : 15 mg/kg/jour.
En 1 à 2 injections/jour pour la voie IM. Perfusion IV à passer sur 1 heure.
Une injection dose totale par jour diminuerait la toxicité. Son efficacité n'est pas toujours vérifiée, sauf pour l'*Amiklin*.
Pour améliorer l'efficacité et diminuer la toxicité, adapter la posologie aux taux sériques au moment du pic (1 h après l'administration) et de la résiduelle (avant l'injection suivante).

SURVEILLANCE

Efficacité du traitement
- Disparition des signes infectieux.
- Stérilisation des prélèvements bactériologiques.

Tolérance, effets indésirables
- *Clinique* : signes cochléovestibulaires (vertiges, acouphènes, surdité), éruptions cutanées.
- *Biologie* : surveiller la fonction rénale (dosage des concentrations sanguines d'urée et de créatinine), concentrations pic et résiduelle de l'aminoside pour éviter un surdosage et une accumulation de l'antibiotique. Les malades à risque sont les insuffisants rénaux, les personnes âgées et celles aux antécédents d'anomalies vestibulaires et cochléaires. La concentration au pic doit être particulièrement surveillée chez ces personnes, et en cas de traitement de plus de 7 jours. La concentration résiduelle, précédant une nouvelle administration, doit être nulle.
- Audiogramme (en cas de traitement prolongé).

Interactions médicamenteuses
Certaines interactions médicamenteuses (ciclosporine, AINS [anti-inflammatoires non stéroïdiens] à forte dose, curare, diurétique de l'anse, etc.) peuvent gravement potentialiser leur toxicité rénale. Leur association est donc à surveiller.

CONTRE-INDICATIONS

- Allergie. myasthénie.
- Association contre-indiquée : deux aminosides.
- Association déconseillée : polymyxine B, colistine.

ÉDUCATION-CONSEIL AU PATIENT

En cas de traitement prolongé, il faut éduquer le patient à l'autosurveillance, lui expliquer que le traitement peut entraîner des troubles urinaires, auditifs, ou de l'équilibre, et qu'il doit les signaler à son médecin. Une hydratation importante doit être associée à la prescription.

pharmacologie

PÉNICILLINES

ADMINISTRATION

Pénicilline G : IV, IM
Pénicilline V : PO
Pénicilline M : IV, IM, PO
Pénicilline A : IV, IM, PO

Clamoxyl (forme orale) : 1 à 2 g/jour en 2 à 3 prises.
Augmentin (forme parentérale) : posologie usuelle 1 à 4 g/jour en IV directe très lente (maxi 1 g) ou en perfusion rapide (maxi 2 g). Ne jamais dépasser 200 mg d'acide clavulanique par injection.

SURVEILLANCE

Efficacité du traitement

- Disparition des signes infectieux (PA [pression artérielle], pouls, température).
- Stérilisation des prélèvements bactériologiques.

Tolérance, effets indésirables

Clinique : état cutané (surveiller l'apparition de rash, d'urticaire), transit intestinal (surveiller l'apparition de nausées, vomissements, diarrhées).

CONTRE-INDICATIONS

- Allergie aux pénicillines ou céphalosporines.
- Association déconseillée au méthotrexate par inhibition de son élimination rénale par les pénicillines.

ÉDUCATION-CONSEIL AU PATIENT

- Se renseigner sur d'éventuels antécédents allergiques aux β-lactamines chez le patient.
- Surveiller ou demander au patient de signaler la survenue de symptômes cutanés ou digestifs sous pénicilline.

pharmacologie

CÉPHALOSPORINES

ADMINISTRATION

1re génération : PO
2e génération : IV, IM, PO

Céfuroxime : 1,5 à 2 g/jour par perfusion IV (20 à 30 min), à adapter à la créatininémie en cas d'insuffisance rénale.

3e génération : IV, IM, PO

Ceftriaxone : 1 à 2 g/jour en une fois, injection IM ou SC (sous-cutanée) ou perfusion IV (30 min)/jour (en fonction de l'indication).

SURVEILLANCE

Efficacité du traitement

- Disparition des signes infectieux (PA, pouls, température) et du syndrome inflammatoire.
- Stérilisation des prélèvements bactériologiques.

Tolérance, effets indésirables

- Interroger le patient sur un accident antérieur contre-indiquant la prescription : urticaire géante, choc anaphylactique.
- *Clinique* : surveiller l'état cutané (urticaire, rashs), le transit intestinal (nausées, vomissements, diarrhées, candidose buccale ou vaginale), dépister l'apparition de fièvre.
- Surveiller une élévation des transaminases.
- *Biologie* : NFS (numération formule sanguine), créatinine.

CONTRE-INDICATIONS

- Allergie aux pénicillines ou céphalosporines.
- Association déconseillée au méthotrexate par inhibition de son élimination rénale par les pénicillines.

ÉDUCATION-CONSEIL AU PATIENT

- Se renseigner sur d'éventuels antécédents allergiques aux β-lactamines chez le patient.
- Prévenir le patient de la possibilité de douleur au point d'injection pour les céphalosporines injectables, de la fréquence des troubles digestifs initiaux (lui demander de les signaler), insister sur l'importance de l'hydratation.

pharmacologie

MACROLIDES ET APPARENTÉS

ADMINISTRATION

Tous les macrolides, synergistines et kétolide : PO
Érythromycine et spiramycine : PO, perfusion IV (administration IV directe proscrite)
Lincomycine et clindamycine : IM, perfusion IV (administration IV directe proscrite)

SURVEILLANCE

Efficacité du traitement

- Disparition des signes infectieux (PA, pouls, température).
- Stérilisation des prélèvements bactériologiques.

Tolérance, effets indésirables

- *Clinique* : état cutané (surveiller la survenue d'allergie cutanée, d'urticaire), transit intestinal (nausées, gastralgies, diarrhées).
- *Biologie* : transaminases et phosphatases alcalines.

Interactions médicamenteuses

- Les macrolides sont des inhibiteurs enzymatiques et présentent le risque de diminuer le métabolisme, et donc de potentialiser les effets de médicaments associés. Ces interactions seront d'autant plus à surveiller que les médicaments associés présentent une marge thérapeutique faible (ex : carbamazépine, ergotamine, digoxine, ciclosporine).
- Surveillance des paramètres de coagulation si association à un anticoagulant antivitamine K (potentialisation possible).

CONTRE-INDICATIONS

- Allergie. Insuffisance hépatique sévère.
- Contre-indications relatives : allongement de l'espace QT.
- Association contre-indiquée avec les dérivés de l'ergot de seigle, comme certains médicaments antimigraineux (ergotamine et dihydroergotamine) ainsi qu'avec les médicaments potentiellement responsables de troubles du rythme cardiaque dits torsades de pointe (médicaments antiarythmiques).

ÉDUCATION-CONSEIL AU PATIENT

- Prévenir les patients de la fréquente apparition de troubles digestifs lors de prise d'un macrolide.
- Vérifier les traitements associés (antimigraineux, traitement cardiaque antiarythmique).

pharmacologie

GLYCOPEPTIDES (VANCOMYCINE ET TEICOPLANINE)

ADMINISTRATION

Vancomycine
Perfusion IV. La posologie est de 2 g/jour (soit environ 30 mg/kg/jour).
La dose usuelle est de 500 mg toutes les 6 heures ou de 1 g toutes les 12 heures.
La posologie est à adapter à la clairance à la créatinine en cas d'insuffisance rénale, en fonction du poids chez le nouveau-né, le nourrisson, l'enfant

Teicoplanine
Traitement d'attaque : 1 injection IV toutes les 12 heures.
Traitement d'entretien : 1 injection IV ou IM par jour.

SURVEILLANCE

Efficacité du traitement
- Disparition des signes infectieux (PA, pouls, température).
- Stérilisation des prélèvements bactériologiques.

Tolérance, effets indésirables
- Au cours de l'injection : surveillance du point d'injection et des réactions du patient (risques de réactions d'hypersensibilité).
- *Clinique* : transit intestinal (nausées, gastralgies, vomissements), manifestations cutanées (irritations veineuses, éruptions), ORL (surdité, acouphènes).
- *Biologie* :
  - Surveillance de la fonction rénale (dosage des concentrations sanguines d'urée et de créatinine).
  - Suivi des concentrations plasmatiques résiduelles : pour adapter la posologie et ainsi maintenir l'antibiotique dans un intervalle de concentrations permettant son efficacité, limitant sa toxicité. Ce suivi est recommandé chez les patients traités par de fortes posologies, si le traitement est prolongé (plus de 5 jours), si le patient est âgé, présente des antécédents d'insuffisance rénale, et enfin si l'antibiotique est associé à un autre médicament potentiellement néphrotoxique.
  - Surveillance de l'audiogramme (en cas de traitement prolongé).

Interactions médicamenteuses
L'association à d'autres médicaments potentiellement néphrotoxiques et/ou ototoxiques doit entraîner une surveillance accrue de la fonction rénale et/ou auditive.

CONTRE-INDICATIONS

Hypersensibilité à l'antibiotique. Insuffisance rénale sévère.

ÉDUCATION-CONSEIL AU PATIENT

- Prévenir le patient de la douleur au point d'injection.
- Informer le patient de signaler au soignant : l'apparition de troubles urinaires ou auditifs, de manifestations cutanées (notamment au cours de l'injection).

pharmacologie

TÉTRACYCLINES

ADMINISTRATION

PO, perfusion IV (tigécycline)

Doxycycline (orale) :
sujet > 60 kg : 200 mg par jour en 1 prise ;
sujet < 60 kg : 200 mg le premier jour puis 100 mg/jour.
Tigécycline (IV) : dose initiale de 100 mg puis 50 mg toutes les 12 heures, en perfusion intraveineuse de 30 à 60 min.

SURVEILLANCE

Efficacité du traitement

- Disparition des signes infectieux (PA, pouls, température).
- Stérilisation des prélèvements bactériologiques.

Tolérance, effets indésirables

- *Clinique* : transit intestinal (nausées, gastralgies, diarrhées).
- *Biologie* : en cas de posologies élevées, surveiller la fonction hépatique.

Interactions médicamenteuses

Surveillance des paramètres de coagulation si association à un anticoagulant antivitamine K (potentialisation possible).

CONTRE-INDICATIONS

- Enfant de moins de 8 ans.
- Association aux rétinoïdes (prescrits dans l'acné).

ÉDUCATION-CONSEIL AU PATIENT

- La résorption des cyclines de première génération peut être inhibée par le calcium : leur administration doit se faire à distance de celle des laitages.
- Demander au patient d'éviter l'exposition au soleil pendant le traitement, et de signaler la survenue de diarrhées et de vomissements.

pharmacologie

SULFAMIDES

ADMINISTRATION

+ *Triméthoprime : cotrimoxazole : PO ou IV*

SURVEILLANCE

Efficacité du traitement

- Disparition des signes infectieux (PA, pouls, température).
- Stérilisation des prélèvements bactériologiques.

SURVEILLANCE

Tolérance, effets indésirables

- Pour éviter les accidents rénaux, faire boire le malade abondamment avec des eaux alcalines, afin que les sulfamides soient dilués le plus possible et éviter ainsi leur cristallisation et précipitation dans les voies urinaires.
- Intolérance digestive. Les troubles digestifs peuvent être prévenus en donnant du bicarbonate de sodium.
- Si le traitement est de longue durée, la surveillance hématologique est impérative (risque de neutropénie, thrombopénie, anémie).
- La survenue d'effets allergiques cutanés ou hématologiques impose l'arrêt du traitement.

Interactions médicamenteuses

Les sulfamides peuvent potentialiser les effets et/ou la toxicité d'autres traitements : surveiller en particulier les anticoagulants antivitamines K (paramètres de la coagulation), les sulfamides hypoglycémiants, la ciclosporine.

CONTRE-INDICATIONS

- *Contre-indications absolues* : grossesse, allaitement, période périnatale.
- Déficit en glucose-6-phospho-déshydrogénase.
- *Contre-indications relatives* : insuffisance hépatique ou rénale ; hémopathies, allergies.

ÉDUCATION-CONSEIL AU PATIENT

- Informer le patient des possibles effets secondaires du traitement, et lui dire de signaler au soignant l'apparition de troubles urinaires ou de manifestations cutanées.
- Déconseiller l'exposition au soleil, les sulfamides étant des agents photosensibilisants.

pharmacologie

ANTITUBERCULEUX

ADMINISTRATION

Rifampicine (*Rifadine*, *Rimactan*) : 10 mg/kg/jour.
Rifabutine (*Ansatipine*) : 7-10 mg/kg/jour, en cas de résistance à la rifampicine.
Éthambutol (*Dexambutol*, *Myambutol*) : 20 mg/kg/jour.
Isoniazide (*Rimifon*) : 5 mg/kg/jour à adapter sur l'indice d'acétylation du malade.
Pyrazinamide (*Pirilène*) : 30 mg/kg/jour, les 2 premiers mois.

SURVEILLANCE

Efficacité du traitement

- Amélioration de l'état général et régression des signes pulmonaires : surveillance de la température, du poids, de la toux et de l'expectoration.
- Négativité des prélèvements en cas de positivité des examens biologiques.
- Coloration orange des urines (signe d'observance).

Tolérance, effets indésirables

- *Clinique* :
  - Réactions d'hypersensibilité : réactions cutanées, prurit avec l'isoniazide et la rifampicine, syndrome grippal avec la rifampicine.
  - Arthralgies avec le pyrazinamide.
  - Troubles digestifs avec la rifampicine, l'éthambutol, l'isoniazide et le pyrazinamide.
  - Perturbation du cycle menstruel avec la rifampicine.
  - Risque de névrite optique (réversible) après 2-3 mois de traitement par éthambutol, favorisé par un surdosage, ou une baisse de la fonction rénale. Ce risque impose un examen ophtalmique après 15, 30 jours de traitement, puis une fois par mois.
  - Neuropathies périphériques induites par l'isoniazide, annoncées par des paresthésies distales et favorisées par l'alcoolisme et la dénutrition.
  - Troubles psychiatriques (insomnies, excitation) avec l'isoniazide.
  - Thromboneutropénies avec la rifabutine.
  - Uvéite avec la rifabutine.
- *Biologie* :
  - Surveillance de la fonction hépatique (contrôle des transaminases) : hépatotoxicité de la rifampicine, de l'isoniazide, et du pyrazinamide, d'autant plus que le patient est alcoolique chronique ou présente des antécédents d'hépatite.
  - NFS plaquettes à J8, J30 puis une fois par mois.
  - Surveillance de la fonction rénale.

SURVEILLANCE

Interactions médicamenteuses

La rifampicine et la rifabutine sont des inducteurs enzymatiques. Ils peuvent accélérer la dégradation de médicaments associés et donc en diminuer l'efficacité (anticoagulants AVK, sulfamides hypoglycémiants, ciclosporine, digitoxine, théophylline, etc.). L'efficacité d'une contraception orale n'est pas assurée.

CONTRE-INDICATIONS

- *Absolues* :
  - Rifampicine : hypersensibilité, porphyrie, grossesse (1er trimestre et dernier mois). Si l'administration doit avoir lieu en fin de grossesse, elle doit s'accompagner d'une supplémentation de la mère et de l'enfant à la naissance en vitamine K1.
  - Pirazinamide : insuffisance hépatique ou rénale, hypersensibilité, grossesse et allaitement, porphyrie.
  - Précautions d'emploi : adaptation de la posologie d'éthambutol en cas d'insuffisance rénale.

ÉDUCATION-CONSEIL AU PATIENT

- Rappeler les modalités de prise du traitement (prise matinale à jeun) et l'importance de la régularité de prise (observance) pour obtenir une guérison complète. Rappeler l'importance du délai de 2 heures à respecter entre la prise du traitement antituberculeux et les topiques gastro-intestinaux.
- Rappeler au patient que la rifampicine entraîne une coloration orangée des urines et des larmes (systématique).
- Demander au malade de signaler au médecin traitant la survenue de tout effet indésirable : signes de toxicité ophtalmique (troubles de la vision, scotomes), de toxicité hépatique (coloration foncée des urines et jaune de la peau, selles décolorées), troubles digestifs, douleurs gastriques, paresthésies distales, insomnies, acné.
- Adapter l'ensemble des traitements du patient en tenant compte des interactions induites par le traitement antituberculeux. Aucun médicament ne doit être associé sans avis médical.
- Nécessité d'éviter l'alcool.

Chimiothérapie anticancéreuse 8

Introduction – Généralités

L'utilisation des médicaments en thérapeutique anticancéreuse ou *chimiothérapie* a pour but de détruire les cellules cancéreuses, d'éviter les rechutes locales et surtout l'extension métastatique. Cette démarche n'est pas systématique et se situe dans une stratégie qui intègre la chirurgie, l'ablation tumorale par radiofréquence ou congélation, la radiothérapie et la curiethérapie.

On dit que la **chimiothérapie** est :

- ***adjuvante*** quand elle intervient après le traitement radiochirurgical pour traiter des micrométastases ou compléter une exérèse incomplète ;
- ***néoadjuvante*** quand elle survient avant le traitement locorégional du cancer. Elle permet alors de traiter des métastases (quasiment toujours présentes au moment du diagnostic) ou de réduire la masse tumorale en préopératoire ;
- ***palliative***, quand il semble illusoire d'espérer guérir la maladie. Elle a alors pour objectif d'augmenter significativement la survie, ou au moins de permettre une survie sans que la maladie ne progresse, et éventuellement avec une amélioration de la qualité de la vie.

On peut diviser les médicaments anticancéreux en :

- *agents cytotoxiques* qui induisent une mortalité cellulaire par action directe ou indirecte sur le matériel génétique de la cellule (acide désoxyribonucléique [ADN] et acide ribonucléique [ARN]) ou des protéines nécessaires à la division cellulaire (figure 8.1) ;
- *modulateurs de la réponse biologique* qui soit :
  - affectent les capacités de défense de l'hôte (interleukine-2, interféron-α),
  - agissent sur le contrôle hormonal de la tumeur (hormonothérapie),
  - constituent les nouvelles thérapies ciblées qui contrôlent l'appareil de signalisation de la cellule (anticorps monoclonaux dirigés contre des récepteurs et bloqueurs des tyrosines kinases).

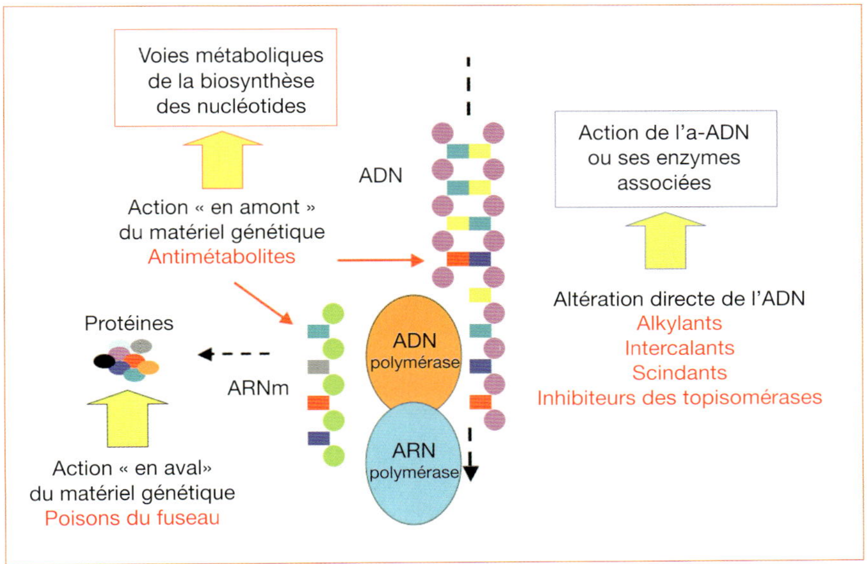

Fig. 8.1 *Les différents modes d'action des anticancéreux.*

La chimiothérapie anticancéreuse pose de nombreux problèmes au rang desquels trois sont majeurs : la sélectivité des agents anticancéreux, l'hétérogénéité des tumeurs et la résistance des cellules cancéreuses aux médicaments.

Sélectivité des médicaments anticancéreux

Les cellules cancéreuses indésirables proviennent directement de l'organisme qui les héberge et lui ressemblent donc fortement. Toute la difficulté réside dans le choix de la molécule active, à laquelle les cellules cancéreuses devront être plus sensibles que les cellules saines. De ce degré de sélectivité dépendra le niveau d'efficacité du produit au regard de ses effets indésirables et toxiques.

L'utilisation d'associations de plusieurs molécules (**polychimiothérapie**) permet de potentialiser les effets anticancéreux, et de diminuer les doses et donc la toxicité de chacune des molécules prises séparément (**exemples** dans le tableau 8.1).

Tableau 8.1. Exemples de protocoles d'associations chimiothérapeutiques dans les cancers.

Cancer du sein	FEC 100	Cure toutes les 3 semaines de : 5FU + épirubicine + cyclophosphamide Perfusion IV
	TCH	Cure toutes les 3 semaines de : Docétaxel IV à J1 + Carboplatine IV à J1 + Trastuzumab IV à J0 dose de charge puis hebdomadaire
Cancer colorectal	FOLFOX	Cure toutes les 2 semaines de : Oxaliplatine IV à J1 + fluoro-uracile IV + leucovorine IV
	LV5FU	Cure toutes les 2 semaines de : Leucovorine IV à J1 et J2 + 5 fluoro-uracile IV (bolus) + perfusion continue à J1 et J2

La toxicité peut aussi être diminuée par l'administration locale des médicaments (administration intra-hépatique dans le traitement de tumeurs hépatiques).

Se sont développées des **thérapeutiques dites « ciblées »** qui ont une sélectivité d'action plus forte vis-à-vis des cellules cancéreuses. C'est ainsi que des médicaments ciblant le récepteur de l'*Epidermal Growth Factor* (EGFR) et son activité tyrosine-kinase sont arrivés sur le marché.

Hétérogénéité de la population cellulaire cancéreuse

Toutes les cellules d'une tumeur ne sont pas au même moment dans la même phase du cycle cellulaire, on dit qu'elles ne sont pas synchrones.

Le cycle cellulaire se compose de la succession des phases suivantes :

- la **phase G_1** (ou G_0 pour des cellules quasiment quiescentes) est la plus longue et la plus variable ;
- la **phase S** suit la phase G_1. Elle se caractérise par une activité intense de synthèse d'ADN en préparation à la réplication ;
- la **phase G_2** permet la constitution de l'appareil mitotique nécessaire à la division, ou mitose, de la cellule (polymérisation des microtubules entre autres) ;
- la mitose ou **phase M** est l'aboutissement de la succession des phases S et G_2.

Certains médicaments sont dits « **cycle-dépendants** » car ils n'agissent que sur les cellules engagées dans le cycle cellulaire quelle qu'en soit la phase (exemple des agents alkylants).

D'autres produits sont « **phase-dépendants** », c'est-à-dire actifs pendant une phase précise du cycle (exemple des poisons du fuseau mitotique qui sont actifs en phase M).

Dès lors, on peut comprendre qu'à un moment donné un médicament n'ait pas la même action sur l'ensemble de la population. Il sera alors nécessaire soit de synchroniser les cellules en faisant des associations thérapeutiques, soit de répéter les cures pour atteindre des cellules non affectées lors de la cure précédente.

Développement de résistances

Des cellules cancéreuses peuvent soit résister à un traitement d'emblée (résistance constitutive), soit acquérir leur résistance en cours de traitement ou lors d'une rechute alors qu'elles étaient initialement sensibles (résistance acquise). Cette acquisition de résistance peut provenir d'une pression de sélection de cellules d'emblée résistantes au sein de la tumeur initiale ou provenir de l'instabilité génétique de la tumeur qui produit des modifications de la cible des anticancéreux.

Médicaments anticancéreux : modes d'action

Anticancéreux cytotoxiques
(vue générale : figure 8.1)

ACTION EN «AMONT» DU MATÉRIEL GÉNÉTIQUE : ANTIMÉTABOLITES

Ce sont :

– soit des analogues structuraux ou faux substrats des bases puriques (adénine, guanine) ou pyrimidiques (thymine, cytosine, uracile) qui vont s'incorporer dans l'ADN et l'ARN à la place de ces bases, et bloquer la transcription de l'ADN et donc de la cellule ;

– soit des inhibiteurs de la synthèse de l'acide folinique, indispensable à la synthèse des purines.

Le tableau 8.2 mentionne tous les médicaments appartenant à ce groupe.

Tableau 8.2. Médicaments cytotoxiques dits «antimétabolites».

Dénomination commune internationale	Nom de spécialité
Antipyrimidiques	
Fluoro-uracile (5-FU)	*Fluorouracile*
Capécitabine	*Xéloda*
Gemcitabine	*Gemcitabine, Gemzar*
Tegafur-uracile	*UFT*
Cytarabine	*Aracytine, Cytarabine, Depocyte*
Azacitidine	*Vidaza*
Antipuriques	
Mercaptopurine	*Purinéthol*
Azathioprime	*Imurel*
Fludarabine	*Fludara*
Cladribine	*Leustatine, Litak*
Clofarabine	*Evoltra*
Nélarabine	*Atriance*
Pentostatine	*Nipent*
Antifoliques	
Méthotrexate	*Méthotrexate, Ledertrexate*
Pémétrexed	*Alimta*
Autres	
Hydroxyurée (hydroxycarbamide)	*Hydréa*

ACTION DIRECTE SUR L'ADN OU LES ENZYMES ASSOCIÉES

Ces produits sont schématiquement divisés en quatre catégories : les alkylants, les intercalants, les scindants et les inhibiteurs des topo-isomérases.

Médicaments alkylants (tableau 8.3)

Ils remplacent un proton par un groupement alkyle. Extrêmement réactifs, ils peuvent produire des lésions covalentes, c'est-à-dire stables, entre les brins d'ADN, ce qui a pour effet d'entraver les processus de réplication et de transcription

Tableau 8.3. Médicaments cytotoxiques dits « alkylants ».

Dénomination commune internationale	Nom de spécialité
Moutardes à l'azote	
Busulphan	*Busilvex*
Melphalan	*Alkéran*
Chlorméthine	*Caryolysine*
Chlorambucil	*Chloraminophène*
Cyclophosphamide	*Endoxan*
Ifosfamide	*Holoxan*
Dérivés du platine	
Cisplatine	*Cisplatine, Cisplatyl*
Carboplatine	*Carboplatine*
Oxaliplatine	*Eloxatine, Oxaliplatine*
Nitrosourées	
Lomustine	*Belustine*
Carmustine	*Bicnu, Gliadel*
Fotémustine	*Muphoran*
Streptozotocine	*Zanosar*
Autres	
Mitomycine C	*Amétycine*
Dacarbazine	*Déticène*
Estramustine	*Estracyt*
Altrétamine	*Hexastat*
Busulphan	*Myléran*
Procarbazine	*Natulan*
Témozolomide	*Témodal*
Thiotépa	*Thiotepa*
Pipobroman	*Vercyte*
Trabectédine	*Yondélis*

Médicaments intercalants

Les médicaments intercalants (tableau 8.4) se placent dans les sillons de l'ADN et bloquent sa réplication et sa transcription. Les deux chefs de file de cette famille sont l'adriamycine et la daunorubicine qui ont donné naissance au groupe des anthracyclines.

Tableau 8.4. Médicaments intercalants.

Dénomination commune internationale	Nom de spécialité
Anthracyclines	
Doxorubicine	*Adriblastine*
Idarubicine	*Zavedos*
Daunorubicine	*Cérubidine, Daunoxome*
Épirubicine	*Farmorubicine*
Pirarubicine	*Théprubicine*
Anthracènediones	
Mitoxantrone	Novantrone

Médicaments scindants

Le principal médicament scindant est la bléomycine. Elle agit en induisant des coupures monocaténaires, c'est-à-dire d'une des deux chaînes, de l'ADN et en générant des radicaux libres.

Inhibiteurs des topo-isomérases (tableau 8.5)

Les topo-isomérases sont des enzymes clés dans les processus de réplication. Elles permettent de couper les brins d'ADN pour les dérouler (ADN-gyrases ou topo-isomérases II) et d'induire des coupures bicaténaires pour séparer les chromosomes avant la mitose (topo-isomérases I). Le produit le plus utilisé est l'irinotécan.

Tableau 8.5. Inhibiteurs des topo-isomérases.

Dénomination commune internationale	Nom de spécialité
Inhibiteurs de la topo-isomérase I	
Irinotécan	*Campto*
Topotécan	*Hycamptin*
Inhibiteurs de la topo-isomérase II (épipodophyllotoxines)	
Étoposide	*Vépéside*

Poisons du fuseau mitotique

Les poisons du fuseau mitotique (tableau 8.6) agissent de manière directe sur les molécules de tubuline indispensables à la constitution du fuseau mitotique et à la migration polaire des chromosomes pendant la mitose. On dispose de deux familles qui sont d'origine naturelle :

– les alcaloïdes de la pervenche (*Vinca rosea*) : vinblastine, vindésine, etc. ;

– les alcaloïdes de l'if (*Taxus baccata*) ou « taxanes » : paclitaxel, docétaxel.

Tableau 8.6. Poisons du fuseau mitotique.

Dénomination commune internationale	Nom de spécialité
Alcaloïdes de la pervenche	
Vinblastine	*Velbé*
Vindésine	*Eldisine*
Vinorelbine	*Navelbine, Vinorelbine*
Vincristine	*Oncovin, Vincristine*
Alcaloïdes de l'if (taxanes)	
Paclitaxel	*Taxol*
Docétaxel	*Taxotère*

Antiprotéines

La L-asparaginase (*Kidrolase*) est une enzyme injectable d'origine bactérienne, qui hydrolyse l'asparagine sanguine et provoque une carence en asparagine au niveau des cellules leucémiques.

Le bortézomib est un inhibiteur réversible et très sélectif du protéasome, impliqué dans la dégradation des protéines. Cette inhibition conduit à un arrêt du cycle cellulaire et à une mort cellulaire, encore appelée apoptose.

Modulateurs de la réponse biologique

IMMUNOMODULATEURS ET MODULATEURS HORMONAUX

De nombreuses classes de produits entrent dans cette catégorie. Elles sont regroupées dans les tableaux 8.7 à 8.9.

Tableau 8.7. Modulateurs de la réponse biologique (immunomodulateurs et modulateurs hormonaux).

Dénomination commune internationale	Nom de spécialité
Modulateurs de la réponse de l'hôte	
BCG-thérapie Interleukine-2 (IL-2) Interféron-α (IFN-α)	*Immucyst* *Proleukin* *Roféron A*
Antagonistes hormonaux et inhibiteurs de l'aromatase	
Dirigés « contre » les œstrogènes	
Antagonistes du récepteur des œstrogènes	
Fulvestrant Tamoxifène Torémifène	*Faslodex* *Nolvadex* *Farestons*
Inhibiteurs de l'aromatase (enzyme de synthèse des œstrogènes)	
Anastrozole Exemestane Létrozole	*Arimidex* *Aromastine* *Fémara*
Dirigés « contre » la testostérone	
Antagoniste de la Gn-RH	
Dégarélix	*Firmagon*
Antagonistes de la testostérone	
Bicalutamide Cyprotérone Flutamide Nilutamide	*Casodex* *Androcur* *Prostadirex* *Anandron*
Agonistes hormonaux	
Agonistes de la LH-RH	
Buséréline Goséréline Leuproréline Triptoréline	*Supréfact* *Zoladex* *Enantone* *Décapeptyl*
Œstrogènes	
Diéthylstilbestrol	*Distilbène*
Progestatifs	
Médroxyprogestérone Mégéstrol	*Dépo-Prodasone, Farlutal* *Mégace*
Analogues de la somatostatine	
Lanréotide Octréotide	*Somatuline* *Sandostatine*

Les axes hormonaux sont particulièrement ciblés dans le cadre du traitement des cancers hormonodépendants de la prostate et du sein.

Les antiœstrogènes (tamoxifène) sont prescrits dans le cancer du sein lorsque le tissu tumoral est riche en récepteurs aux œstrogènes. Les dérivés de la progestérone sont utilisés dans le cancer du sein métastatique pour leurs effets antiprolifératifs.

Les antagonistes de la testostérone sont indiqués dans le cancer de la prostate simple ou métastasé.

Les analogues de la somatostatine (agonistes du récepteur SSTR2) ont des indications limitées aux tumeurs neuroendocrines carcinoïdes.

THÉRAPEUTIQUES CIBLÉES

La dernière révolution dans le domaine des médicaments anticancéreux porte sur le ciblage spécifique de voies de transduction intracellulaires impliquées dans le développement de certains cancers. On y trouve des anticorps monoclonaux (tableau 8.8) et des inhibiteurs de kinases (tableau 8.9). Une des dernières évolutions est celle des médicaments qui ciblent les récepteurs de l'EGF ou les kinases qui lui sont associées (figure 8.2).

Dénomination commune internationale	Nom de spécialité
Anticorps monoclonaux dirigés contre les lymphocytes (cible entre parenthèses)	
Rituximab (CD20, lymphocytes B)	*Mabthera*
Alemtuzumab (CD52, lymphocytes B et T)	*Mabcampath*
Catumaxomab (CD3, lymphocytes B)	*Removab*
Ibritumomab (CD2, lymphocytes B)	*Zévalin*
Anticorps monoclonaux dirigés contre les récepteurs HER (cible entre parenthèses)	
Cétuximab (EGFR, HER1)	*Erbitux*
Panitumumab (EGFR, HER1)	*Vectibix*
Trastuzumab (HER2)	*Herceptin*
Anticorps monoclonal dirigé contre le VEGF	
Bévacizumab (VEGF)	*Avastin*

HER = *Human Estrogen Receptor*, VEGF = *Vascular Endothelial Growth Factor* ou facteur de croissance vasculaire endothélial.

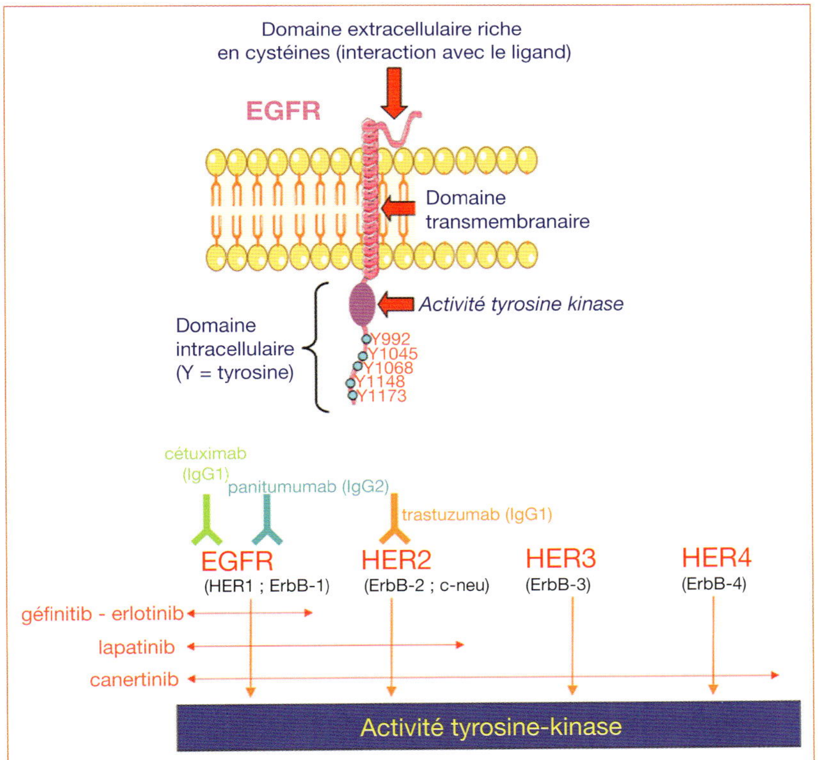

Fig. 8.2 *Mécanismes d'action des principaux anticorps monoclonaux et inhibiteurs de kinases.*

Tableau 8.9. Inhibiteurs de kinases.

Dénomination commune internationale	Nom de spécialité
Inhibiteurs des tyrosine-kinases (cible entre parenthèses)	
Dasatinib (Bcr-Abl)	*Sprycel*
Imatinib (Bcr-Abl)	*Glivec*
Nilotinib (Bcr-Abl)	*Tasigna*
Erlotinib (HER1)	*Tarcéva*
Géfitinib (HER1)	*Iressa*
Lapatinib (HER1/HER2)	*Tyverb*
Sorafénib (multikinases)	*Nexavar*
Sunitinib (multikinases)	*Sutent*
Inhibiteur de la protéine-kinase mTOR	
Évérolimus	*Afinitor*
Temsirolimus	*Torisel*

On différencie les anticorps médicaments par le suffixe de leur dénomination commune internationale (DCI) : – momab (anticorps murins), – ximab (anticorps chimériques souris/humains), – zumab (anticorps chimériques très proches de l'homme, ou humanisés) et – mumab (anticorps humains); MAB signifie *Monoclonal Anti-Body* (anticorps monoclonal). Les anticorps sont des produits obligatoirement injectables et à temps de demi-vie d'élimination prolongée (prises espacées). Ils peuvent occasionner des réactions allergiques de niveaux variables. Les inhibiteurs de kinases sont des anticancéreux qui sont tous administrés par voie orale. Leur développement a considérablement amélioré la qualité de vie des malades ainsi que la prise en charge thérapeutique de certains cancers.

Effets indésirables et toxiques des chimiothérapies : aspects pratiques de leur gestion clinique

Toxicités aiguës

L'incidence et la sévérité dépendent de la dose administrée et des modalités d'administration. Certaines peuvent être prévenues par des mesures appropriées (voir tableau 8.11). Les toxicités aiguës sont en général réversibles, elles apparaissent quelques heures à quelques jours après le début du traitement.

TOXICITÉ HÉMATOLOGIQUE

Son évolution doit être surveillée par réalisation de NFS et par la clinique. Elle est limitée par le respect des phases d'intercure d'environ 2 à 3 semaines.

Leucopénie

Son risque principal est la survenue d'accidents infectieux (50 % pour des valeurs < $0,5.10^9$/L). Si une neutropénie de longue durée est attendue (> 7 jours), des mesures de protection du malade doivent être mises en place (isolement du patient) et une antibiothérapie probabiliste à large spectre (avant l'identification du germe) sera débutée rapidement en cas de suspicion.

En cas de neutropénie, il est possible d'utiliser des facteurs de croissance granulocytaires (G-CSF : *Granocyte, Neupogen, Neulasta*) ou granulocytaires et macrocytaires (GM-CSF : *Leucomax*).

Thrombopénie

Là encore, sa gravité dépend de son ampleur. Si la numération descend en dessous de 30.10^9/L, le risque hémorragique doit éventuellement être compensé par une transfusion plaquettaire.

Anémie

Elle peut être d'origine centrale ou périphérique par hémolyse. Elle doit être compensée par des transfusions, ou l'utilisation d'érythropoïétine recombinante (*Eprex*, *Aranesp*, *Néorecormon*). On cherche à maintenir l'hémoglobine à au moins 8 g/dL.

IMMUNOSUPPRESSION

Elle est bien connue pour des produits comme le méthotrexate ou l'azathioprime puisque des maladies inflammatoires chroniques peuvent être traitées grâce à l'effet immunosuppresseur de ces molécules. Ses manifestations cliniques sont représentées par des infections bactériennes, mycosiques, virales (*Herpes viridae*) ou parasitaires (*Pneumocystis carinii*).

TOXICITÉS DIGESTIVES

Vomissements

Ils prennent leur origine dans le système nerveux central par stimulation du centre du vomissement dans l'*area postrema*. Ils sont d'autant plus importants que les doses sont fortes. Les agents les plus émétisants sont le cisplatine, les anthracyclines, le cyclophosphamide, la cytarabine, etc.

La prévention de leur survenue fait appel à des antagonistes des récepteurs sérotoninergiques 5-HT_3 (les sétrons : ondansétron – *Zophren*, granisétron – *Kytril*, tropisétron – *Navoban*), à des antagonistes dopaminergiques (métoclopramide – *Primpéran*, métopimazine – *Vogalène*), ou des antagonistes des récepteurs aux neurokinines NK1 (aprépitant – *Emend*).

Diarrhées

La survenue d'une diarrhée est moins fréquente, et peut provenir d'une stimulation du péristaltisme (cisplatine), de la toxicité muqueuse directe des produits (fluoro-uracile, méthotrexate) ou d'une surinfection digestive due à l'utilisation conjointe d'antibiotiques à large spectre. Précocement, elle peut être corrigée par l'administration d'atropine ; plus tardive, elle nécessite l'utilisation de lopéramide pour ralentir le transit.

Des diarrhées sévères (grades 3-4) peuvent atteindre jusqu'à 2 % des malades traités par des inhibiteurs du récepteur de l'EGF en monothérapie. Leur incidence augmente lors de combinaisons avec des cytotoxiques (5-FU, irinotécan). Leur prise en charge se doit d'être agressive par l'utilisation de lopéramide et une bonne réhydratation avec supplémention des déficits ioniques. En cas de pathologie empêchant cette réhydratation par voie orale (fièvre, nausées, vomissements) l'hospitalisation du malade doit être la règle. Des effets indésirables similaires sont couramment observés lors des traitements par des inhibiteurs des tyrosines kinases et leur prise en charge est similaire.

Constipations

Elles sont rares et constituent un problème classique lors de l'emploi des alcaloïdes de la pervenche (vincristine, vindésine et vinblastine). Cet effet indésirable est potentialisé par l'utilisation d'antalgiques opioïdes par voie systémique (morphine).

TOXICITÉ CUTANÉOMUQUEUSE ET DES PHANÈRES

Mucite

C'est une inflammation des muqueuses localisée le plus souvent dans la bouche (stomatite) mais qui peut aussi être associée à des lésions plus diffuses du tube digestif, des muqueuses génitales ou oculaires. Elle se manifeste par un érythème avec des desquamations qui évoluent vers des ulcérations douloureuses.

L'OMS (Organisation mondiale de la santé) a coté la mucite en six grades : (0) absence, (1) érythème, (2) douleur n'empêchant pas l'alimentation, (3) douleur rendant l'ingestion des solides impossible, (4) douleur entraînant l'impossibilité de boire et de manger et (5) mort.

Les produits pourvoyeurs des mucites les plus graves sont les dérivés de l'if (docétaxel, paclitaxel), le busulfan, le melphalan, le 5-fluoro-uracile, le cyclophosphamide à forte dose et l'idarubicine.

Des mesures préventives et curatives de la mucite doivent être mises en place (tableau 8.10). La surveillance du malade portera sur sa courbe pondérale, le contrôle de la douleur, l'évolution locale et une surveillance biologique selon prescription médicale.

Tableau 8.10. Traitement préventif et curatif de la mucite associée aux chimio et radiothérapies.

Traitement préventif	Traitement curatif
En préalable aux traitements Évaluation bucco-dentaire Soins bucco-dentaires (détartrage, traitement des caries, extractions, soins parodontaux) Soins de bouche 3 fois/jour Brossage (brosse très souple, humide), bain de bouche au bicarbonate de sodium 14 ‰)	**Traitement de la mucite** Poursuite des soins de bouche (adaptation possible du matériel) Maintien de l'hydratation de la cavité buccale (spray, salive artificielle) Bains de bouche au bicarbonate de sodium ou médicamenteux (4 à 6 fois/j : antiseptique à la chlorhexidine sans alcool, antibiotique, antifongique) Les antalgiques locaux sont à utiliser dès les premiers signes (lidocaïne ou morphine). Pas de dépendance à la morphine par cette voie. On peut aussi traiter par de la morphine à la seringue électrique. **Support alimentaire** Aliments froids, non acides en évitant l'alcool et les épices Si nécessaire : alimentation parentérale **Traitement général** Antibiothérapie si fièvre > 3 jours Antiviral systématique ciblant les herpès virus

Alopécie

Elle est extrêmement fréquente. Bien que peu grave, elle a de fortes répercussions psychologiques et doit être prévenue autant que possible; il faut en informer le malade. Après l'arrêt de la chimiothérapie, les cheveux repoussent en quelques semaines à quelques mois, parfois avec de petites modifications de couleur et/ou de texture.

Une prévention des alopécies sévères peut être obtenue dans 80 à 85 % des cas par l'utilisation d'un *casque réfrigérant* (appliqué sur les cheveux, si possible courts et mouillés, 10 minutes avant le début de la perfusion, changé environ tous les quarts d'heure et enlevé une trentaine de minutes après la fin de la perfusion). Le principe de son mode d'action repose sur une vasoconstriction des petits vaisseaux sanguins du cuir chevelu limitant ainsi la diffusion des agents de chimiothérapie dans les cellules des follicules pileux.

Onychodysplasie

Les produits cytotoxiques inducteurs d'alopécie sont souvent aussi capables d'affecter la croissance des ongles.

Anomalies pigmentaires

À type de mélanodermie (hyperpigmentation) localisée ou diffuse ou d'hypopigmentation, elles peuvent être dues à une destruction locale des mélanocytes. Certains produits comme le 5-FU et la vinblastine sont photosensibilisants et contre-indiquent une exposition solaire.

Certains produits (anthracyclines, dactinomycine, alcaloïdes de la pervenche, étoposide) peuvent induire des réactions caustiques lors d'une injection périveineuse (extravasation). Ce risque doit être suspecté devant toute douleur au point d'injection et l'absence de retour veineux dans la tubulure. Cette réaction est très grave et peut déboucher sur une nécrose cutanée. Sa prévention passe par la vérification systématique de la perméabilité veineuse avant l'injection. Son traitement consiste à :

- arrêter la perfusion;
- réaspirer 5 mL de sang contenant le produit par l'aiguille laissée en place;

– infiltrer la zone par du sérum physiologique additionné de dexaméthasone (4 mg/mL) et tenter de réaspirer ;
– appliquer localement des pansements froids (anthracyclines) ou chauds (alcaloïdes de la pervenche) et des corticoïdes en crème ;
– surveiller.

L'utilisation des traitements ciblant le récepteur de l'EGF et les kinases qui lui sont associées ont vu apparaître des toxicités cutanées particulières. En effet, ce récepteur est exprimé dans les cellules basales de l'épiderme et contribue à la stimulation de la croissance épidermique et aux phénomènes de cicatrisation. L'inhibition du récepteur de l'EGF ou des kinases qui lui sont associées conduit à une réduction de la croissance et de la migration des cellules épidermiques ainsi qu'à l'expression de cytokines inflammatoires. On a pu observer jusqu'à 80-95 % de toxicités cutanées chez des malades traités par du cétuximab ou du panitumumab en monothérapie. Les troubles phanériens les plus courants sont des éruptions papulomateuses, des troubles de la croissance des cheveux, des anomalies des tablettes unguéales, des télangiectasies, une xérodermie et un prurit. Ces lésions peuvent se surinfecter et prendre l'aspect d'une acnée. On a même pu trouver une corrélation positive entre ces atteintes et la réponse anticancéreuse suggérant de les « utiliser » comme un biomarqueur de réponse positive. Les lésions apparaissent principalement dans les zones exposées au soleil et la base de leur prévention repose sur l'utilisation de crème solaire et la suppression de tout ce qui peut assécher la peau (longues douches chaudes, produits cosmétiques alcoolisés, traitements contre l'acnée). Une étude récente a montré qu'une combinaison de crème hydratante, d'écran total, d'une crème à l'hydrocortisone 1 % et de doxycycline (100 mg, 2 x/jour) permettait de réduire de plus de 50 % les toxicités cutanées graves. Ce traitement était appliqué 24 h avant la première administration de panitumumab puis pendant 6 jours.

HYPERSENSIBILITÉ

Elle est particulièrement observée avec la L-asparaginase et le paclitaxel.

L'administration de paclitaxel nécessite obligatoirement une prémédication, couvrant de 12 heures avant la perfusion jusqu'à son arrêt, par des glucocorticoïdes et des antihistaminiques antagonistes des récepteurs H_1.

Les réactions cutanées de type hypersensibilité sont fréquentes avec les anticorps monoclonaux et les immunomodulateurs (interféron, interleukine). Certains inhibiteurs de tyrosine-kinases sont aussi pourvoyeurs de ce type d'accidents (géfitinib).

COMPLICATIONS NEUROLOGIQUES

Les **neuropathies périphériques** sont principalement dues aux alcaloïdes de la pervenche (vincristine, vindésine, vinblastine), au cisplatine et aux alcaloïdes de l'if (taxanes). Elles peuvent se présenter sous la forme de troubles de la sensibilité (paresthésies des mains et des pieds, hyporéflexie, diplopie, paralysie faciale). Finalement, l'atteinte des nerfs autonomes pourra se manifester par des douleurs abdominales dues à une constipation, une rétention urinaire, une hypotension orthostatique ou une dysphagie. La réversibilité de ces atteintes est lente et parfois incomplète. Leur gravité peut imposer l'arrêt du traitement.

La **neurotoxicité centrale** est, là encore, l'apanage des alcaloïdes de la pervenche qui sont épileptogènes de façon retardée (crises convulsives généralisées pouvant être observées jusqu'à 3 semaines après leur administration).

COMPLICATIONS CARDIOVASCULAIRES

Les accidents cardiaques aigus des chimiothérapies sont rares et souvent imprévisibles. En cours de perfusion ou dans les heures qui suivent, les **anthracyclines** peuvent induire des troubles du rythme auriculaire ou ventriculaire favorisés par l'hypokaliémie et rarement une péricardite. Ces troubles sont rapidement réversibles. Il faut donc surveiller régulièrement la pression artérielle, la fréquence cardiaque et signaler rapidement l'apparition d'une douleur thoracique pouvant faire suspecter une nécrose myocardique.

■ TOXICITÉ RÉNALE ET VÉSICALE

La chimiothérapie anticancéreuse peut avoir des **effets néphrotoxiques**.

La **toxicité vésicale** provient de métabolites toxiques pour la muqueuse de la vessie. Elle s'observe particulièrement avec le cyclophosphamide et l'ifosfamide. Elle peut être prévenue par une hyperdiurèse (hyperhydratation) et l'emploi de sulfonate sodique de 2-mercaptoéthane (*mesna*) qui neutralise les métabolites toxiques.

■ COMPLICATIONS PULMONAIRES

Le principal agent chimiothérapeutique responsable de cette toxicité est la bléomycine quand elle est employée à fortes doses. Sa toxicité est potentialisée par l'administration simultanée d'oxygène pur. Son utilisation impose une surveillance respiratoire régulière, pendant la cure mais aussi à distance.

■ TOXICITÉ HÉPATIQUE AIGUË

Elle peut se manifester par une altération du bilan biologique hépatique.

Plus rare mais grave, la **maladie veino-occlusive hépatique** est une occlusion des veines sus et intrahépatiques due à la toxicité directe de certains anticancéreux pour les cellules endothéliales de ces vaisseaux. Elle conduit à une nécrose hépatique et un risque de mortalité.

Toxicités chroniques (ou différées)

■ FIBROSES POST-CHIMIOTHÉRAPIES

Elles peuvent atteindre les poumons (fibrose pulmonaire avec la bléomycine) ou le foie (cirrhose hépatique avec le méthotrexate).

■ TOXICITÉ HÉMATOLOGIQUE

Les produits alkylants exposent à des toxicités chroniques sévères. Certains comme les nitroso-urées, le busulfan et la mitomycine affectent les cellules souches hématopoïétiques et peuvent induire une cytopénie prolongée, voire irréversible. Les mêmes composés sont impliqués dans la survenue de leucémies secondaires.

■ TOXICITÉ CARDIAQUE

Les médicaments les plus concernés sont les anthracyclines (doxorubicine, épirubicine). La toxicité est favorisée par l'accumulation de dose (doxorubicine > 550 mg/m^2). Depuis 1995, on dispose d'un médicament développé pour prévenir cette toxicité, le dexrazoxane (*Cardioxane*). Il doit être administré par voie intraveineuse environ 30 minutes avant le traitement par l'anthracycline.

■ NEUROTOXICITÉ

La neurotoxicité chronique la mieux connue est celle induite par le méthotrexate (MTX). Elle est rare, souvent asymptomatique et favorisée par l'irradiation cérébrale. Si les signes sont principalement radiologiques, les enfants traités par irradiation encéphalique puis MTX pour une leucémie aiguë lymphoblastique peuvent présenter des troubles de la mémoire et des retards d'apprentissage.

■ FERTILITÉ ET REPROTOXICITÉ

Les agents alkylants sont les plus fréquemment responsables.

Chez l'homme, après la puberté, on peut observer une oligo-azoospermie. Cet effet peut être définitif et justifie, quand le sperme n'est pas altéré par le cancer lui-même, de faire une conservation du sperme.

Chez la femme, la chimiothérapie est souvent responsable d'une aménorrhée. La conservation des ovocytes est également envisageable.

Manipulation des produits anticancéreux

Risques liés à la manipulation des anticancéreux

La manipulation des anticancéreux a fait l'objet d'une circulaire ministérielle (n° 678 du 3 mars 1987).

Les médicaments anticancéreux sont classés pour leur toxicité chronique pour le personnel dans la catégorie des agents CMR : cancérigène, mutagène, reprotoxique.

Les modes de contamination du personnel sont l'absorption directe par voie cutanée ou muqueuse, l'inhalation d'un aérosol formé lors de la préparation (ouverture des ampoules, retrait des aiguilles, ajustement des volumes, manipulation des poudres) et la voie digestive accidentelle.

Les personnels qui peuvent être contaminés accidentellement sont les infirmières qui préparent et administrent les anticancéreux, les aides-soignantes qui éliminent les excreta des patients traités par des chimiothérapies et les préparateurs en pharmacie qui préparent les traitements.

Dans les établissements de santé, **les anticancéreux sont préparés dans des unités centralisées pharmaceutiques** par du personnel formé, afin de limiter la dissémination des anticancéreux (sauf préparation occasionnelle qui peut être décentralisée). La surveillance spécifique médicale des personnels n'est cependant pas prévue il n'existe pas de tests permettant de détecter la toxicité des anticancéreux, et les seuils limites d'exposition pour l'ensemble des anticancéreux n'ont pas été définis.

Les femmes enceintes et allaitantes sont à exclure de toute manipulation d'anticancéreux.

Bonnes pratiques de préparation des anticancéreux

Des précautions particulières doivent être respectées afin de protéger les personnels :

- utilisation d'un habillement protecteur (gants, blouse à manches longues et poignets élastiques, masque et lunettes à protection latérale) et de dispositifs médicaux spécifiques ;
- respect des bonnes pratiques de manipulation (sous hotte à flux stérile), d'évacuation (conteneurs spécifiques) des déchets (à haut risque) contaminés par les anticancéreux (flacons, poches, aiguilles, seringues, compresses, etc.) ;
- respect des mesures à prendre en cas d'exposition accidentelle à un agent cytotoxique (projection, piqûre, etc.).

Bonnes pratiques d'administration des anticancéreux

VOIES D'ADMINISTRATION

Les anticancéreux peuvent être administrés par :

- voie orale : cytotoxiques et maintenant thérapeutiques dites ciblées ;
- voie intraveineuse : voie intraveineuse directe (**exemple** : bortézomib ou cytarabine) ou perfusion lente (méthotrexate sur 24 heures) ;
- voie sous-cutanée : rare, réservée au méthotrexate et à la cytarabine ;
- voie intramusculaire : très rare ;
- voie intravésicale : par sonde de Foley pour tumeurs vésicales (mitomycine C) ;

- voie intravasculaire hépatique : un cathéter artériel permet l'administration de doxorubicine diluée à des microsphères pour obstruer le vaisseau dans lequel on a injecté la chimiothérapie. C'est la chimioembolisation des tumeurs hépatiques ;
- voie oculaire : collyres à la mitomycine C ;
- voie intravitréenne : en cas d'échec de la chimiothérapie systémique (**exemple** : méthotrexate) ;
- voie intrapéritonéale : après chirurgie de carcinomatose péritonéale (extension de cancer ovarien), dilution d'un composé à base de platine dans un soluté de dialyse au bloc opératoire et mise en contact du bain avec le péritoine ;
- voie intrathécale : prévention de récidives de leucémies ou traitement des méningites carcinomateuses (méthotrexate, cytarabine). Pour certains anticancéreux, par **exemple** les alcaloïdes de la pervenche, les voies intrathécales sont contre-indiquées ;
- voie intracérébro-ventriculaire : mêmes indications que la voie intrathécale mais cathéter dans le ventricule relié à un réservoir sous-cutané d'Omaya ;
- voie intrapleurale : en cas d'extension pleurale (bléomycine) ;
- voie cutanée : métastases cutanées de cancer du sein (miltéfostine).

DISPOSITIFS MÉDICAUX D'ADMINISTRATION

Il peut s'agir de :

- *perfusion directe* : seringue ;
- *perfusion lente* : perfuseur par gravité, perfuseur pour pompe, pousse-seringue. Les régulateurs de débit ont une fiabilité insuffisante pour la perfusion de chimiothérapies ;
- *diffuseur* : ballon rempli par une solution de chimiothérapie diluée qui diffuse mécaniquement par rétraction du ballon sur 24, 48, 72 ou 96 heures selon la taille du ballon et le volume de remplissage. L'administration au domicile est facilitée ;
- *chambre implantable* : lorsque des volumes importants de perfusion et plusieurs cures de chimiothérapies sont prévues. Il s'agit d'un réservoir sous-cutané relié à un cathéter placé dans la veine sous-clavière. La chambre implantable est piquée au travers de la peau par une aiguille dédiée appelée aiguille de Huber, qui est reliée à un prolongateur court. Le rinçage par du chlorure de sodium 0,9 % est systématique entre chaque chimiothérapie afin d'éviter la thrombose du site. En cas de thrombose, un protocole de désobstruction par un thrombolytique (*Actilyse*) permet de reperméabiliser le site.

CONSEILS ET SURVEILLANCE DES PATIENTS TRAITES PAR ANTICANCÉREUX (TABLEAU 8.11).

Tableau 8.11. Surveillance et conseils à donner aux patients pour les chefs de file des principales familles de médicaments anticancéreux.

DCI	Spécialité	Administration	Surveillance/Précautions	Conseils aux patients
méthotrexate	Méthotrexate	Po, IV, SC, IM, (IA)	Surveillance hématologique, hépatique et rénale. Si haute dose : hyperdiurèse et bicarbonates. Administration d'acide folinique en post-cure. Dosage sanguin du médicament. Conserver à l'abri de la lumière après dilution.	Pas d'alcool (effet hépatotoxique). Signaler l'apparition d'une fièvre ou d'un état infectieux. Pas d'automédication (pas d'anti-inflammatoires non-stéroïdiens). Pas de vaccination pendant le traitement. Protection solaire. Signaler l'apparition d'une toux.
5-fluorouracile	Fluorouracile	IV, IA	Surveillance hématologique, hépatique et rénale. Prévention et traitement de la mucite. Précordialgies (ECG si besoin). Traitement des nausées et supplémentation si diarrhées. Saignements possibles.	Bilan et soins dentaires (préthérapeutique). Pas d'alcool (effet hépatotoxique). Protection solaire. Risque important d'alopécie.

Po : *per os* (voie orale), IV : intraveineux, SC : sous-cutané, IM : intramusculaire, IA : intra-artériel

DCI	Spécialité	Administration	Surveillance/Précautions	Conseils aux patients
cisplatine	Cisplatine	IV	Surveillance hématologique, hépatique et rénale. Ionogramme (++). Hyperhydratation. Incompatibilités pour les perfusions : bicarbonate de Na, sulfites, aluminium, MESNA.	Signaler : troubles du goût, de l'audition, de la vision. Audiogrammes à faire. Stérilité masculine parfois irréversible (s'assurer de la bonne information du patient quant à la conservation possible du sperme).
doxorubicine	Adriblastine	IV	Injection intraveineuse stricte (risque de nécrose). Surveillance cardiovasculaire et hématologique. Risques de stomatite et d'infection (fièvre). Conservation du lyophilisat et de la solution diluée à l'abri de la lumière. Solution conservée au froid (+2 °C à +8 °C).	Pas de vaccination. Bilan dentaire. Signaler l'apparition de lésions des muqueuses ou d'une fièvre. Indiquer les risques d'alopécie et d'azoospermie.
irinotécan	Campto	IV	Surveillance hématologique, hépatique et rénale. Risque de syndrome cholinergique aigu (diarrhée précoce + symptômes d'activation parasympathique). Atropine si diarrhée aiguë. Traitement antiémétique avant chaque cure. Surveiller le site d'injection (risque de nécrose). Surveillance respiratoire (asthme).	Risque de diarrhée tardive (5 jours) : se procurer les antidiarrhéiques prescrits dès la sortie de l'hôpital. Prise abondante de liquides. Prévenir le médecin si diarrhée et/ou fièvre. Pas d'automédication.
vinblastine	Velbé	IV	Injection intraveineuse stricte (risque de nécrose si extravasation) sur 1 minute (pas de perfusion lente). Diluer dans du sérum physiologique. Utiliser la dilution dans les 24 h. Pas de mélanges avec d'autres produits. Risque de dyspnée et de crise d'asthme.	Prévention de la constipation, de la mucite (à signaler). Signaler des troubles de l'audition, de la vision, de l'équilibre, de la sensibilité cutanée ou des céphalées (signes de neuropathies). Alopécie transitoire.
paclitaxel	Taxol	IV	Prémédication obligatoire (glucocorticoïdes, antihistaminiques). Symptômes d'allergie à surveiller. Injection intraveineuse stricte au travers d'un filtre ≤ 0,22 mm. Si associé au cisplatine, injecter le paclitaxel en premier. Ne pas mettre en contact avec du PVC. Surveillance hématologique.	Pas d'automédication. Signaler une diarrhée, une douleur au point d'injection, des douleurs musculaires. Taxol contient de l'alcool.
rituximab	Mabthera	IV	Prémédication par antipyrétique + antihistaminique +/ – glucocorticoïde. 1re administration : perfusion lente, surveillance stricte (syndrome de relargage de cytokines, réaction allergique, hypotension).	Prévenir si dyspnée, asthme, fièvre, frissons, urticaire, vertiges, douleur thoracique. Symptômes fréquents (50 %) à la 1re cure, moins de 1 % à la 8e.
imatinib	Glivec	Po	Surveillance hématologique et hépatique. Possibles œdèmes et épanchements dans les séreuses.	Pas d'automédication (très nombreuses interactions). Attention aux fortes doses de paracétamol (souvent utilisé car céphalées fréquentes). Surveillance du poids (œdèmes). Possibles œdèmes des paupières et des membres inférieurs (peu grave). Insomnie.

Po : *per os* (voie orale), IV : intraveineux, SC : sous-cutané, IM : intramusculaire, IA : intra-artériel

Acte et surveillance **infirmiers**

Surveillance dans l'administration d'une chimiothérapie

L'infirmière doit surveiller l'administration d'une chimiothérapie et mettre en place les mesures préventives contre le développement de leur toxicité :
– il faudra faire particulièrement attention aux risques de **réactions caustiques** lors d'un passage périveineux et rapidement le traiter en cas de survenue (anthracyclines, dactinomycine, alcaloïdes de la pervenche, étoposide) ;
– dans certains cas, une prévention de l'**alopécie** par l'application de casques réfrigérés pourra être utile ;
– une prévention et un traitement précoce de la **mucite**, qui peut être induite par les dérivés de l'if, le 5-FU ou le cyclophosphamide, devront être mis en place pour éviter une évolution grave ;
– l'infirmière devra être à l'écoute de **toute symptomatologie d'apparition récente** suggérant un effet indésirable d'un médicament (troubles digestifs, fièvre, neuropathie, trouble visuel, complication cardiovasculaire) ;
– le risque infectieux chez le patient sous anticancéreux immunodéprimé est majeur. Le malade doit être protégé en permanence de toute contamination nosocomiale.

Points-clés

1. Les anticancéreux sont souvent utilisés en **associations** dans des protocoles de chimiothérapie **adjuvante, néoadjuvante ou palliative**. Les associations thérapeutiques et la succession des cures ont pour objectifs de réduire l'**apparition de résistances** ainsi que d'agir sur des cellules engagées dans des **phases différentes du cycle cellulaire**. On peut schématiquement les diviser en agents :
– **cytotoxiques** : à spectre d'action cellulaire très large, affectant aussi les cellules saines ;
– **modulateurs de la réponse biologique** : agissant plus spécifiquement sur des protéines des cellules cancéreuses. Parmi eux, on retrouve les thérapies ciblées qui contrôlent l'appareil de signalisation de la cellule (anticorps monoclonaux dirigés contre des récepteurs et bloqueurs des tyrosines kinases).
2. Les anticancéreux sont des **produits toxiques** nécessitant des **précautions de manipulation** et une **surveillance accrue** des malades exposés :
– les femmes enceintes ne doivent pas les manipuler en raison des risques élevés d'induction d'effets tératogènes embryo et fœtotoxiques ;
– ils sont, la plupart du temps, préparés dans des unités spécialisées.

pharmacologie

MÉTHOTREXATE
SPÉCIALITÉ
Méthotrexate
ADMINISTRATION
PO, IV, SC, IM, IA
SURVEILLANCE
• Surveillance hématologique, hépatique et rénale. • Si haute dose : hyperdiurèse et bicarbonates. • Administration d'acide folinique en post-cure. • Dosage sanguin du médicament. • Conserver à l'abri de la lumière après dilution.
ÉDUCATION-CONSEIL AU PATIENT
• Pas d'alcool (effet hépatotoxique). • Signaler l'apparition d'une fièvre ou d'un état infectieux. • Pas d'automédication (pas d'anti-inflammatoires non stéroïdiens). • Pas de vaccination pendant le traitement. • Protection solaire. • Signaler l'apparition d'une toux.

pharmacologie

5-FLUORO-URACILE

SPÉCIALITÉ

5-fluoro-uracile

ADMINISTRATION

IV, IA

SURVEILLANCE

- Surveillance hématologique, hépatique et rénale.
- Prévention et traitement de la mucite.
- Précordialgies (ECG [électrocardiogramme] si besoin).
- Traitement des nausées et supplémentation si diarrhées.
- Saignements possibles.

ÉDUCATION-CONSEIL AU PATIENT

- Bilan et soins dentaires (préthérapeutique).
- Pas d'alcool (effet hépatotoxique).
- Protection solaire.
- Risque important d'alopécie.

pharmacologie

CISPLATINE

SPÉCIALITÉ

Cisplatine

ADMINISTRATION

IV

SURVEILLANCE

- Surveillance hématologique, hépatique et rénale. Ionogramme (++).
- Hyperhydratation.
- Incompatibilités pour les perfusions : bicarbonate de Na, sulfites, aluminium, mesna.

ÉDUCATION-CONSEIL AU PATIENT

- Signaler : troubles du goût, de l'audition, de la vision.
- Audiogrammes.
- Stérilité masculine parfois irréversible (s'assurer de la bonne information du patient quant à la conservation possible du sperme).

pharmacologie

DOXORUBICINE

SPÉCIALITÉ

Adriblastine

ADMINISTRATION

IV

SURVEILLANCE

- Injection intraveineuse stricte (risque de nécrose).
- Surveillance cardiovasculaire et hématologique.
- Risques de stomatite et d'infection (fièvre).
- Conservation du lyophilisat et de la solution diluée à l'abri de la lumière. Solution conservée au froid (+2 à +8 °C).

ÉDUCATION-CONSEIL AU PATIENT

- Pas de vaccination.
- Bilan dentaire.
- Signaler l'apparition de lésions des muqueuses ou d'une fièvre.
- Indiquer les risques d'alopécie et d'azoospermie.

pharmacologie

IRINOTÉCAN

SPÉCIALITÉ

Campto

ADMINISTRATION

IV

SURVEILLANCE

- Surveillance hématologique, hépatique et rénale.
- Risque de syndrome cholinergique aigu (diarrhée précoce + symptômes d'activation parasympathique). Atropine si diarrhée aiguë.
- Traitement antiémétique avant chaque cure.
- Surveiller le site d'injection (risque de nécrose).
- Surveillance respiratoire (asthme).

ÉDUCATION-CONSEIL AU PATIENT

- Risque de diarrhée tardive (5 jours) : se procurer les antidiarrhéiques prescrits dès la sortie de l'hôpital.
- Prise abondante de liquides.
- Prévenir le médecin si diarrhée et/ou fièvre.
- Pas d'automédication.

pharmacologie

VINBLASTINE

SPÉCIALITÉ

Velbé

ADMINISTRATION

IV

SURVEILLANCE

- Injection intraveineuse stricte (risque de nécrose si extravasation) sur 1 minute (pas de perfusion lente). Diluer dans du sérum physiologique. Utiliser la dilution dans les 24 heures. Pas de mélange avec d'autres produits.
- Risque de dyspnée et de crise d'asthme.

ÉDUCATION-CONSEIL AU PATIENT

- Prévention de la constipation, de la mucite (à signaler).
- Signaler des troubles de l'audition, de la vision, de l'équilibre, de la sensibilité cutanée ou des céphalées (signes de neuropathies).
- Alopécie transitoire.

pharmacologie

PACLITAXEL

SPÉCIALITÉ

Taxol

ADMINISTRATION

IV

SURVEILLANCE

- Prémédication obligatoire (glucocorticoïdes, antihistaminiques).
- Symptômes d'allergie à surveiller.
- Injection intraveineuse stricte au travers d'un filtre ≤ 0,22 m.
- Si associé au cisplatine, injecter le paclitaxel en premier.
- Ne pas mettre en contact avec du PVC.
- Surveillance hématologique.

ÉDUCATION-CONSEIL AU PATIENT

- Pas d'automédication.
- Signaler une diarrhée, une douleur au point d'injection, des douleurs musculaires.
- *Taxol* contient de l'alcool.

pharmacologie

IMATINIB
SPÉCIALITÉ
Glivec
ADMINISTRATION
PO
SURVEILLANCE
• Surveillance hématologique et hépatique. • Possibles œdèmes et épanchements dans les séreuses.
ÉDUCATION-CONSEIL AU PATIENT
• Pas d'automédication (très nombreuses interactions). Attention aux fortes doses de paracétamol (souvent utilisé car céphalées fréquentes). • Surveillance du poids (œdèmes). • Possibles œdèmes des paupières et des membres inférieurs (peu grave). • Insomnie.

Psychotropes 9

Les psychotropes représentent, par définition, l'ensemble des médicaments agissant sur le système nerveux central et permettant de traiter les maladies mentales. On peut distinguer trois principaux types de maladies qui sont les cibles des médicaments psychotropes.

Les **psychoses** sont une désorganisation globale de la pensée et du comportement. La psychose la plus caractéristique est la schizophrénie, qui est la principale indication des psychotropes antipsychotiques.

Les **troubles anxieux** peuvent être aigus, en lien avec une réaction émotionnelle transitoire, mais sont le plus souvent chroniques recouvrant des syndromes différents comme le trouble anxieux généralisé, le trouble panique, trouble obsessionnel compulsif (TOC) ou les troubles phobiques (phobie sociale, agoraphobie).

Les **troubles de l'humeur** sont représentés par la dépression majeure caractérisée, qui peut ou non s'intégrer au trouble bipolaire, maladie chronique au cours de laquelle des épisodes dépressifs et des épisodes maniaques (excitation, euphorie, insomnie, mégalomanie) se succèdent entrecoupées de périodes libres.

Les traitements psychotropes sont en général administrés par voie orale sur des périodes plus ou moins prolongées. Mais un recours à des formes d'administration parentérale est possible, en cas d'états d'anxiété ou d'agitation aiguë, ainsi que dans des formes sévères de dépression (annexe 1).

Psychotropes : du mécanisme commun aux particularités pharmacologiques

Le modèle physiopathologique classique de la maladie mentale est celui d'une interaction entre des **facteurs de susceptibilité génétique** et des **facteurs environnementaux**. Les facteurs environnementaux sont variables :

- hypothèse d'un stress pré ou périnatal dans le cas de la schizophrénie ;
- rôle d'un stress chronique à partir de l'adolescence, puis à l'âge adulte pour les troubles anxieux et les troubles de l'humeur.

La conjonction de ces facteurs endogènes et exogènes provoque des modifications de l'organisation cérébrale visibles en imagerie, qui ont pour base des anomalies à l'échelon cellulaire (excitabilité neuronale ; neurogenèse, c'est-à-dire capacité de créer de nouveaux neurones à partir de zones réservoir contenant des cellules souches) ou moléculaire (anomalie de la neurotransmission, c'est-à-dire de la communication chimique entre les neurones). Des anomalies des neurotransmetteurs, qui régulent les principales fonctions cérébrales, expliquent les trois principaux types de maladies mentales et sont la cible de la plupart des psychotropes (tableau 9.1). Les psychotropes agissent en régulant ces systèmes de neurotransmission :

- ils les activent lorsque la maladie est sous-tendue par un déficit de transmission ;
- ils les inhibent lorsque les symptômes de la maladie sont au contraire dus à une hyperactivité d'un ou plusieurs systèmes de transmission.

Tableau 9.1. Psychotropes et maladies mentales.

Maladies mentales	Neurotransmetteurs	Type de psychotrope
Troubles psychotiques	Dopamine	Antipsychotiques
Troubles de l'humeur – Dépression – Trouble bipolaire	Sérotonine Noradrénaline Mélatonine	Antidépresseurs Régulateurs de l'humeur
Troubles anxieux	GABA Sérotonine	Anxiolytiques Antidépresseurs

Pour une même pathologie, plusieurs systèmes de neurotransmission sont en général impliqués, expliquant l'effet thérapeutique, souvent partiel, de psychotropes ne modulant qu'une seule voie de neurotransmission. Un même système de neurotransmission peut être impliqué dans plusieurs maladies mentales, comme, par exemple, la sérotonine qui joue un rôle à la fois dans les troubles de l'humeur et dans les troubles anxieux. Ceci explique qu'une même classe de psychotropes puisse être utilisée dans plusieurs maladies mentales. C'est le cas des antidépresseurs modulant la sérotonine que l'on utilise à la fois dans un trouble de l'humeur, comme la dépression, mais aussi dans les troubles anxieux chroniques, comme les TOC. Certains psychotropes exercent également leurs effets thérapeutiques par le biais de mécanismes cellulaires complexes (excitabilité, neurogenèse)

Médicaments de l'humeur

Antidépresseurs

Les antidépresseurs représentent par définition la classe médicamenteuse visant à traiter l'épisode dépressif majeur caractérisé qui se manifeste par une tristesse de l'humeur (vision pessimiste de l'avenir, pleurs) et un ralentissement psychomoteur (prostration, lenteur psychique). Cet état est le résultat d'une baisse des concentrations cérébrales en sérotonine et en noradrénaline, de modifications des rythmes biologiques ainsi que d'une baisse de la neurogenèse cérébrale.

LES DIFFÉRENTS ANTIDÉPRESSEURS ET LEUR MÉCANISME D'ACTION

Les antidépresseurs agissent principalement en restaurant des concentrations en sérotonine ou en noradrénaline proches de la normale, mais aussi, pour l'un d'entre eux, en modulant la mélatonine, en raison des liens entre modification des rythmes biologiques et dépression (tableau 9.2). Les antidépresseurs ont en commun de stimuler la neurogenèse.

Tableau 9.2. Classification des antidépresseurs selon le mode d'action.

Neurotransmetteurs	Mécanismes	DCI/Classe chimique		Présentation
Augmentation sélective de la sérotonine	Inhibition de la recapture de la sérotonine	Citalopram		*Seropram*
		Escitalopram		*Seroplex*
		Fluoxétine		*Prozac*
		Fluvoxamine		*Floxyfral*
		Paroxétine		*Deroxat*
		Sertraline		*Zoloft*
Augmentation mixte de la sérotonine et de la noradrénaline	Inhibition de la recapture de la sérotonine	Imipraminique	Clomipramine	*Anafranil*
			Amitryptiline	*Laroxyl*
		Inhibiteurs mixtes de recapture	Minalcipran	*Ixel*
			Venlafaxine	*Effexor*
	Inhibition de la monoamine-oxydase A	Moclobemide		*Moclamine*
	Antagonisme des récepteurs alpha2-adrénergiques	Mirtazapine		*Norset*
		Miansérine		*Athymil*
Modulation de la sérotonine et de la mélatonine	Agoniste des récepteurs de la mélatonine et antagonisme des récepteurs 5HT2c	Agomélatine		*Valdoxan*

CARACTÉRISTIQUES PHARMACOCINÉTIQUES

La voie orale reste la voie la plus couramment utilisée, la voie intraveineuse étant réservée au traitement des cas de dépression grave avec risque suicidaire élevé. Par voie orale, les antidépresseurs sont bien résorbés dans le tube digestif. Ils sont habituellement métabolisés par le foie. L'état d'équilibre est atteint entre une et quatre semaines selon les molécules. La demi-vie d'élimination plasmatique est variable d'un produit à l'autre.

RISQUE MÉDICAMENTEUX

Le risque médicamenteux lié à la prise d'antidépresseur peut être distingué en deux aspects :

- les risques communs, dont les deux principaux sont :
  - le **risque de virage maniaque** où le patient passe rapidement d'une phase de dépression à une phase d'excitation de son humeur,
  - le **risque suicidaire** en début de traitement, en raison d'une dissociation entre l'effet rapide sur l'inhibition psychomotrice et l'effet retardé sur la tristesse de l'humeur. Les effets indésirables majeurs spécifiques à chaque sous-type d'antidépresseurs sont résumés dans le tableau 9.3 ;
- les risques spécifiques à chaque catégorie d'antidépresseurs.

Tableau 9.3. Principaux effets indésirables des antidépresseurs.

Classe d'antidépresseurs	Type d'effet indésirable	Gravité	Fréquence
Inhibiteurs sélectifs de la recapture de la sérotonine	Baisse de la libido	+	Fréquente
	Syndrome sérotoninergique	+++	Rare
Inhibiteurs mixtes de recapture de la sérotonine et de la noradrénaline	Effets cardiovasculaires (pression artérielle, fréquence cardiaque)	++	Fréquents
	Troubles érectiles	++	Rares
Imipraminiques	Hypotension	++	Fréquente
	Sécheresse buccale	+	Très fréquente
	Effets neurologiques	++	Fréquents
	Troubles du rythme cardiaque	+++	Peu fréquents
	Troubles sexuels	+	Rares à peu fréquents
Antagoniste des récepteurs α2-adrénergiques	Prise de poids	++	Assez fréquente
	Effets neurologiques	+	Assez fréquents
	Effet hématologique	++	Rare
Inhibiteur de la MAO-A	Syndrome sérotoninergique	+++	Rare
	Hypotension orthostatique	+	Fréquente
	Troubles sexuels	+	Rares
Agoniste mélatoninergique	Effets hépatiques	++	Peu fréquents
	Effets cardiovasculaires	++	Rares
	Troubles de la fonction sexuelle	+	Rares à peu fréquents

MAO-A : monoamine-oxydase A.

SURVEILLANCE DU TRAITEMENT

Après diagnostic d'une dépression, la prescription du traitement doit être d'au moins 6 mois pour le premier épisode, 12 mois pour le deuxième et 24 mois au-delà du troisième épisode. La période initiale de mise en route du traitement nécessite, en raison du délai d'action (2 à 4 semaines), une surveillance attentive du patient qui est exposé à un risque suicidaire accru. Une surveillance doit être instaurée afin de corriger d'éventuels effets secondaires, sources d'inobservance et d'échec thérapeutique.

Régulateurs de l'humeur

Cette classe de médicaments a pour objectif de prévenir la récidive des épisodes aigus de troubles de l'humeur (dépression, mélancolie). On peut distinguer deux types de médicaments qui ont un effet de régulation de l'humeur :

- des médicaments qui modifient le fonctionnement neuronal ;
- des médicaments qui régulent la dopamine.

La difficulté vient du fait que parmi tous les médicaments utilisés comme régulateurs de l'humeur, seul le lithium est spécifiquement utilisé dans cette indication, alors que les autres sont par ailleurs utilisés comme antiépileptiques ou comme antipsychotiques (tableau 9.4).

Tableau 9.4. Régulateurs de l'humeur.

Mécanisme	DCI	Présentation
Action sur le fonctionnement neuronal	Acide valproïque*	*Dépakote* *Valpromide*
	Carbamazépine*	*Tégrétol*
	Lamotrigine*	*Lamictal*
	Lithium	*Téralithe*
Action sur la transmission dopaminergique	Olanzapine**	*Zyprexa*

* Médicaments également utilisés comme antiépileptiques.
** Médicament également utilisé comme antipsychotique.

En matière de soins infirmiers, c'est la mise en route et le suivi du traitement par lithium qui sont les plus spécifiques et sont illustrés par une situation clinique proposée dans le cahier d'entraînement.

Traitements du trouble anxieux

Ce sont des médicaments qui sont capables de prendre en charge à la fois les troubles anxieux aigus, qui nécessitent une prise en charge courte, et les troubles anxieux chroniques. Les mécanismes en jeu dans ces deux types de troubles anxieux étant différents, les réponses pharmacologiques le sont aussi, même s'il faut comprendre qu'un patient présentant un trouble anxieux chronique peut également présenter des réactions anxieuses aiguës, conduisant à utiliser les deux types de médicaments conjointement.

Médicaments du trouble anxieux aigu

La principale classe thérapeutique utilisée est représentée par les benzodiazépines. D'autres médicaments peuvent également être utilisés dans cette indication (tableau 9.5). Seules les benzodiazépines seront détaillées dans ce chapitre.

Tableau 9.5. Médicaments du trouble anxieux aigu.

DCI	Mécanisme	Présentation	Effets indésirables et précaution
Buspirone	Modulation sérotonine	*Buspar*	Troubles neurologiques
Hydroxyzine	Antihistaminique H1	*Atarax*	risque de somnolence Troubles neurologiques
Méprobamate	Agoniste GABA-A	*Équanil*	Contre-indication en cas de porphyrie

Les benzodiazépines sont une classe médicamenteuse qui possède **cinq propriétés pharmacodynamiques** :

- effet anxiolytique ;
- effet sédatif ;
- effet myorelaxant ;
- effet anticonvulsivant ;
- effet amnésiant.

Toutes les benzodiazépines sont anxiolytiques. Certaines d'entre elles ont un effet sédatif important expliquant leur utilisation uniquement comme hypnotiques (tableau 9.6). Tous ces effets pharmacologiques résultent de l'activation du récepteur GABA-A, qui a pour conséquence une stabilisation de l'activation neuronale.

Tableau 9.6. Principales benzodiazépines.

Benzodiazépines utilisées comme anxiolytiques		Benzodiazépines utilisées comme hypnotiques	
DCI	**Présentation**	**DCI**	**Présentation**
Alprazolam	*Xanax*	Estazolam	*Nuctalon*
Bromazépam	*Lexomil*		
Clobazam	*Urbanyl*	Flunitrazépam	*Rohypnol*
Clotiazépam	*Vératran*	Loprazolam	*Havlane*
Clorazépate	*Tranxène*	Nitrazépam	*Mogadon*
Diazépam	*Valium*	Témazépam	*Normison*
Lorazépam	*Témesta*	Clorazépate + antihistaminique	*Noctran*
Nordazépam	*Nordaz*		
Oxazépam	*Séresta*	Zolpidem*	*Stilnox***
Prazépam	*Lysanxia*	Zopiclone*	*Imovane*

* Ces deux produits sont considérés comme des apparentés aux benzodiazépines.
** Ce médicament expose à un risque de syndrome parkinsonien.

Au plan pharmacocinétique, trois informations sont à retenir :

- les benzodiazépines sont très lipophiles et diffusent dans tous les tissus, en particulier cérébral et adipeux ;
- elles sont métabolisées par le foie, parfois en métabolites actifs, dont il faut tenir compte dans l'intensité et la durée de l'effet du médicament administré ;
- leur demi-vie d'élimination est variable. On peut distinguer deux grands types de benzodiazépines : les benzodiazépines à demi-vie courte (4-6 h) et les benzodiazépines à demi-vie longue (> 12 h).

Deux contre-indications principales sont à retenir :

- l'insuffisance respiratoire chronique ;
- la myasthénie.

Si les benzodiazépines sont assez bien tolérées au plan somatique, quatre risques majeurs sont à craindre et à retenir, car le personnel infirmier est souvent en première ligne :

- le risque de dépendance : les benzodiazépines doivent être prescrites pendant des périodes courtes pour le prévenir, sinon il est rapidement majeur avec une grande difficulté de sevrage. Il existe un risque important d'usage détourné ;
- le risque de sevrage : des crises convulsives peuvent survenir en cas d'arrêt brutal des benzodiazépines, qui doivent toujours être stoppées progressivement, surtout si l'utilisation a été prolongée ;
- le risque de troubles mnésiques : l'altération de la mémoire est constante en cas de prise d'une benzodiazépine. Elle est d'autant plus importante que le sujet est âgé. C'est cet effet qui est utilisé en cas de soumission chimique, conjointement à l'effet de désinhibition ;
- le risque de surdosage, en particulier volontaire, en cas de tentative de suicide : il existe alors un risque de coma calme et surtout de dépression respiratoire. La surveillance doit être vigilante en raison des demi-vies d'élimination prolongées.

Médicaments du trouble anxieux chronique

Le traitement des troubles anxieux chroniques (trouble anxieux généralisé, trouble panique, trouble obsessionnel compulsif ou troubles phobiques) repose sur l'utilisation des antidépresseurs sérotoninergiques ou mixtes, dans la mesure où ils résultent d'une baisse des concentrations cérébrales en sérotonine. Les données pharmacologiques et pharmacocinétiques ou le risque médicamenteux sont similaires à ce qui a été décrit dans le cadre du traitement de la dépression.

Antipsychotiques ou neuroleptiques

Les antipsychotiques constituent une classe de médicaments très diverse au plan chimique qui ont en commun d'exercer un antagonisme du récepteur D_2 de la dopamine, expliquant leur effet thérapeutique sur les hallucinations et les délires observés au cours des psychoses chroniques, en particulier la schizophrénie. Ils sont également utilisés pour diminuer l'excitation psychomotrice au cours de l'accès maniaque ainsi que dans les états d'agitation. Lors de leur découverte en 1952 par trois médecins français (Jean Delay, Pierre Deniker et Henri Laborit), ils ont été initialement nommés « neuroleptiques » (étymologiquement « qui prend le nerf ») parce que les antipsychotiques de première génération induisaient des complications motrices importantes. Les principaux antipsychotiques utilisés sont regroupés dans le tableau 9.7, en distinguant les antipsychotiques de première et de deuxième générations, qui se différencient par leurs effets thérapeutiques mais surtout par la nature, la fréquence et l'intensité des effets indésirables qu'ils induisent.

Tableau 9.7. Principaux antipsychotiques à connaître.

Génération	DCI	Présentation
Antipsychotiques de première génération	Cyamémazine, représentant des phénothiazines	*Tercian*
	Halopéridol, représentant des butyrophénones	*Haldol*
	Sulpiride, représentant des benzamides	*Dogmatil*
	Flupenthixol, représentant des thioxanthènes	*Fluanxol*
Antipsychotiques de deuxième génération	Clozapine	*Léponex*
	Olanzapine	*Zyprexa*
	Rispéridone	*Risperdal*
	Amisulpride	*Solian*
	Aripiprazole	*Abilify*

Les antipsychotiques sont habituellement administrés par voie orale. Cependant, pour faciliter l'observance, on peut utiliser des formes retard, administrées par voie intramusculaire et renouvelées toutes les 2 à 4 semaines selon le produit.

En matière de soins infirmiers, il convient particulièrement de retenir les effets indésirables de cette classe médicamenteuse, ainsi que les éléments de surveillance qui leur sont liés (tableau 9.8).

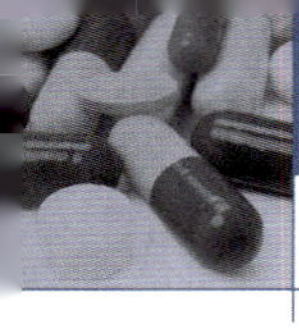

Tableau 9.8. Effets indésirables des antipsychotiques et conduite à tenir.

Type d'effet indésirable	Type d'antipsychotique impliqué	Gravité	Fréquence	Surveillance et conduite à tenir	Compétences à mobiliser
Effets extrapyramidaux aigus : – dyskinésie – syndrome parkinsonien	AP 1re génération : +++ AP 2e génération : +	+	Très fréquents	Repérer les symptômes Injection IM d'anticholinergiques	C_1 et C_{11}
Dyskinésies tardives (mouvement de mâchonnement)	AP 1re génération : +++ AP 2e génération : +	++	Fréquentes	Pas de traitement efficace	
Gynécomastie/ galactorrhée	AP 1re génération : +++ AP 2e génération : ++	++	Fréquentes	Surveillance du volume mammaire	C_1
Syndrome malin des neuroleptiques (hyperthermie, rigidité, dysrégulation cardiovasculaire, etc.)	AP 1re et 2e générations	+++ Urgence vitale	Rare	– Surveillance – Arrêt des antipsychotiques – Transfert en réanimation	C_1
Trouble de la repolarisation (augmentation de l'espace QT, torsade de pointes)	AP 1re et 2e générations	+++	Assez fréquent	– ECG avant l'instauration du traitement – Surveillance de l'ECG	C_5, C_1
Agranulocytose	Clozapine (*Léponex*)	+++	Rare	Surveillance régulière de la NFS	C_1
Désordres métaboliques Prise de poids massive Diabète Désordres lipidiques	AP 1re génération : + AP 2e génération : +++	++	Fréquents	– Explication des règles hygiénodiététiques au patient – Surveillance du poids et de l'IMC (tous les mois puis tous les 3 mois) – Surveillance de la glycémie et du bilan lipidique	C_2, C_1

IMC : indice de masse corporelle.

Points-clés

1. Les maladies mentales résultent d'une interaction entre facteurs de susceptibilité génétiques et facteurs environnementaux, en particulier le stress, qui conduit à des anomalies cérébrales entraînant une désorganisation de la neurotransmission et de la plasticité cérébrale sur laquelle agissent la plupart des psychotropes.
2. Les antidépresseurs permettent de traiter les épisodes dépressifs majeurs et caractérisés. Ils doivent être pris de manière prolongée et nécessitent une surveillance pour dépister le risque de virage maniaque ou le risque suicidaire.
3. Parmi les régulateurs de l'humeur, le lithium requiert une surveillance des concentrations plasmatiques en raison de sa marge thérapeutique étroite et du risque de surdosage.
4. Les benzodiazépines utilisées dans le trouble anxieux aigu (ou dans les troubles du sommeil) exposent à un risque de dépendance et de troubles de mémoire. Elles sont souvent en cause dans les surdosages volontaires.
5. Les patients sous antipsychotiques doivent être régulièrement surveillés en raison des risques métaboliques : prise de poids, diabète, désordres lipidiques.

Annexe 1 – Psychotropes injectables

pharmacologie

Classe	Principales formes	Voie d'administration	Indication d'utilisation
Antidépresseurs injectables	*Anafranil* injectable *Laroxyl* injectable	IV	Épisode dépressif majeur (en particulier les formes très sévères)
Benzodiazépines injectables	*Tranxène* injectable *Valium* injectable	IM ou IV	Crises d'angoisse paroxystique Crises d'agitation Sevrage alcoolique (delirium tremens)
Tranquillisants injectables	*Équanil* injectable	IM	États aigus d'angoisse ou d'agitation (deuxième intention)
Antipsychotiques injectables d'action courte	*Haldol* *Tercian* *Zyprexa*	IM	États d'agitation ou d'agressivité, en particulier chez les patients présentant un trouble psychotique ou un trouble bipolaire
Antipsychotiques injectables d'action prolongée	*Haldol Décanoas* *Clopixol retard* *Zypadhera* *Risperdal Consta*	IM	Traitement de maintien chez les patients schizophrènes

Annexe 2 – Neurotransmission et pharmacologie

Les médicaments psychotropes peuvent moduler les systèmes de neurotransmission de différentes manières (fig. 9.1).

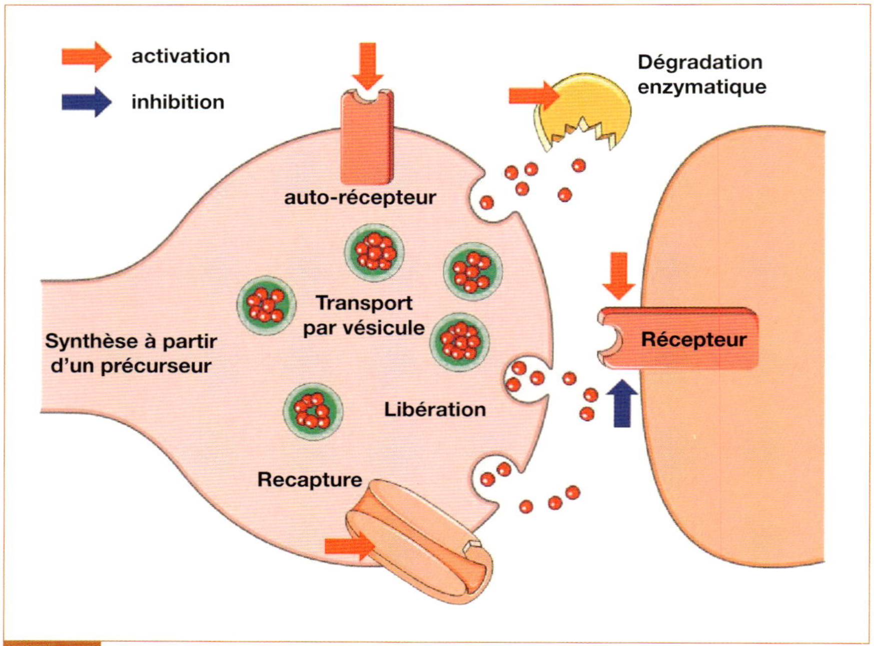

Fig. 9.1 *Principaux modes d'action des psychotropes. En cours de réalisation*

Pour **activer le système**, il existe deux possibilités :

– stimuler les récepteurs cibles du neurotransmetteur par des agonistes ;

– augmenter le temps de présence du neurotransmetteur dans la fente synaptique, de trois façons possibles :

- inhiber les enzymes qui dégradent le neurotransmetteur (*cf.* pour les antidépresseurs, l'inhibition de la monoamine-oxydase A, l'enzyme qui dégrade la sérotonine et la noradrénaline),
- inhiber les systèmes de recapture du neurotransmetteur, qui permettent physiologiquement d'arrêter le processus de neurotransmission (*cf.* les inhibiteurs de la recapture de la sérotonine),
- antagoniser les autorécepteurs, qui sont situés sur le neurone qui libère le neurotransmetteur et dont l'activation inhibe la libération (*cf.* les antagonistes des récepteurs α2-adrénergiques utilisés comme antidépresseurs).

Pour **inhiber les systèmes de neurotransmission**, la seule possibilité pharmacologique applicable en pratique est de bloquer par des antagonistes les récepteurs cibles du neurotransmetteur.

Anticoagulants et antiagrégants plaquettaires 10

L'hémostase, du grec *Haima* (sang) et *Stasis* (arrêt), est l'ensemble des mécanismes physiologiques qui concourent à l'arrêt d'une hémorragie. On distingue trois étapes :

- **la première étape** est l'hémostase primaire qui est immédiatement mise en jeu, et permet l'arrêt du saignement grâce à la formation d'un clou plaquettaire (thrombus plaquettaire). Les principaux acteurs de l'hémostase primaire sont la paroi vasculaire, les plaquettes, le facteur Willebrand (vWF) et le fibrinogène (voir figure 10.2) ;
- **la deuxième étape** est la coagulation : le clou plaquettaire étant fragile, il doit être consolidé par la formation d'un caillot de fibrine à partir du fibrinogène. Ce mécanisme fait intervenir de nombreux facteurs de coagulation plasmatiques et participe à la cascade de coagulation (voir figure 10.1, tableau 10.1) ;
- **la troisième étape** est la fibrinolyse. Elle empêche l'installation et l'extension du thrombus formé par la coagulation.

Tableau 10.1. Principaux facteurs de coagulation.

	Facteurs	Particularité	Demi-vie (h)	Taux physiologique
I	Fibrinogène		120	0,5-1 g/L
II	Prothrombine (IIa : thrombine)	Vit. K-dépendant	80	40 %
V	Proaccélérine		24	10-15 %
VII	Proconvertine	Vit. K-dépendant	6	5-10 %
VIII	Antihémophilique A		12	30-50 %
IX	Antihémophilique B	Vit. K-dépendant	24	30-50 %
X	Facteur Stuart	Vit. K-dépendant	48	10-20 %
XI	PTA (*Plasma Thrombo plastin Antecedent*)		60	30 %
XII	Facteur Hageman		60	-
XIII	Facteur stabilisant de la fibrine		240	2 %

Les processus à l'origine de la formation d'une thrombose artérielle ou veineuse sont différents. Une thrombose veineuse expose principalement au risque d'embolie pulmonaire. Côté artériel, la thrombose peut être à l'origine soit d'une occlusion artérielle avec une ischémie suivie d'une nécrose du lit d'aval, soit d'une migration embolique avec ischémie lorsque l'embole occlut une artère à distance.

Les médicaments qui interviennent dans le processus de l'hémostase sont des anticoagulants. Ils visent à traiter ou prévenir la formation de thrombose intra-artérielle ou intraveineuse.

On distingue deux types d'anticoagulants :

- les anticoagulants qui inhibent directement ou indirectement l'activité des facteurs IIa et Xa (héparines et antithrombines) ;
- les anticoagulants qui modifient la synthèse des facteurs de coagulation (antivitamines K).

Les antiagrégants plaquettaires ne modifient pas l'activité ou la synthèse des facteurs de coagulation mais agissent sur l'hémostase primaire.

Compte tenu de l'implication des facteurs de coagulation dans la genèse des thromboses veineuses, ce sont donc les anticoagulants qui sont utilisés dans le traitement curatif et préventif de la maladie thromboembolique veineuse.

Héparines et antithrombines

Héparines

Les héparines sont des molécules mucopolysaccharidiques d'origine naturelle. L'activité anticoagulante des héparines dépend de la longueur de la chaîne pentasaccharidique. On distingue les héparines non fractionnées (HNF) ou héparine standard, l'héparine de bas poids moléculaire (HBPM) et les héparinoïdes. Les HNF et HBPM diffèrent de par leurs mécanismes d'action, leurs posologies et leurs modalités de surveillance. Les héparinoïdes, dont le seul représentant est le danaparoïde, sont utilisés en cas de contre-indication majeure ou d'intolérance à l'héparine.

Pour rappel, les principaux facteurs de coagulation ainsi que leur place dans le processus de coagulation sont représentés figure 10.1.

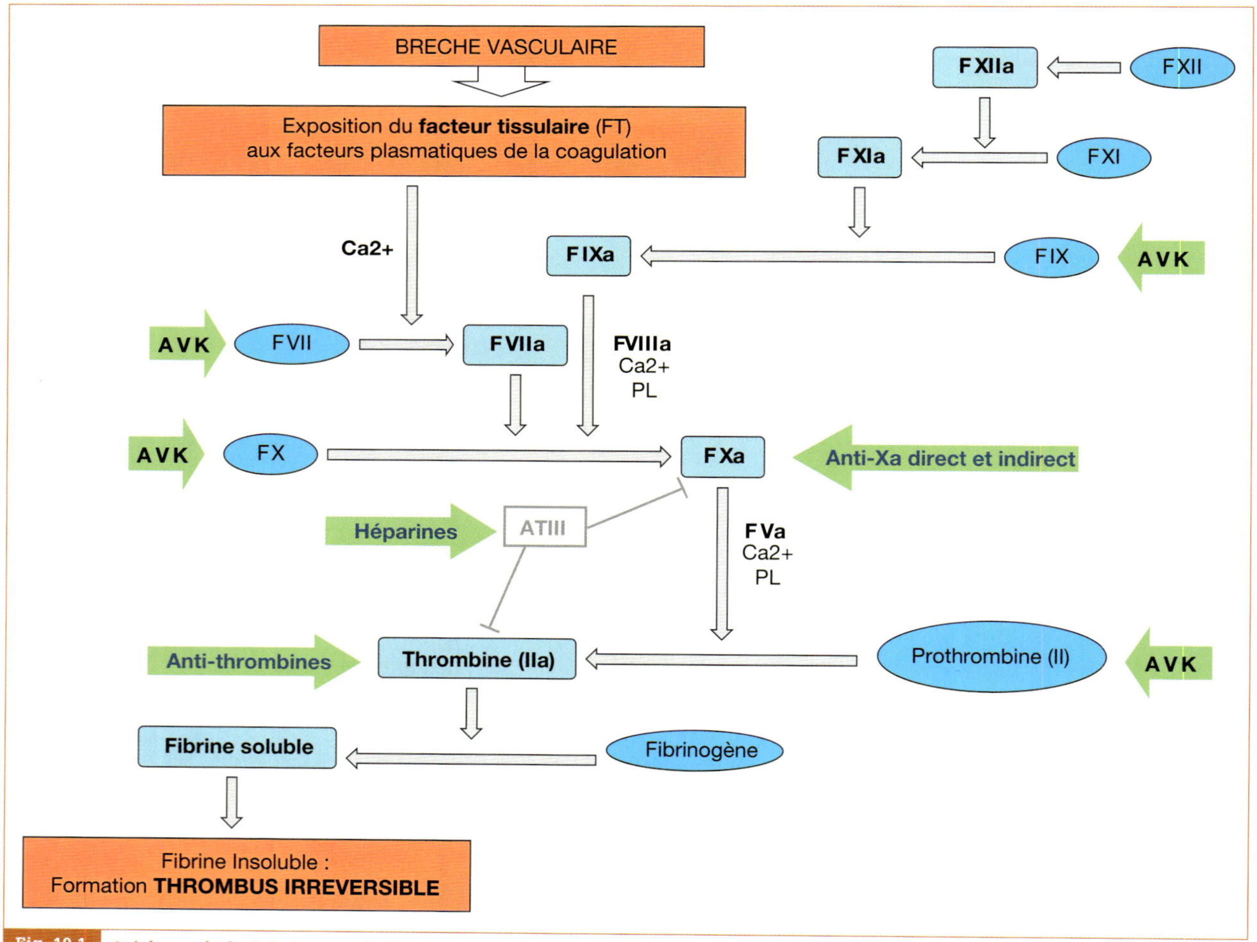

Fig. 10.1 *Schéma général de la coagulation.*
TxA2 : thromboxane A2; PL : phospholipides; ATIII : antithrombine III; AVK : antivitamine K.

HÉPARINES NON FRACTIONNÉES

Structure et mécanisme d'action (figure 10.1, tableau 10.2)

Tableau 10.2. Les différentes héparines et antithrombines et leurs mécanismes d'action.

Classe	DCI	Nom commercial	Mécanisme d'action
Héparines et groupe de l'héparine			
HNF	Héparine calcique Héparine sodique	*Calciparine* (SC) *Héparine sodique* (IV)	Activation de l'antithrombine et inhibition des facteurs IIa et Xa
HBPM	Énoxaparine Daltéparine Nadroparine Tinzaparine	*Lovenox* (SC) *Fragmine* (SC) *Fraxiparine* (SC) *Innohep* (SC)	Activation de l'antithrombine et inhibition du facteur Xa (essentiellement) et du facteur IIa (partiellement)
Héparinoïdes	Danaparoïde	*Orgaran* (SC)	Activation de l'antithrombine et inhibition du facteur Xa (essentiellement) et du facteur IIa (partiellement)
Pentasaccharides	Fondaparinux	*Arixtra* (SC)	Activation de l'antithrombine et inhibition sélective du facteur Xa
Antithrombines	Bivalirudine Désirudine Lépirudine Dabigatran	*Angiox* (IV) *Revasc* (SC) *Refludan* (IV) *Pradaxa* (PO)	Inhibition du facteur IIa
Inhibiteur facteur Xa	Rivaroxaban	*Xarelto* (PO)	Inhibition sélective du facteur Xa

L'HNF est un mélange de molécules hétérogènes avec un poids moléculaire variable entre 4 000 et 40 000 daltons (Da).

Les héparines non fractionnées potentialisent les effets de l'antithrombine III (AT III) d'un facteur 1 000. Elles forment avec l'AT III un complexe qui inactive très rapidement, principalement, les facteurs de la coagulation IIa et Xa. En cas de déficit en antithrombine III, l'effet de l'héparine est réduit.

Pharmacocinétique et conséquences pratiques

L'héparine n'est pas absorbée par voie digestive. Elle est administrée soit par voie intraveineuse soit par voie sous-cutanée. Après injection intraveineuse, la demi-vie varie de 30 à 90 minutes et s'allonge lorsque la dose administrée augmente. L'héparine se fixe sur de nombreuses protéines et cette fixation non spécifique est à l'origine d'une variation de l'effet anticoagulant. C'est pourquoi les posologies d'héparine non fractionnée nécessitent d'être ajustées à l'aide de tests biologiques. L'héparine ne traverse pas la barrière fœtoplacentaire chez la femme enceinte.

Modes d'administration (tableau 10.3)

Tableau 10.3. Mode d'administration et indications des héparines et antithrombines.

Molécules	Traitement préventif des MTEV				Traitement curatif
	Risque modéré		Risque élevé		
	Posologie	Indication – Durée	Posologie	Indication – Durée	
Héparine calcique			150 UI/kg/j en 2 à 3 inj. SC	Patients alités avec pathologie aiguë pendant 7 à 10 j avec relais AVK entre 1er et 3e j	
Héparine sodique					Phase aiguë de l'infarctus du myocarde et l'angor instable Bolus de 20 UI/kg en IVD puis 20 UI/kg/h en IV pendant 7 à 10 j avec relais AVK entre 1er et 3e j Objectif INR 1,5 à 3 fois le témoin
Énoxaparine *Lovenox*	2 000 UI/j (SC)	Chirurgie générale < 10 j	4 000 UI/j (SC)	PTH-PTG : 4 à 5 semaines après l'intervention Patients alités : 6 à 14 j	MTEV : 100 UI/kg × 2/j pendant 10 j, délai d'équilibration par AVK inclus Thrombose artérielle : 100 UI/kg × 2/j pendant 2 à 8 j
Daltéparine *Fragmine*	2 500 UI/j (SC)	Chirurgie générale < 10 j	5 000 UI/j (SC)	PTH-PTG : 35 j après l'intervention Patients alités : 12 à 14 j	MTEV : 100 UI/kg × 2/j pendant 10 j, délai d'équilibration par AVK inclus Thrombose artérielle : 120 UI/kg × 2/j pendant 6 j
Nadroparine *Fraxiparine*	2 850 UI/j (SC)	Chirurgie générale < 10 j			MTEV : 85 UI/kg × 2/j pendant 10 j, délai d'équilibration par AVK inclus Thrombose artérielle : 85 UI/kg × 2/j pendant 6 j
Tinzaparine *Innohep*	2 500 UI/j (SC)	Chirurgie générale < 10 j	3 500-4 500 UI/j (SC)	Chirurgie cancérologique ou PTH-PTG	MTEV : 175 UI/kg/j pendant 10 j, délai d'équilibration par AVK inclus
Fondaparinux *Arixtra*			2,5 mg/j (SC)	PTG-PTH : 5 à 9 j après l'intervention Patients alités : 6 à 14 j	MTEV et embolie pulmonaire aiguë : 7,5 mg/j pendant 5 j, relais AVK dès le 1er jour Thrombose artérielle : 2,5 mg en 1 inj./j/kg pendant 8 j
Danaparoïde *Orgaran*			750 UI 3 fois/j pendant 7 j (SC)	Traitement prophylactique chez les patients avec des antécédents de TIH ou en cas de survenue de TIH	Manifestations thromboemboliques chez les patients atteints de TIH : bolus IVD de 2 500 UI puis perfusion continue 150-200 UI/h pendant 7 j Relais AVK dès que possible
Bivalirudine *Angiox*					Intervention coronaire percutanée : bolus de 0,75 mg/kg en IVD puis 1,75 mg/kg/h durant la durée de l'intervention
Désirudine *Revasc*			15 mg 2 fois/j (IV)	PTH-PTG : 1re inj. 5 à 15 min avant l'intervention puis 2 inj./j pendant 9 à 12 j	

MTEV : maladie thromboembolique veineuse ; TIH : thrombopénie induite par l'héparine ; PTH : prothèse totale de hanche ; PTG : prothèse totale de genou.

Molécules	Traitement préventif des MTEV				Traitement curatif
	Risque modéré		Risque élevé		
	Posologie	Indication – Durée	Posologie	Indication – Durée	
Lépirudine *Refludan*					TIH après confirmation du diagnostic, 0,4 mg/kg en bolus IVD, puis 0,15 mg/kg en IV pendant 2 à 10 j
Dabigatran *Pradaxa*			220 mg/j en 1 prise après l'intervention puis pendant 10 j en cas de PTG ou 28-35 j en cas de PTH (PO)	Prévention MTEV en cas de PTH-PTG	
Rivaroxaban *Xarelto*			10 mg/j en une prise. La dose initiale : 6 à 10 h après l'intervention puis pendant 28-35 j en cas de PTH ou 15 j en cas de PTG (PO)	Prévention MTEV en cas de PTH-PTG	

MTEV : maladie thromboembolique veineuse ; TIH : thrombopénie induite par l'héparine ; PTH : prothèse totale de hanche ; PTG : prothèse totale de genou.

HÉPARINES DE BAS POIDS MOLÉCULAIRE

Structure et mécanisme d'action (figure 10.1, tableau 10.2)

Divers procédés permettent de sélectionner à partir de l'HNF une population moléculaire avec un poids moléculaire entre 2 000 et 10 000 Da (en moyenne 5 000 Da) ce qui a pour conséquence une diminution de la variabilité de l'effet anticoagulant.

Les héparines de bas poids moléculaire forment avec l'AT III un complexe qui inactive très rapidement le facteur de la coagulation Xa.

Pharmacocinétique et conséquences pratiques

Compte tenu de la demi-vie plus longue des HBPM (environ 4 heures), elles peuvent être administrées en une seule injection sous-cutanée par 24 heures (au lieu de 2 ou 3 avec l'HNF). L'élimination des HBPM est rénale, ce qui pourrait être à l'origine d'un surdosage en cas d'insuffisance rénale.

Modes d'administration

Ils sont détaillés dans le tableau 10.3.

DANAPAROÏDE

Le danaparoïde est un mélange de glycosaminoglycanes sulfatés extraits de la muqueuse intestinale de porc. Ce mélange ne contient pas d'héparine mais agit comme une HBPM avec une forte activité anti-Xa. Il est indiqué principalement dans le traitement prophylactique et curatif de maladies thromboemboliques veineuses (MTEV) chez les patients atteints de thrombopénie induite par héparine (TIH) ou ayant des antécédents de TIH (Voir « Effets indésirables des héparines »).

Antithrombines

Les antithrombines, appelées aussi les hirudines, sont des inhibiteurs de la thrombine (facteur IIa) empêchant ainsi la transformation du fibrinogène en fibrine. Les principales caractéristiques des antithrombines sont représentées dans les tableaux 10.2 et 10.3.

Dans cette classe médicamenteuse, le dabigatran étexilate (*Pradaxa*) a des propriétés pharmacocinétiques particulières. Il s'agit d'un précurseur thérapeutique qui, après administration par voie orale, est converti en sa substance active, le dabigatran. Le dabigatran est un inhibiteur direct, compétitif et réversible de la thrombine. Le dabigatran étexilate est un traitement de première intention indiqué en prévention primaire chez les patients pour lesquels l'administration d'un anticoagulant oral est prolongée au-delà de la sortie de l'hôpital (après notamment pose d'une prothèse de hanche). Il représente une alternative à la prescription d'un anticoagulant oral tel que les antivitamines K. Le dabigatran est faiblement lié aux protéines plasmatiques et n'est pas métabolisé par le cytochrome P450. Par conséquent, il n'est pas concerné par les interactions médicamenteuses liées à ce système enzymatique.

En revanche, le dabigatran est le substrat des protéines de transport «glycoprotéine P» ou P-gp et à ce titre des interactions médicamenteuses peuvent survenir avec les inhibiteurs et les inducteurs de la P-gp (tableau 10.4).

Tableau 10.4. Interactions médicamenteuses.

Anticoagulants	Médicaments associés	Effets	Mécanisme
HNF HBPM Danaparoïde Fondaparinux Lépirudine Désirudine	Sels de potassium Diurétiques hyperkaliémants Inhibiteurs de l'enzyme de conversion	Hyperkaliémie	Potentialisation de l'effet hyperkaliémiant des héparines
	Médicaments agissant sur l'hémostase (AVK, antithrombines, antiagrégants plaquettaires, etc.)	Augmentation du risque hémorragique	Potentialisation de l'effet anticoagulant des héparines
Bivalirudine	Médicaments agissant sur l'hémostase (AVK, antithrombines, antiagrégants plaquettaires, etc.)	Augmentation du risque hémorragique	Potentialisation de l'effet anticoagulant de la bivalirudine
Rivaroxaban	Inducteurs du CYP3A4 (rifampicine, phénytoïne, carbamazépine, etc.)	Diminution de l'effet anticoagulant (diminution de la concentration plasmatique du rivaroxaban)	Augmentation du métabolisme hépatique du rivaroxaban
	Inhibiteur du CYP3A4 et de la P-gp (antifongiques azolés)	Augmentation du risque hémorragique par surdosage (augmentation concentration plasmatique du rivaroxaban)	Diminution du métabolisme hépatique du rivaroxaban
	HBPM	Augmentation du risque hémorragique	Effet cumulatif sur l'activité anti-Xa

Anticoagulants	Médicaments associés	Effets	Mécanisme
Dabigatran	Inducteur de la P-gp (rifampicine, millepertuis)	Diminution de l'effet anticoagulant	Diminution de l'exposition au dabigatran
	Inhibiteurs de la P-gp (vérapamil, amidarone, clarithromycine, etc.)		Augmentation l'exposition au dabigatran
AVK	AINS	Augmentation du risque hémorragique	Potentialisation de l'effet AVK par augmentation de la fraction libre
	Héparines, antiagrégants plaquettaires	Augmentation du risque hémorragique	Augmentation de l'hypocoagulabilité
	Inhibiteurs enzymatiques : antifongiques azolés, macrolides, cimétidine, etc.	Potentialisation de l'effet des AVK Risque accru d'hémorragie	Diminution du métabolisme hépatique
	Inducteurs enzymatiques : rifampicine, phénobarbital, carbamazépine, etc.	Diminution de l'effet des AVK Risque d'inefficacité thérapeutique des AVK	Augmentation du métabolisme hépatique
Clopidogrel	Inhibiteurs de la pompe à protons (oméprazole, ésoméprazole), fluoxétine, antifongiques azolés, cimétidine, carbamazépine	Diminution de l'effet du clopidogrel	Inhibition CYP2C19. Diminution du taux du métabolite actif du clopidogrel

HNF : héparine non fractionnée ; HBPM : héparines de bas poids moléculaire ; AVK : antivitamine K ; AINS : anti-inflammatoire non stéroïdien ; P-gp : glycoprotéine P.

Inhibiteur spécifique du facteur Xa

Le rivaroxaban (*Xarelto*) est actuellement le seul médicament de cette famille. C'est un inhibiteur direct, compétitif, réversible et spécifique du facteur Xa. Il est indiqué dans la prévention des événements thromboemboliques veineux chez les patients adultes bénéficiant d'une intervention chirurgicale programmée de la hanche ou du genou.

Après administration orale, il se lie à 95 % aux protéines plasmatiques. Il est métabolisé essentiellement par les cytochromes CYP3A4 et CYP2J2. De plus, le rivaroxaban est un substrat de la P-gp. Ces particularités pharmacocinétiques font que le rivaroxaban peut présenter de nombreuses interactions médicamenteuses (tableau 10.4).

REMARQUE

La place du dabigatran et du rivaroxaban dans la prévention primaire de la maladie thromboembolique reste à déterminer compte tenu de leur efficacité et de leur tolérance modeste par rapport au traitement de référence (enoxaparine). De ce fait, leur prescription est encore marginale. Cependant, plusieurs études de phase II et III sont en cours pour examiner l'effet antithrombotique de ces médicaments en prévention secondaire et en élargir le spectre des indications notamment en remplacement des antivitamines K.

Indications

Elles sont proposées dans le tableau 10.3.

Effets indésirables

ACCIDENTS HÉMORRAGIQUES

Les accidents hémorragiques liés à l'héparinothérapie surviennent dans 5 % des cas. Ils sont favorisés par les surdosages, l'âge avancé, les actes invasifs.

En cas d'incident hémorragique modéré, il suffit de suspendre transitoirement le traitement et de le reprendre à dose plus faible.

En cas d'incident hémorragique grave, le sulfate de protamine par voie intraveineuse lente permet de neutraliser instantanément le traitement.

THROMBOPÉNIES INDUITES PAR HÉPARINE (TIH)

Il s'agit d'une complication rare (0,5 à 1 %) mais grave.

On distingue deux types de TIH :

- TIH type I : elle apparaît entre le 2e et le 5e jour de traitement avec une thrombopénie bénigne autour de 100 000 G/L ;
- TIH type II : il s'agit d'une baisse des plaquettes de 50 % de la valeur de base ou d'une thrombopénie < 100 000 G/L. Cette thrombopénie apparaît plus tardivement (9-10e jour de traitement) et peut survenir même au cours des traitements à dose préventive.

Il s'agit d'une aggravation de la maladie thromboembolique ou d'accidents d'ischémie artérielle aiguë. La TIH impose l'arrêt immédiat de l'héparine et l'utilisation d'autres moyens thérapeutiques : danaparoïde ou lépirudine.

Dans 95 % des cas, cette thrombopénie résulte d'une immunisation contre la membrane des plaquettes. Il est obligatoire de surveiller la numération des plaquettes au minimum 2 fois par semaine pendant 21 jours.

Le diagnostic de TIH peut être aidé en réalisant un test d'agrégation plaquettaire en présence d'héparine. Le test est dit positif lorsque les plaquettes d'un sujet témoin agrègent en présence du plasma du patient et d'héparine. Ces tests ne sont pas réalisés en urgence. Le meilleur moyen diagnostique de thrombopénie à l'héparine est de constater la remontée du chiffre des plaquettes dans les 5 jours suivant l'arrêt du traitement.

Surveillance biologique

Voir Fiche pharmacologie «*Héparines et antithrombines*», page 127.

Contre-indications – Précautions d'emploi

Voir Fiche pharmacologie «*Héparines et antithrombines*», page 127.

Principales interactions médicamenteuses

Elles sont indiquées dans le tableau 10.4.

Antivitamines K

Les antivitamines K sont des médicaments anticoagulants oraux largement prescrits et utilisés parfois à vie. On distingue deux groupes en fonction de leur structure chimique (tableau 10.5) :

– les dérivés coumariniques (warfarine, acénocoumarol);

– et les dérivés de l'indanedione (fluindione).

Tableau 10.5. Les différentes AVK et leur mode d'action.

Classe	DCI	Nom commercial	Mécanisme d'action
Antivitamines K de demi-vie courte	**Acénocoumarol**	*Simtrom* *Minisintrom*	**Analogues structuraux de la vitamine K** **Inhibition de la synthèse des facteurs II, VII, IX et X**
Antivitamines K de demi-vie longue	**Warfarine** **Fluindione**	*Coumadine* *Préviscan*	

Mécanisme d'action (figure 10.1, tableau 10.5)

La vitamine K intervient dans la synthèse de quatre facteurs de la coagulation : la prothrombine (II), la proconvertine (VII), le facteur Stuart (X) et le facteur antihémophilique B (IX). Ils sont désignés par le terme PPSB. La vitamine K intervient également dans la synthèse de la protéine C et de la protéine S, deux inhibiteurs physiologiques de la coagulation. Les AVK sont des analogues structuraux des vitamines K. Elles sont absorbées par voie orale et agissent dans l'hépatocyte en bloquant l'activation des quatre facteurs de la coagulation dits vitamine K-dépendants.

Pharmacocinétique et conséquences pratiques

Les AVK sont bien absorbés par voie orale. La fixation aux protéines plasmatiques, en particulier l'albumine, est importante (> 95 %) et le métabolisme hépatique se fait principalement par les CYP2C9 et CYP2C19. Ces deux caractéristiques expliquent les nombreuses interactions médicamenteuses rencontrées avec ces médicaments, soit par déplacement de l'AVK de l'albumine, soit par modification de son métabolisme hépatique. La demi-vie d'élimination est variable : courte avec l'acénocoumarol (8-10 heures), longue avec la warfarine (35 heures) et la fluindione (30 heures). La posologie dépendra donc de la molécule et de la sensibilité du patient à la molécule. De ce fait, la posologie doit être adaptée et contrôlée régulièrement en fonction des tests biologiques.

Mode d'administration

Les AVK sont toujours administrées *per os*.

Indications (tableau 10.6)

Le caractère retardé de l'effet anticoagulant des AVK par la voie orale explique que ce sont des médicaments utilisés dans la prévention au long cours des thromboses ou pour la consolidation de l'effet curatif immédiat de l'héparine.

Tableau 10.6. Mode d'administration et indications des AVK.

Indications	INR cible	Durée du traitement
Traitement de la MTEV en relais de l'héparine	2-3	3 à 6 mois
Infarctus du myocarde : prévention des complications thromboemboliques	2-3	1 à 3 mois
Prévention de la récidive	2-3	À vie
Prothèses valvulaires mécaniques	2-4 en fonction de la position et des facteurs de risque	À vie
Prothèses valvulaires biologiques	2-3	3 mois
Valvulopathies mitrales	3-4,5	À vie
Prévention des complications thromboemboliques de la fibrillation auriculaire	2-3	Pendant la durée de la fibrillation

INR : *International Normalized Ratio*; MTEV : maladie thromboembolique veineuse.

Effets indésirables

Les accidents d'intolérance sont exceptionnels (rashs, fièvre, neutropénie, etc.).

Les accidents hémorragiques s'observent dans trois circonstances :

- survenue d'un traumatisme;
- saignement d'une lésion méconnue, par exemple ulcère gastroduodénal, anévrisme cérébral, alors que le traitement est parfaitement équilibré;
- mais le plus souvent, accident témoin d'un surdosage (INR [*International Normalized Ratio*] > 4) ou d'une potentialisation.

Le risque hémorragique augmente considérablement lorsque l'INR est supérieur à 5.

Les mesures suivantes pourront être adoptées en fonction de la gravité de l'hémorragie :

- suspension transitoire du traitement;
- administration de vitamine K;
- perfusion d'un concentré de facteur vitamine K-dépendant (*Kaskadil*).

Surveillance biologique

Voir Fiche pharmacologie «*Antivitamines K*», page 128.

Contre-indications

Les AVK traversent la barrière placentaire, et sont donc contre-indiquées au premier trimestre chez la femme enceinte. Elles sont également contre-indiquées au troisième trimestre en raison du risque hémorragique.

La warfarine est la seule AVK qui puisse être administrée à la femme allaitante (il n'existe pas de données pour les autres AVK).

Voir Fiche pharmacologie «*Antivitamines K*», page 128.

Interactions médicamenteuses

Elles sont indiquées dans le tableau 10.4.

Antiagrégants plaquettaires

L'activation plaquettaire constitue la première étape de la formation d'un thrombus artériel. C'est pourquoi **les antiagrégants plaquettaires sont largement prescrits dans le traitement préventif des thromboses artérielles**.

L'activation des plaquettes aboutit à une série de réactions, cibles des antiagrégants plaquettaires (figure 10.2) :

- synthèse des prostaglandines proagrégantes à partir de l'acide arachidonique constitutif des phospholipides de la membrane; cette synthèse qui aboutit au thromboxane A2 fait intervenir plusieurs enzymes dont la cycloxygénase;
- sécrétion de l'adénosine diphosphate (ADP) qui est l'un des agents inducteurs de l'agrégation;
- fixation du fibrinogène sur son récepteur spécifique membranaire, la GPIIb/IIIa qui permet finalement l'agrégation de plusieurs plaquettes entre elles.

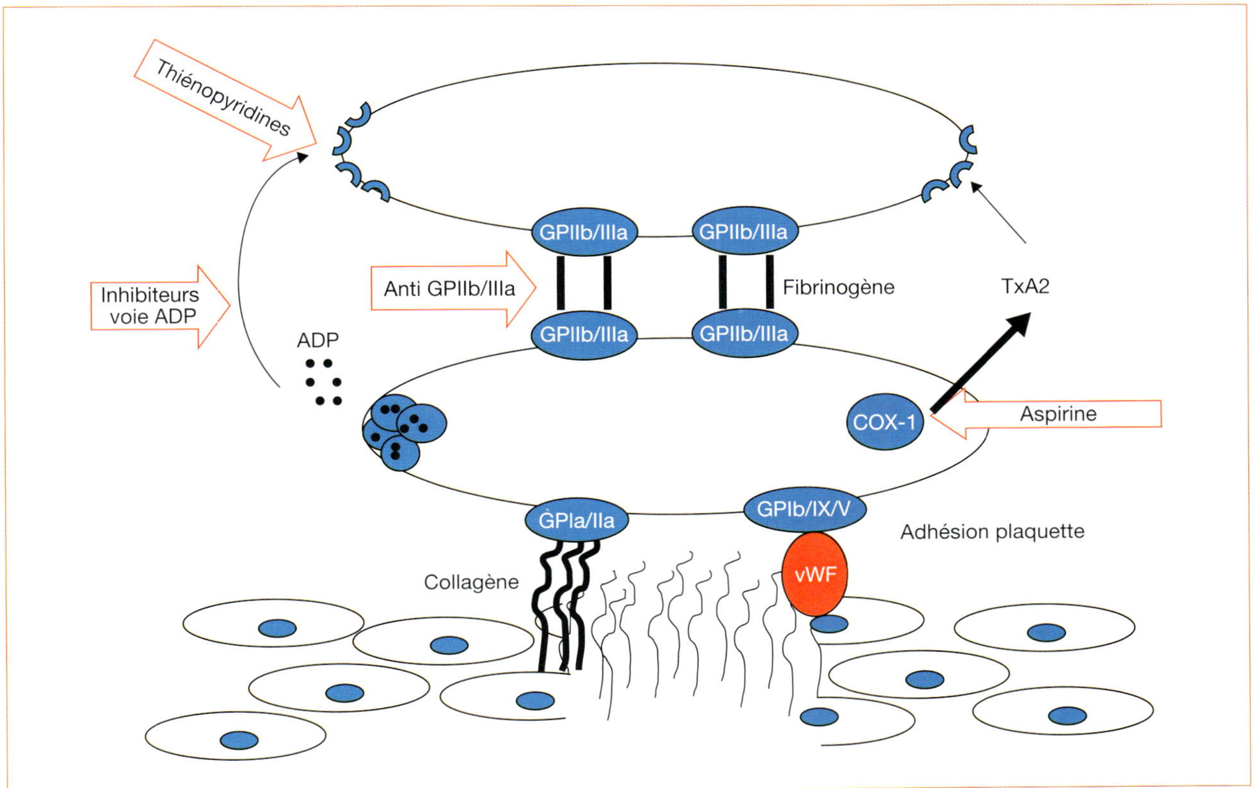

Fig. 10.2 *Agrégation plaquettaire et actions des antiagrégants.*
vWF : facteur von Willebrand, TxA2 : thromboxane A2, ADP : adénosine diphosphate, Cox-1 : cycloxygénase 1.

Inhibiteurs de la cycloxygénase-1 (COX-1) plaquettaire

MÉCANISME D'ACTION

Il est schématisé figure 10.2 et décrit tableau 10.7.

Tableau 10.7. Les différents antiagrégants plaquettaires et leur mécanisme d'action.

Classe	DCI	Nom commercial	Mécanisme d'action
Inhibiteurs de la cycloxygénase plaquettaire			
Aspirine	Acide acétylsalicylique	*Aspirine Protect* (PO) *Aspirine UPSA* (PO) *Kardégic* (PO)	Inhibition irréversible de la COX-1 et de la synthèse de thromboxane A2
AINS	Flurbiprofène	*Cebutid* (PO)	Inhibition réversible de la COX-1 et de la synthèse de thromboxane A2
Inhibiteurs de la voie ADP			
Thiénopyridines	Ticlopidine Clopidogrel Prasugrel	*Ticlid* (PO) *Plavix* (PO) *Efient* (PO)	Antagonistes des récepteurs plaquettaires à l'ADP Inhibition de l'activation du complexe GPIIb/IIIa
Inhibiteurs de recapture de l'ADP	Dipyridamole	*Persantine* (PO) *Cléridium* (PO)	Inhibition de la recapture de l'ADP par les plaquettes
	Dipyridamole + aspirine	*Asasantine* (PO)	
Antagonistes des récepteurs GPIIb/IIIa	Abciximab Tirofiban Eptifibatide	*Réopro* (IV) *Agrastat* (IV) *Integrilin* (IV)	Antagonistes des récepteurs GPIIb/IIIa plaquettaires Empêchent la liaison au fibrinogène

PHARMACOCINÉTIQUE ET CONSÉQUENCES PRATIQUES

À faible dose, l'aspirine inhibe de façon irréversible la cycloxygénase plaquettaire. Il faut attendre 8 à 10 jours (durée de vie des plaquettes) pour que l'effet antiagrégant de l'aspirine ne soit plus détectable. Cependant, le patient récupère une compétence hémostatique 3 à 4 jours après l'arrêt du traitement. L'aspirine prolonge modérément le temps de saignement. Les AINS ont le même effet que l'aspirine, sauf que leur action sur les plaquettes est réversible en moins de 24 heures. Le seul AINS utilisé en France comme antiagrégant est le flurbiprofène (*Cebutid*).

MODES D'ADMINISTRATION

Ils sont précisés pour chaque molécule dans les tableaux 10.7 et 10.8.

Inhibiteurs de la voie ADP

MÉCANISME D'ACTION

Il est schématisé figure 10.2 et décrit tableau 10.7.

PHARMACOCINÉTIQUE ET CONSÉQUENCES PRATIQUES

Le clopidogrel est un précurseur thérapeutique métabolisé par le cytochrome P450 en métabolites actifs. Les voies de métabolisation conduisant à un métabolite actif passent principalement par les

CYP3A4, CYP2C19, CYP1A2, CYP2B6. À ce titre, des interactions médicamenteuses peuvent survenir avec les inhibiteurs et les inducteurs de ces isoenzymes (voir tableau 10.6).

Le prasugrel est également un précurseur thérapeutique métabolisé au niveau intestinal puis hépatique par le CYP450. Les voies de métabolisation passent par les CYP3A4, CYP2B6, CYP2C19, CYP2C9. Cependant, les inhibiteurs et les inducteurs de ces isoenzymes n'ont pas d'effets sur l'efficacité antiagrégante du prasugrel.

MODES D'ADMINISTRATION

Ils sont précisés pour chaque molécule dans les tableaux 10.7 et 10.8.

Antiglycoprotéines (GP)IIb-IIIa

MÉCANISME D'ACTION

Il est schématisé figure 10.2 et décrit tableau 10.7.

PHARMACOCINÉTIQUE ET CONSÉQUENCES PRATIQUES

Les anti-GPIIb/IIIa sont faiblement liés aux protéines plasmatiques, ont un métabolisme hépatique faible et sont principalement éliminés par les reins. Ils présentent une demi-vie courte entre 30 minutes et 2 heures 30 selon la molécule. L'administration d'une dose de charge suivie d'une perfusion intraveineuse permet d'avoir une activité antiagrégante rapide et constante. La fonction plaquettaire est rétablie après 48 heures.

MODES D'ADMINISTRATION (TABLEAUX 10.7 ET 10.8)

Ils sont réservés à l'usage hospitalier et sont administrés par des médecins spécialistes de la prise en charge des syndromes coronariens aigus. Le chef de file est l'abciximab, un anticorps monoclonal qui bloque irréversiblement la fixation du fibrinogène sur son récepteur. L'effet antiagrégant persiste 24 à 48 heures après arrêt de la perfusion.

Indications

Le tableau 10.8 représente les indications des antiagrégants plaquettaires d'après l'AMM. Cependant, les recommandations de la Haute autorité de santé préconisent l'utilisation de seulement deux antiagrégants : aspirine et clopidogrel (tableau 10.9). Le flurbiprofène et la ticlopidine sont rarement utilisés.

Tableau 10.8. Indications des antiagrégants plaquettaires d'après l'AMM.

Molécule (voie d'administration)	Indications
Aspirine (PO)	Prévention secondaire dans les pathologies coronaires, AVC ischémique, AOMI
Flurbiprofène (PO)	Prévention secondaire après IDM : 100 mg/j
Ticlopidine (PO)	Prévention secondaire après IDM, AVC ischémique, thrombose sur stent et AOMI : 500 mg/j 4 à 6 semaines puis relais par aspirine
Clopidogrel (PO)	Prévention secondaire après IDM, AVC ischémique, AOMI : 75 mg/j SCA en association avec aspirine : dose de charge de 300 mg puis 75 mg/j associé à l'aspirine : 75 à 100 mg/j
Prasugrel (PO)	SCA en association avec aspirine traité par une intervention coronaire percutanée : dose de charge de 60 mg puis 10 mg/j associé à l'aspirine 75 à 100 mg/j pendant 12 mois
Dipyridamole (PO)	Prévention de thromboses chez les porteurs de prothèses valvulaires en association avec AVK : 300 mg/j Prévention secondaire après IDM en association avec aspirine : 300 mg/j
Abciximab (IV) Tirofiban (IV) Eptifibatide (IV)	prévention de l'IDM précoce, en cas d'angor instable ou IDM sans onde Q, ou dans la prévention des complications ischémiques aiguës au cours des angioplasties et stents coronaires, en association avec HNF et aspirine

AVC : accident vasculaire cérébral ; AOMI : artériopathie oblitérante des membres inférieurs ; IDM : infarctus du myocarde ; SCA : syndrome coronarien aigu.

Tableau 10.9. Recommandations pratiques.

	Indications	Choix préférentiel
Pathologie coronaire	Syndromes coronariens aigus (avec ou sans sus-décalage du segment ST) traités ou non par angioplastie	Aspirine + clopidogrel pendant 1 à 12 mois puis aspirine seule
	Post-pontage coronarien	Aspirine
	Angor stable	Aspirine
Accident vasculaire cérébral (AVC) ischémique	Phase aiguë	Aspirine
	Suite d'AVC (en l'absence de cardiopathie emboligène)	Aspirine ou clopidogrel après avis spécialisé
Artériopathie des membres inférieurs (en dehors des complications aiguës)	Artériopathie des membres inférieurs symptomatique	Aspirine ou clopidogrel

Effets indésirables

Voir Fiche pharmacologie, «*Antiagrégants plaquettaires*», page 129.

Surveillance biologique

Voir Fiche pharmacologie, «*Antiagrégants plaquettaires*», page 129.

Contre-indications

Voir Fiche pharmacologie, «*Antiagrégants plaquettaires*», page 129.

Interactions médicamenteuses

Elles sont indiquées dans le tableau 10.4.

Il s'agit principalement de l'augmentation du risque hémorragique en association avec les héparines et les AVK.

pharmacologie

HÉPARINES ET ANTITHROMBINES

ADMINISTRATION

Voir tableau 10.3.

SURVEILLANCE

Efficacité du traitement

Disparition des signes cliniques de la MTEV.
HNF :

- traitement préventif : surveillance biologique inutile ;
- traitement curatif en perfusion continue : 1er TCA (temps de céphaline activée) 6 h après le début du traitement puis 1 fois/j (cible : 2 à 3 fois le témoin).

HBPM, danaparoïde, fondaparinux : surveillance de l'activité anti-Xa inutile. En cas d'insuffisance rénale, la mesure de l'activité anti-Xa 4 h après l'injection s'impose.
Bivalirudine : N/A (non applicable).
Désirudine : TCA à surveiller 1 fois/j en cas d'insuffisance hépatique, insuffisance rénale, risque d'hémorragie.
Lépirudine : TCA 4 h après le début du traitement puis 1 fois/jour (cible : 1,5-3 fois le témoin).
Dabigatran : N/A.
Rivaroxaban : N/A.

Tolérance, effets indésirables

Clinique : rechercher des signes d'hémorragie et d'hématomes aux points d'injection.
Biologie :

- Héparines, HBPM : la recherche d'une TIH impose une numération plaquettaire avant le début du traitement, puis 2 fois par semaine pendant 21 jours, hyperkaliémie.
- Danaparoïde : numération plaquettaire 1 fois/jour.
- Bivalirudine et désirudine : risque de saignement et de réactions d'hypersensibilité.
- Lépirudine : risque de saignement.
- Dabigatran et rivaroxaban : risque de saignements, élévation des transaminases et gamma-GT (gamma-glutamyltransférases).

CONTRE-INDICATIONS

- Héparine, HBPM, fondaparinux : hypersensibilité à l'héparine, antécédents de TIH, lésions organiques susceptibles de saigner, troubles de l'hémostase, accident vasculaire cérébral hémorragique.
- Danaparoïde : *idem* héparine sauf antécédents de TIH.
- Bivalirudine : lésions organiques susceptibles de saigner, troubles de l'hémostase, insuffisance rénale sévère.
- Désirudine : hypersensibilité aux hirudines, lésions organiques susceptibles de saigner, troubles de l'hémostase, insuffisance rénale ou hépatique sévère.
- Lépirudine : hypersensibilité aux hirudines, lésions organiques susceptibles de saigner, troubles de l'hémostase, accident vasculaire cérébral hémorragique, insuffisance rénale ou hépatique sévère.
- Dabigatran : hypersensibilité au produit, insuffisance rénale ou hépatique sévère, lésions organiques susceptibles de saigner, troubles de l'hémostase, traitement avec la quinidine.
- Rivaroxaban : hypersensibilité au produit, troubles de l'hémostase, insuffisance hépatique sévère, lésions organiques susceptibles de saigner.

ÉDUCATION-CONSEIL AU PATIENT

Se renseigner sur d'éventuels antécédents allergiques à l'héparine chez le patient.
Demander au patient de signaler la survenue de saignements.
Technique d'injection sous-cutanée : injection dans le tissu cellulaire sous-cutané de la ceinture abdominale antérolatérale et postérolatérale, alternativement à droite et à gauche. L'aiguille doit être introduite perpendiculairement (et non tangentiellement) dans l'épaisseur d'un pli cutané formé entre le pouce et l'index. Le pli est maintenu durant toute la durée de l'injection.
Grossesse :

- l'HNF ne traverse pas le placenta, n'a pas d'effet tératogène et n'est pas excrétée dans le lait maternel. Interrompre le traitement si une péridurale est envisagée.
- les HBPM ne traversent pas le placenta et n'ont pas l'AMM chez la femme enceinte mais il existe un consensus pour l'utilisation.

pharmacologie

ANTIVITAMINES K

ADMINISTRATION

PO

RELAIS HÉPARINE AVK ET CONDUITE À TENIR PRATIQUE

Selon l'indication, les AVK sont introduites dès que possible après le début de l'héparinothérapie (entre 1 et 3 jours). Les deux médicaments doivent être administrés simultanément jusqu'à ce que l'INR soit ≥ 2 pendant 2 jours consécutifs. TP (taux de prothrombine), TCA et INR sont pratiqués durant la période de chevauchement.

- Pratiquer un bilan d'hémostase avant de débuter le traitement.
- Commencer par 1 cp/j le soir.
- Pratiquer le premier bilan biologique (TP, INR) 2 jours après.
- Adapter la posologie progressivement en fonction du résultat du bilan.

En fonction des résultats de l'INR :

- INR < 2 : anticoagulation insuffisante.
- INR > 3 : excès d'anticoagulation.
- INR > 5 : risque hémorragique excessif.

SURVEILLANCE

Efficacité du traitement

Définir la zone cible en fonction de la pathologie (tableau 10.6).
En début de traitement : INR tous les 2 ou 3 jours.
Pendant le premier mois : 1 contrôle/semaine.
Puis 1 contrôle/mois.

Tolérance, effets indésirables

Devant le moindre signe clinique hémorragique évoquant un surdosage, devant tout épisode susceptible de modifier l'équilibre vitamine K – antivitamines K (fièvre, infection intercurrente, introduction d'un nouveau médicament, etc.), le traitement doit être contrôlé par l'INR.

- Clinique : rechercher des signes d'hémorragie, rashs cutanés.
- Biologie : INR.

CONTRE-INDICATIONS

Grossesse 1er et 3e trimestres. Chez la femme jeune, une contraception est souhaitable.
Allaitement : contre-indiqué en cas de traitement par fluindione (*Préviscan*) mais possible en cas de traitement par coumariniques (*Sintrom*, *Minisintrom* et *Coumadine*).
Ulcère gastroduodénal évolutif.
Insuffisance hépatocellulaire.
Trouble de la coagulation.

ÉDUCATION-CONSEIL AU PATIENT

Comme pour tout traitement au long cours, la participation du patient est primordiale dans l'observance de son traitement.

Expliquer au patient :

- Le but du traitement.
- Son INR cible : la valeur pour obtenir un traitement efficace.
- Les principes de l'équilibre du traitement.
- Les risques hémorragiques et thrombotiques liés au traitement.
- Les signes annonciateurs d'un surdosage (hématome, hématurie, hémoptysie, épistaxis, gingivorragies, rectorragie, méléna, hématémèse, malaise inexpliqué).
- Comment reporter chronologiquement ses résultats d'INR dans le carnet d'information et de suivi.

Prévenir le patient que toute automédication est dangereuse et qu'il doit demander un avis au médecin avant de prendre un médicament.
Aucun aliment n'est interdit, cependant attention aux aliments riche en vitamine K pour ne pas perturber l'équilibre de l'INR (épinards, chou-fleur, brocolis).

pharmacologie

ANTIAGRÉGANTS PLAQUETTAIRES

ADMINISTRATION

Voir tableau 10.8.

SURVEILLANCE

Efficacité du traitement
N/A.
Tolérance, effets indésirables
Clinique :
• Le risque hémorragique (hématurie, hématomes, épistaxis) est le principal effet indésirable des antiagrégants plaquettaires. Ce risque est majoré lorsqu'ils sont associés à des anticoagulants (héparines, AVK).
• Les antiagrégants plaquettaires sont associés au risque de survenue d'ulcères digestifs hauts, parfois compliqués d'hémorragie.
• Les effets indésirables d'ordre hématologique (neutropénie, agranulocytose, thrombopénie) se rencontrent essentiellement avec la ticlopidine et nécessitent donc une surveillance clinique et biologique.
Biologie :
• Ticlopidine : numération formule – plaquettes : toutes les 2 semaines pendant les 3 premiers mois et 15 jours après l'arrêt du traitement. Une neutropénie (< 1 500/mm^3) ou une thrombopénie (< 100 000 G/L) doit faire interrompre le traitement.
• Abciximab, tirofiban, eptifibatide en association avec héparine : avant le traitement pratiquer une numération formule – plaquettes et TCA puis contrôle des plaquettes une fois lors de l'administration et ensuite à la fin du traitement par GPIIb/IIIa. Le TCA est surveillé régulièrement et la dose d'héparine est ajustée en fonction des résultats. Toute thrombopénie confirmée < 100 000 G/L doit faire cesser le traitement.

CONTRE-INDICATIONS

Pour l'ensemble des antiagrégants plaquettaires, les principales contre-indications sont : toutes les situations augmentant le risque hémorragique (lésions organiques susceptibles de saigner, troubles de la coagulation, chirurgie majeure récente, hypertension artérielle sévère, thrombocytopénie), insuffisance hépatique sévère, accident vasculaire hémorragique, hypersensibilité au produit. En ce qui concerne la ticlopidine, les antécédents de thrombocytopénie sont une contre-indication supplémentaire à prendre en compte.

ÉDUCATION-CONSEIL AU PATIENT

Prévenir le patient des possibles troubles digestifs (nausées, vomissement, diarrhée) avec les antiagrégants oraux. Demander au patient de signaler la survenue de saignements sous antiagrégants plaquettaires, en particulier s'ils sont associés à d'autres anticoagulants. Pour la ticlopidine, le patient doit être prévenu que l'apparition de fièvre, d'angine ou d'ulcérations buccales et/ou de saignements inhabituels ou prolongés, d'ecchymoses, d'hématémèse ou de méléna, ou de signes d'hépatite (dont ictère, urine foncée, selles décolorées) impose d'avertir immédiatement son médecin.
Informer le patient que toute automédication est dangereuse et qu'il doit demander un avis au médecin avant de prendre un médicament en vente libre.

situation **clinique**

Anticoagulants et risque hémorragique : exemple de prise en charge

PRÉSENTATION DE LA PERSONNE SOIGNÉE

M. B. né le 24 octobre 1932 (78 ans), marié, quatre enfants, retraité.

Il habite en région parisienne avec sa femme, il est actif dynamique, féru de cinéma.

Il a une maison de vacances en bord de mer, où il possède également un voilier. Il aime plus que tout sortir en mer avec des amis, être à la barre et à la manœuvre.

ANTÉCÉDENTS

M. B. a séjourné en sanatorium lorsqu'il était jeune adulte pour une tuberculose pulmonaire.

Il a eu une hémicolectomie droite il y a 10 ans pour une tumeur villeuse de l'angle droit.

Il a eu un remplacement valvulaire mitral, avec mise en place d'une valve mécanique, il y a huit ans, associé à un double pontage aorto-coronarien.

À la suite de cette intervention un traitement par antivitamine K (*Previscan*) a été mis en place. M. B. effectue régulièrement ses contrôles d'INR et il est maintenant assez autonome dans l'adaptation de la posologie en fonction du résultat.

Il mesure 1 m 73 pour 77 kg.

HISTOIRE DE LA MALADIE

M. B. se plaint depuis de nombreuses années de douleurs de gonarthrose bilatérale. Il avait été opéré d'une ostéotomie de valgisation bilatérale réalisée en deux étapes.

Malheureusement ces interventions n'ont entraîné un bénéfice que modeste et transitoire.

M. B. et actuellement très gêné, la marche devenant douloureuse au bout de quelques mètres seulement et la montée des escaliers et très pénible.

Son médecin traitant l'adresse en consultation auprès du Dr T., chirurgien orthopédiste.

Après avoir discuté avec M. B. des bénéfices et des risques de la chirurgie, l'indication de mise en place d'une prothèse totale des deux genoux a été posée et acceptée par le patient. Bien entendu les deux genoux seront opérés à distance l'un de l'autre afin de juger de l'amélioration du premier genou avant de décider d'opérer le second.

Du fait du risque hémorragique sous AVK, le *Previscan* est interrompu une semaine avant l'hospitalisation et relayé par enoxaparine à la posologie de 2000 UI deux fois par jour en sous-cutanée jusqu'à la veille de l'intervention.

HISTOIRE HOSPITALIÈRE DE LA MALADIE

Le jour de l'intervention

M. B. est rentré la veille de son intervention. Celle-ci s'est bien déroulée mais a néanmoins été assez hémorragique.

À son retour en salle, l'infirmière qui le prend en charge note les constantes suivantes :

- pouls : 90 pulsations par minute ;
- tension artérielle : 115/55 mmHg ;
- température : 37,5°C.

Le lendemain de l'intervention et les jours suivants

M. B. se plaint d'une douleur progressivement croissante de son genou opéré.

L'infirmière qui refait son pansement constate effectivement une tuméfaction du genou avec un aspect un peu tendu et discrètement érythémateux.

Au décours de l'intervention chirurgicale, le traitement anticoagulant par enoxaparine par voie sous-cutanée a été repris à raison de deux injections par jour, matin et soir.

Le chirurgien évoque une collection sanguine dans le genou opéré et M. B. est repris chirurgicalement pour drainer cet hématome.

De J3 à la sortie

Après la reprise chirurgicale, il n'y a pas eu de reconstitution de l'hématome, une rééducation kinésithérapique est mise en place, sous couvert d'antalgiques opiacés (*Ixprim*) car le genou opéré de M. B. reste assez douloureux.

M. B. a néanmoins dû recevoir deux concentrés érythrocytaires du fait d'une anémie à 9,8 g/dL potentiellement mal toléré sur un terrain coronarien.

M. B. qui passe de nombreuses heures alité, se plaint d'une constipation ainsi que de douleurs au niveau de la région sacro-coxigienne.

Il se plaint également d'un sommeil perturbé, principalement à type de difficultés d'endormissement et de réveils précoces.

Afin de faire le relais et de reprendre le traitement anticoagulant par AVK, le *Previscan* est repris à J4, à raison d'un comprimé le matin tout en poursuivant les injections sous-cutanées d'enoxaparine.

À 48 heures de la reprise du previscan l'INR est à 2, pour une cible thérapeutique comprise entre 2,5 et 3,5.

Le traitement par enoxaparine est poursuivi et la posologie du *Previscan* augmentée à un comprimé un quart.

À 48 heures de cette adaptation posologique l'INR est à 3,7. L'enoxaparine est interrompue et la posologie du *Previscan* modifiée de la façon suivante : un comprimé un jour sur deux et un comprimé un quart les autres jours.

M. B. sort au 10e jour de la première intervention, et il est adressé dans un centre de rééducation motrice spécialisée.

Données cliniques pour comprendre et pour agir

ANALYSE DE LA SITUATION ET MISE EN OEUVRE D'ACTIONS ADAPTÉES

1. À partir de problèmes identifiés de J3 à la sortie, expliquer les actions infirmières en précisant leur but ou leurs objectifs.

Anémie par hémorragie chirurgicale et post chirurgicale avec un hématome du genou opéré. Douleur postopératoire. Insomnie réactionnelle. Constipation expliquée par un alitement prolongé et la prescription d'antalgiques opiacés. Risques de lésions cutanées sacro-coxigiennes en raison de l'alitement prolongé.

Transfusion sanguine

Buts : vérifier la compatibilité ultime au lit du patient des concentrés érythrocytaires administrés et assurer une bonne administration de ces concentrés érythrocytaires.

Action :

– réaliser en présence du médecin le test de compatibilité avant l'administration des concentrés érythrocytaires ;

– mettre une perfusion de bon calibre dans une veine adaptée ;

– contrôler le débit de la transfusion sanguine et surtout vérifier sa tolérance en raison du risque d'accident allergique : surveillance régulière des paramètres vitaux, fréquences cardiaques et respiratoires, pressions artérielles ;

– interrompre la transfusion en cas de signes de mauvaise tolérance et appel médical selon les procédures en vigueur dans le service ;

– prévoir une numération de contrôle le lendemain de la transfusion.

Douleur postopératoire

Buts : assurer un soulagement efficace de la douleur en essayant de prévenir les effets indésirables des différents médicaments.

Action :

– expliquer au patient que la douleur est habituelle au décours d'une prothèse totale de genou ;

– assurer avec le patient l'autoévaluation de la douleur grâce à des échelles visuelles analogiques (EVA) ;

– expliquer au patient les effets indésirables des antalgiques opiacés, principalement à type de constipation, de somnolence et de sécheresse buccale ;

– lui indiquer qu'il est donc important qu'il essaye d'avoir une consommation d'eau suffisante, qu'il évite de passer trop de temps au lit et aille, en dehors des périodes de rééducation, au maximum dans son fauteuil ;

– lui expliquer qu'il est important de signaler les événements indésirables, notamment la constipation, dès qu'ils apparaissent afin d'en assurer une prise en charge efficace rapide, pouvant notamment conduire à la prescription de laxatifs osmotiques comme le *Duphalac*.

Insomnie : difficultés d'endormissement et réveils précoces, témoignant d'une probable anxiété

Buts : M. B. doit parvenir à exprimer ses sentiments et ses craintes et à se reposer de façon satisfaisante la nuit afin de ne pas retarder sa rééducation à sa sortie de l'hôpital.

Action :

– programmer un temps d'écoute et de dialogue afin d'expliquer à M. B. le temps incompressible nécessaire à une bonne rééducation de son genou et les mesures non médicamenteuses permettant d'améliorer la qualité de son sommeil comme par exemple d'éviter les siestes trop prolongées et de ne pas chercher à s'endormir trop tôt dans la soirée ;

– préparer le sommeil : privilégier une ambiance calme, éviter les visites trop tardives, donner des conseils sur les activités ludiques du soir (la lecture d'un roman agréable plutôt qu'un suivi attentif de l'actualité) ;

– solliciter les médecins, chirurgiens et anesthésistes, par rapport à l'évolution de M. B. ;

– se rendre disponible pour la famille pour l'informer et la rassurer ;

– réévaluer toutes ces mesures d'accompagnement afin de voir si ce traitement médical est nécessaire.

Constipation récente

Objectifs : essayer d'aider M. B. à ne plus être gêné par sa constipation, une situation qui n'a pas de gravité intrinsèque mais qui peut altérer de façon importante la qualité de vie.

Action :

– donner à M. B. des conseils hygiéno-diététiques tels qu'une consommation d'eau suffisante (1,5 L par jour), consommer des fruits et des légumes si possible (demander le cas échéant à la famille d'apporter des fruits faciles à conserver tels que des pommes), essayer de se présenter à la selle selon des horaires réguliers, prendre le temps nécessaire et éviter les efforts de poussée excessifs ;

– expliquer à M. B. le caractère réactionnel de cette constipation, à l'utilisation de médicaments opiacés qui peuvent ralentir le transit intestinal et à l'absence d'activité physique ;

– solliciter les médecins pour la prescription de laxatifs osmotiques en cas de persistance des symptômes.

Atteinte à l'intégrité de la peau

Buts : éviter que ne se constitue une escarre sacrée ou à tout autre point d'appui cutané.

Action :

– massage effleurage des points d'appui ;

– pose de matelas à plots et de coussins de gel sur le siège du fauteuil ;

– insister sur la nécessité de se mobiliser, d'éviter la position allongée trop prolongée.

Données cliniques pour comprendre et pour agir

2. Au quatrième jour de l'intervention, l'élève infirmière de première année qui vous accompagne vous demande si elle peut réaliser l'injection d'enoxaparine.

Dites ce que vous faites en expliquant pourquoi.

S'assurer du niveau d'intégration des connaissances de l'étudiant au regard :

- des anticoagulants ;
- de la technique du soin enseigné.

S'enquérir de sa pratique du soin : laquelle déjà réalisée ?

L'observer sur l'ensemble de la réalisation de l'acte, c'est une étudiante en début de formation. C'est un acte qui n'est pas techniquement très compliqué mais qui nécessite d'être précautionneux dans sa réalisation.

3. Le relais enoxaparine/Previscan a été débuté à J4 de l'intervention. Expliquer à M. B. en quoi consiste ce relais et l'intérêt de ce changement.

Nécessité de conserver l'héparine (enoxaparine) jusqu'à l'équilibre du traitement par AVK pour assurer une couverture anticoagulante continue.

Les antivitamines K sont administrées par voie orale ce qui est plus confortable et plus simple pour les patients. Une voie sous-cutanée n'est pas envisageable pour une anticoagulation au long cours comme c'est le cas chez les patients ayant une valve mécanique. Cette anticoagulation a pour objectif d'éviter la constitution de thrombi dans le cœur avec le risque d'embols systémiques.

4. M. B. est sorti pour son centre de rééducation avec le traitement suivant :

- *Previscan* un comprimé le soir un jour sur deux et 1,25 comprimés les autres soirs ;
- *Duphalac* un sachet matin et midi ;
- *Ixprim* (un antalgique opiacé contenant du tramadol et du paracétamol) un comprimé matin et soir.

Décrivez la démarche éducative à mettre en place auprès de M. B. avant son départ pour le centre de rééducation.

Traitement par AVK :

- informer M. B. de l'intérêt du traitement par AVK (éviter la formation de caillots dans le cœur) ;
- informer M. B. de l'importance de la surveillance biologique de façon à minimiser les risques hémorragiques et optimiser l'effet anticoagulant ;
- adaptation des AVK par le médecin traitant en fonction des résultats de l'INR, ou par le patient si celui-ci est très habitué à la gestion de son propre traitement ;
- en cas d'oubli d'une prise : pas de rattrapage ; ne pas doubler les doses, reprendre le traitement lors de la prochaine prise programmée ;
- ne pas interrompre le traitement ;
- porter sur soi le carnet de surveillance et la carte de groupe sanguin ;
- surveiller l'apparition de saignement ;
- interdiction des injections intramusculaires ;
- éviter les situations potentiellement traumatisantes : promouvoir le rasage électrique plutôt que l'utilisation de rasoir mécanique, dans le cas de M. B. discuter avec lui de la poursuite de son activité de voile où le risque de blessures est assez important ; préconiser l'utilisation de brosses à dents souples ;
- sensibiliser le patient sur la possibilité d'interactions médicamenteuses, lui déconseiller la prise d'aspirine ou d'autres AINS, lui expliquer qu'il est important de mentionner à tout médecin lui faisant une prescription médicamenteuse qu'il est sous antivitamine K et qu'il est nécessaire de surveiller l'INR lors de l'ajout ou le retrait d'un autre médicament.

Traitement laxatif :

- insister auprès de M. B sur la nécessité de poursuivre les mesures hygiéno-diététiques (boisson et alimentation) ;
- lui expliquer qu'avec la prise du laxatif, l'activité de transit devrait se normaliser ;
- discuter avec lui, selon les recommandations médicales, l'arrêt de traitement si le transit se normalise.

Traitement par antalgiques opiacés :

- l'infirmière doit apprendre au patient à bien respecter les mesures associées : la prise de laxatifs et éventuellement d'antiémétiques ;
- lui indiquer de mentionner au médecin de son centre de rééducation si la douleur est insuffisamment soulagée pour envisager une augmentation de posologie voire un changement de classe thérapeutique ;
- conseiller d'éviter la consommation d'alcool.

11 Anti-inflammatoires stéroïdiens et non stéroïdiens

Introduction – Généralités

Les anti-inflammatoires se divisent en deux classes, les anti-inflammatoires non stéroïdiens et les anti-inflammatoires stéroïdiens (ou corticoïdes) (AS).

Anti-inflammatoires non stéroïdiens

Les anti-inflammatoires non stéroïdiens sont des médicaments **symptomatiques** à action rapide qui ont des propriétés *antalgiques*, *antipyrétiques* et *anti-inflammatoires*.

C'est une des classes médicamenteuses les plus prescrites, et les plus largement utilisées sans prescription en France.

Malgré leur hétérogénéité chimique, ils ont un mode d'action commun : diminution de la production tissulaire des prostaglandines (PG) et thromboxanes (TX), par inhibition de la cycloxygénase dont il existe deux principales isoformes (COX-1 et COX-2) (figure 11.1).

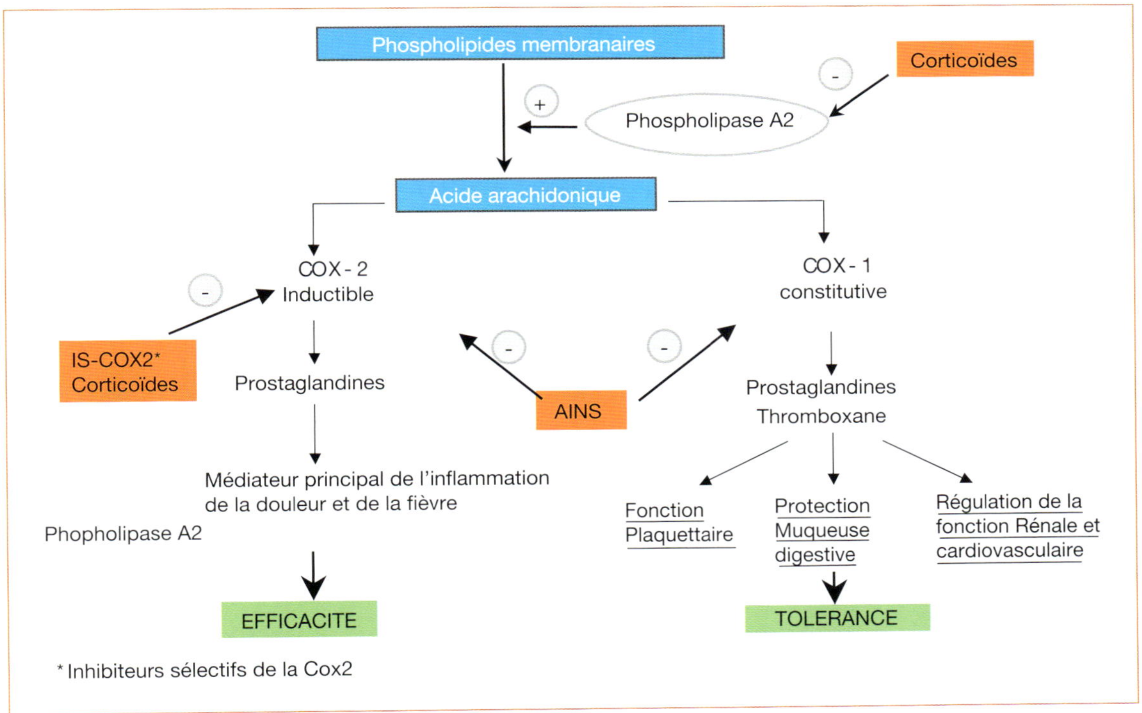

Fig. 11.1 *Mécanismes d'action des anti-inflammatoires.*

La figure 11.1 illustre le mécanisme d'action, en version très simplifiée, des AINS et des corticoïdes.

Les effets indésirables (gastrotoxicité, effets sur le rein) seraient le fait de l'inhibition de la COX-1, alors que les propriétés thérapeutiques dépendraient de l'inhibition de la COX-2.

Les prostaglandines ont une action purement locale, mais leur distribution dans tout l'organisme leur permet d'intervenir dans de nombreux processus physiologiques et pathologiques. Leur production peut être stimulée dans certaines conditions, en particulier lors de processus inflammatoires.

Les effets indésirables des AINS sont centrés sur les complications digestives, rénales et cardiaques. Ces effets indésirables ont été longuement rediscutés, tant pour les AINS classiques que pour les inhibiteurs sélectifs de la COX-2 (coxibs). Ils ont conduit à plusieurs évaluations et recommandations qui sont rappelées (et donc opposables) sur le site de l'Afssaps.

Anti-inflammatoires stéroïdiens ou corticoïdes

Les anti-inflammatoires stéroïdiens (AS) ou corticoïdes sont des dérivés synthétiques des hormones naturelles – cortisol et cortisone – dont ils se distinguent par un pouvoir anti-inflammatoire plus marqué et, à l'inverse, un moindre effet minéralocorticoïde.

Les AS sont également des médicaments à action rapide qui possèdent des propriétés anti-inflammatoires et immunomodulatrices.

Le mécanisme d'action passe par une inhibition de la phospholipase A2 (figure 11.1), ce qui explique qu'il n'y a pas d'augmentation des leucotriènes.

Les effets indésirables des AS sont centrés sur les complications métaboliques, osseuses et infectieuses.

Modes d'action (figure 11.1)

Pour résumer, les phospholipides des membranes cellulaires donnent naissance à l'acide arachidonique par la phospholipase A2. Cet acide arachidonique va être transformé par la lipo-oxygénase en leucotriènes et par les cycloxygénases en thromboxane A2 et en différentes prostaglandines.

Les leucotriènes sont, entre autres, impliqués dans les phénomènes allergiques.

Les différentes prostaglandines (PGE2, PGF2, etc.) vont avoir des actions variables selon les tissus où elles sont synthétisées, comme expliqué dans le tableau 11.1, et vont intervenir dans la production d'une réponse inflammatoire. Le blocage de leur production par les AINS donnera donc l'effet en miroir de celui des prostaglandines.

Tableau 11.1. Action des AINS en regard de celle des prostaglandines.

«Tissus»	Enzyme impliquée	Effets des prostaglandines	Effets des AINS
SNC		Élévation du seuil auquel les régulations hypothermisantes se déclenchent	Antipyrétique
Douleur		Transmission de l'influx douloureux	Antalgique
Plaquettes	Cox-1	*Via* prostacycline antiagrégant *Via* thromboxane proagrégant	Antiagrégant
Estomac	Cox-1	Inhibition des sécrétions acides + augmentation de la sécrétion de mucus	Ulcérogène
Système vasculaire	Cox-1	Vasodilatation	Vasoconstriction
Rein	Cox-1	Si déplétion hydroélectrolytique, vasodilatation préglomérulaire	Risque d'augmentation de la créatininémie
Bronches	?	Bronchodilatation	Bronchoconstriction
Inflammation	Cox-2	Douleur, rougeur, chaleur	Anti-inflammatoire

«Tissus»	Enzyme impliquée	Effets des prostaglandines	Effets des AINS
Réparation tissulaire	Cox-2	Cicatrisation (d'un ulcère, d'une colite, entre autres)	Retarde la cicatrisation tissulaire, favorise le risque de perforation et de saignement
Utérus		Contraction	Retarde ou diminue les contractions utérines douloureuses des règles ou de l'accouchement
Canal artériel chez le bébé		Conservation de l'ouverture (*in utero*)	Fermeture *in utero* du canal artériel

Les corticoïdes inhibent préférentiellement la phospholipase A2 et vont donc bloquer la production de leucotriènes et de prostaglandines alors que les AINS vont bloquer les cycloxygénases.

Il existe au moins deux formes de cycloxygénase : la COX-1 constitutive, c'est-à-dire présente dans tous les tissus de l'organisme à tout moment, et la COX-2 qui est induite au site de l'inflammation. Cette différence d'expression des deux COX a conduit au développement d'inhibiteurs présumés sélectifs de la COX-2 qui devaient avoir une action anti-inflammatoire, et moins d'effets indésirables, en particulier digestifs.

Indications

Indication des AINS

Les messages clés sont que :

- les AINS ne traitent que le symptôme, et pas la cause, donc en dehors de cas très particuliers, il faut cesser de prendre l'AINS très rapidement après que les symptômes ont disparu ;
- la meilleure posologie est la plus faible donnant un soulagement symptomatique.

Les AINS peuvent être classés en fonction de la nature chimique de leur molécule et/ou de leurs propriétés pharmacologiques. Cette classification est rappelée dans le tableau 11.2.

Tableau 11.2. Classification des AINS.

Molécules	Noms commerciaux
Salicylés	
Acide acétylsalicylique ou aspirine et dérivés	*Aspirine*, *Aspégic*, *Salipran*
Pyrazolés	
Phénylbutazone	*Butazolidine*
Indoles	
Indométacine	*Indocid*
Sulindac	*Arthrocine*
Arylcarboxyles	
Acide tiaprofénique	*Surgam*
Alminoprofène	*Minalfène*
Diclofénac	*Voltarène*
Étodolac	*Lodine*
Flurbiprofène	*Cebutid*
Ibuprofène	*Brufen*, *Nureflex*, *Advil*, etc.
Kétoprofène	*Profénid*, etc.
Naproxène	*Apranax*, *Naprosyne*

Molécules	Noms commerciaux
Oxicams	
Méloxicam	*Mobic*
Piroxicam	*Feldène*, etc.
Ténoxicam	*Tilcotil*
Fénamates	
Acide niflumique	*Nifluril*
Acide méfénamique	*Ponstyl*
Sulfonanilide	
Nimésulide	*Nexen*
Inhibiteurs de la COX-2	
Célécoxib	*Celebrex*
Étoricoxib	*Arcoxia*

Bien qu'ils appartiennent tous à une classe pharmacologique commune, les AINS n'ont pas tous les mêmes indications, en fonction de leur rapport bénéfice/risque et des études ayant conduit à leur autorisation de mise sur le marché (c'est ainsi, par exemple, que le célécoxib ou *Célébrex* n'est pas indiqué dans les affections douloureuses et/ou inflammatoires aiguës).

De plus, il existe une sensibilité individuelle de chaque patient pour les différentes molécules.

Il est donc nécessaire de consulter le dictionnaire *Vidal* pour connaître le libellé exact des indications reconnues à chaque spécialité. Il existe schématiquement quatre types d'AINS :

- **phénylbutazone** (liste I) : du fait des risques toxiques, notamment médullaires (agranulocytose), réservée aux accès microcristallins et aux poussées aiguës des rhumatismes abarticulaires, pour une durée inférieure à 7 jours, et aux spondylarthropathies inflammatoires, après échec d'autres AINS réputés moins nocifs. Elle nécessite une surveillance particulière (hémogramme, fonction rénale, enzymes hépatiques). Ce produit n'a plus guère d'indications en pratique quotidienne ;
- **autres AINS de la liste I** : généralement destinés à l'ensemble des affections rhumatologiques douloureuses ou invalidantes (rhumatismes inflammatoires aigus ou chroniques, arthroses, tendinites, bursites, radiculalgies aiguës) ;
- **AINS de la liste II** : susceptibles d'être autorisés dans les indications précédentes et en traumatologie (entorses), ORL et stomatologie (sinusites, otites, douleurs dentaires), gynécologie (dysménorrhées primitives, ménorragies fonctionnelles), urologie (coliques néphrétiques) et dans les états fébriles. Cela concerne les dérivés arylcarboxyliques et la plupart des fénamates ;
- **AINS hors liste** : AINS faiblement dosés (la dose antalgique est généralement inférieure de moitié à la dose anti-inflammatoire), ne nécessitant pas d'ordonnance, utilisés dans le traitement symptomatique des affections douloureuses ou fébriles, tels que l'ibuprofène 200 mg (dose maximale : 1,2 g/j), le kétoprofène 25 mg (dose maximale : 75 mg/j) ou certaines spécialités d'aspirine (dose maximale : 3 g/j chez l'adulte et 2 g/j chez le sujet âgé). Ce sont généralement des produits de prescription médicale facultative.

EN PRATIQUE

- **Administration en une prise unique**

En fonction de la durée de leur demi-vie plasmatique ou de leur forme galénique (à libération prolongée).

- **Traitement d'attaque**

3 à 7 jours en fonction de l'intensité des signes cliniques.

- **Association de deux AINS à éviter**

L'efficacité n'est pas meilleure

Les effets indésirables s'additionnent.

- **Prescription de gastroprotecteurs**

Pas systématique, en fonction des facteurs de risque.

En cas d'effets indésirables mineurs (brûlures, douleurs).

Deux classes de molécules : inhibiteurs de la pompe à protons (IPP, comme l'oméprazole) et misoprostol (*Cytotec*).

Éviter l'emploi d'un AINS chez l'ulcéreux, sinon le traitement simultané de l'ulcère est indispensable.

• **Chez les sujets à risque**
Envisager la prévention des complications digestives graves chez les patients âgés de plus de 65 ans, ayant des antécédents digestifs.
• **Dans les pathologies mineures**
Formes locales d'AINS substituées aux formes orales ou injectables.
• **Voie injectable**
Éventuellement plus grande rapidité d'action lors de la première injection, car s'affranchissant de la phase de résorption digestive et supprimant l'effet de premier passage hépatique.
Cette voie doit être limitée aux tout premiers jours du traitement.
• **Chez les sujets âgés de plus de 70 ans**
– Réduire les doses en fonction du poids.
– Éviter les molécules à demi-vie longue.
– S'assurer impérativement que la clairance de la créatinine (formule de Cockcroft ou abaque Kampman) est supérieure à 30 mL/min avant de commencer le traitement.
– Prescrire un protecteur gastroduodénal efficace (IPP).
– Surveiller la pression artérielle si le sujet est hypertendu, ainsi que la prise de poids et la survenue d'œdèmes des membres inférieurs.
• **Chez l'enfant**, les posologies conseillées sont de 1 à 3 mg/kg/j pour l'indométacine, 10 mg/kg/j pour le naproxène, et de 2 mg/kg/j pour le diclofénac.
• La prescription d'AINS doit être évitée chez les sujets à risque d'insuffisance rénale aiguë fonctionnelle.

Indications des corticoïdes

GÉNÉRALITÉS

Comme c'est le cas avec les AINS, les corticoïdes sont un traitement symptomatique, ils ne guérissent pas la cause. Ils sont utilisés :

– en doses massives et en traitements brefs dans les pathologies inflammatoires et immunitaires aiguës et les urgences, telles que (*liste non exhaustive*) :
  • rejets aigus de greffe,
  • état de mal asthmatique,
  • hypersensibilité immédiate et chocs anaphylactiques ;
– en doses modérées ou minimales en traitements prolongés, dans les pathologies chroniques, telles que (*liste non exhaustive*) :
  • maladies auto-immunes : lupus érythémateux disséminé, hépatites et thyroïdites auto-immunes,
  • vascularites sévères : périartérite noueuse, granulomatose de Wegener, maladie de Horton, maladie de Behçet, maladie de Churg et Strauss, vascularites allergiques systémiques,
  • maladies inflammatoires : colites inflammatoires (maladie de Crohn et rectocolite ulcéro-hémorragique), atteintes rhumatismales : polyarthrite rhumatoïde, artérites : maladie de Horton,
  • prévention des rejets de greffe (deuxième choix),
  • asthme sévère.
– Dans ces cas, l'utilisation des corticoïdes est à mettre en balance avec la fréquence et la gravité de leurs effets indésirables. La posologie minimale active sera systématiquement recherchée, tout en gardant à l'esprit qu'il n'y a pas de seuil de sécurité pour la survenue d'effets indésirables. Dès que la maladie est contrôlée, il faut mettre en place une diminution progressive pour essayer d'arrêter le traitement en évitant une reprise évolutive ;
– localement (*liste non exhaustive*) :
  • en traitement aigu, souvent avec des dérivés puissants mais à propriétés hormonales importantes, en cas d'allergie en dermatologie, ophtalmologie, ORL (eczéma, conjonctivites entre autres) ;
  • en traitement prolongé, dans le traitement de fond de la maladie asthmatique, par inhalation ;

- cas particulier des dermocorticoïdes dans de nombreuses affections dermatologiques (telles que le psoriasis, les dermatites de contact). **Les dermocorticoïdes sont répartis en quatre classes** de très fort (1) à faible (4) en fonction de la vasoconstriction cutanée (blanchiment) corrélée à l'effet anti-inflammatoire et aux résultats d'essais cliniques comparatifs. L'effet recherché est un effet anti-inflammatoire local et un effet atrophiant.

RÈGLES DE PRESCRIPTION

Lors d'un traitement court, les risques sont minimes et en dehors de la recherche, par l'interrogatoire, de contre-indications, on peut se passer d'un bilan.

En revanche, la prescription d'un traitement prolongé est plus contraignante.

Le bilan préalable (tableau 11.3) cherche à prévenir les complications correspondant à la décompensation, du fait des corticoïdes, d'affections sous-jacentes.

Tableau 11.3. Bilan préalable à l'instauration d'un traitement corticoïde prolongé.

Examens	Biologie
Poids Pression artérielle Recherche de foyers infectieux (principalement ORL, stomatologie, etc.) Électrocardiogramme IDR (intradermoréaction) à la tuberculine Radiographie pulmonaire	Hémogramme Ionogramme sanguin Glycémie à jeun Bilan lipidique Examen parasitologique des selles (séjour récent ou patient originaire d'une région tropicale). Autres examens en fonction du contexte

Il n'y a pas de contre-indication formelle au traitement par corticoïde si l'indication est incontestable (notion de rapport bénéfice/risque).

Effets indésirables et leur prise en charge

Effets indésirables des AINS

Tous les AINS exposent aux mêmes complications, résultant de leur action systémique. La survenue des effets indésirables dépend avant tout de la dose et de la durée d'utilisation, du terrain ainsi que des médicaments associés.

Ces effets indésirables surviennent dans 10 à 25 % des cas.

Les AINS représentent environ 5 % des prescriptions et 20 % des effets indésirables rapportés.

EFFETS INDÉSIRABLES DIGESTIFS

Manifestations fonctionnelles

Il peut s'agir de dyspepsie, gastralgie, nausées, diarrhées. Fréquentes et rapidement résolutives à l'arrêt du produit, elles sont en général sans gravité particulière.

Ulcérations et ulcères gastro-intestinaux

L'incidence moyenne est de 1/1 000 malades par an.

Il existe des facteurs de risque pour les ulcères induits par les AINS :

– âge (> 60 ans) ;

- antécédents d'ulcères ;
- *Helicobacter pylori* (inconstant) ;
- posologie élevée, multiples AINS ;
- association avec de l'aspirine à faible dose, d'autres antiagrégants plaquettaires, les AVK ou les corticoïdes.

Les lésions digestives sont quasi constantes avec l'aspirine où elles s'observent surtout en début de traitement, et ce dès les premières doses (< 50 mg/j).

Ces ulcères sont souvent asymptomatiques, ce qui ne présume pas de leur risque de complication. Il faut donc définir des stratégies préventives sans attendre la survenue de signes cliniques évocateurs.

La toxicité digestive concerne tout le tube digestif et pas seulement l'estomac et le duodénum.

La prévention repose sur le respect des contre-indications, l'utilisation de la dose minimale efficace pendant la durée la plus courte possible, la limitation des coprescriptions.

Deux molécules peuvent être prescrites pour diminuer la toxicité digestive haute ou gérer les ulcères survenant en cours de traitement si la poursuite de l'AINS est absolument indispensable, la règle étant autant que possible d'arrêter la prise d'AINS :

- les inhibiteurs de la pompe à protons sont autorisés dans cette indication à demi-dose (lansoprazole 15 mg, ésoméprazole 20 mg, pantoprazole 15 mg) sauf l'oméprazole qui est autorisé à pleine dose (20 mg/j) ;
- les prostaglandines de type misoprostol (*Cytotec*) à la dose de 200 µg/4/j sont peu utilisées car elles sont mal tolérées (douleurs abdominales, diarrhée principalement) et nécessitent 4 prises par jours.

EFFETS INDÉSIRABLES RÉNAUX

Insuffisance rénale aiguë (IRA) fonctionnelle

Les AINS sont éliminés sous forme active par voie urinaire.

L'IRA survient sur un terrain prédisposé :

- sujets âgés ;
- déshydratation ;
- régime sans sel ;
- diurétiques ;
- hypovolémie efficace (syndrome néphrotique, insuffisance cardiaque, cirrhose décompensée) ;
- lésions vasculaires rénales (lupus érythémateux disséminé, drépanocytose, diabète sucré) ;
- insuffisance rénale chronique ;
- prise conjointe d'un inhibiteur de l'enzyme de conversion (IEC) et d'un diurétique.

La prise en charge de l'insuffisance rénale aiguë repose sur l'arrêt de l'AINS. Elle est habituellement réversible après arrêt de l'AINS, mais parfois incomplètement. Plus rarement, il peut s'agir d'une IRA organique par nécrose papillaire (ischémie de la médullaire rénale).

Troubles hydroélectrolytiques

Il peut s'agir de :

- rétention hydrosodée : risque de majoration d'une HTA (hypertension artérielle) et/ou d'insuffisance cardiaque ;
- hyperkaliémie en cas d'insuffisance rénale préalable ou favorisée par les IEC ;
- hyponatrémies.

Néphropathies interstitielles avec syndrome néphrotique

Elles surviennent après en moyenne 6 mois de traitement. Il existe une insuffisance rénale.

L'évolution est favorable après arrêt de l'AINS.

Néphropathies interstitielles sans syndrome néphrotique

Survenant en début de traitement, le tableau associe : protéinurie modérée, IRA d'intensité variable, syndrome d'hypersensibilité (fièvre, rash cutané, hyperéosinophilie) dans un cas sur deux.

MANIFESTATIONS ALLERGIQUES

Elles peuvent être de nature :

- bronchique : bronchospasme, asthme ;
- générale : œdème de Quincke, choc anaphylactique ;
- cutanée : urticaires, eczéma, éruptions diverses ;
- exceptionnellement : manifestations cutanées graves.

Par définition imprévisibles, leur prise en charge repose sur la recherche d'un terrain allergique avant la prescription, l'arrêt du traitement par AINS et la prise en charge symptomatique du patient qui dans les cas extrêmes peut être celle d'un grand brûlé.

EFFETS INDÉSIRABLES CARDIOVASCULAIRES

Ils sont multiples : hypertension artérielle, infarctus du myocarde, accidents vasculaires cérébraux, décompensation d'une insuffisance cardiaque.

L'hypertension artérielle peut soit se manifester *de novo*, soit correspondre au déséquilibre d'un traitement antihypertenseur.

La prise en charge repose sur la recherche de contre-indications, la surveillance régulière de la pression artérielle et, si le traitement doit être absolument maintenu, l'équilibrage du traitement antihypertenseur si nécessaire.

EFFETS INDÉSIRABLES DIVERS

Foie

Ils peuvent aggraver une insuffisance hépatocellulaire.

Ils peuvent donner lieu à des hépatites médicamenteuses.

Le mécanisme peut être immunoallergique (souvent précoce), toxique (souvent plus tardive), ou souvent mixte.

Grossesse

Les AINS sont contre-indiqués en cas d'allaitement.

Ils le sont également chez la femme enceinte, les 3 premiers mois (risque tératogène), sauf pour l'aspirine à faible dose.

En fin de grossesse, ils exposent à un risque de retard de l'accouchement, un risque hémorragique fœtal et d'insuffisance rénale, un risque de fermeture prématurée du canal artériel.

Principaux effets indésirables des corticoïdes

La plupart des effets indésirables des corticoïdes sont inhérents à leurs propriétés pharmacologiques (« effets secondaires »). Ils sont donc prévisibles et au moins en partie évitables. En effet, leur fréquence et leur gravité dépendent de la posologie quotidienne et/ou de la durée du traitement, mais aussi de la susceptibilité individuelle et du terrain. Il n'existe pas de dose de sécurité pour la toxicité des corticoïdes.

HYPERCORTICISME IATROGÈNE

Il associe à des degrés divers :

- une obésité faciotronculaire liée à une redistribution des graisses et à l'augmentation de l'appétit induite par les corticoïdes ;
- une hypokaliémie et une rétention hydrosodée (œdèmes, augmentation de la pression artérielle) pour les dérivés pourvus d'une action minéralocorticoïde ;
- le plus souvent une intolérance au glucose, pouvant aller jusqu'à l'apparition d'un diabète, décompensation d'un diabète préexistant ;
- une hyperlipidémie ;
- des manifestations cutanées, fréquentes lors d'un traitement prolongé même à faible dose : atrophie cutanée, fragilité de la peau et des capillaires (lésions purpuriques, ecchymoses) surtout marquée chez les personnes âgées, acné, augmentation de la pilosité, vergetures pourpres, surtout sur le tronc, folliculites, retard à la cicatrisation des plaies ;
- une augmentation du catabolisme musculaire responsable d'une amyotrophie et d'une myopathie cortisonique des ceintures, caractérisée par une atrophie et une faiblesse musculaire prédominant à la racine des membres inférieurs ;
- une ostéoporose partiellement réversible à l'arrêt des corticoïdes ;
- des ostéonécroses épiphysaires, parfois bilatérales, voire multifocales, touchant avec prédilection les têtes fémorales chez l'adulte et les condyles fémoraux chez l'enfant ;
- un retard de croissance chez l'enfant. Le décalage qui se crée n'est généralement pas comblé même s'il y a un rattrapage après l'arrêt de la corticothérapie ;
- une aménorrhée, des troubles de l'érection.

RISQUE INFECTIEUX

Les infections sont la conséquence d'une moindre résistance aux agents bactériens, viraux, parasitaires ou fongiques, induite par les corticoïdes.

Ces infections sont souvent peu symptomatiques. Il convient d'en assurer la prévention et le dépistage devant toute fièvre inexpliquée, même minime. Elles peuvent être bactériennes, virales ou parasitaires.

Ce risque est particulièrement redouté lors des infiltrations intra-articulaires.

MANIFESTATIONS NEUROPSYCHIQUES

Il peut s'agir d'effets stimulants, d'insomnie, d'irritabilité, de troubles psychotiques chez certains patients.

COMPLICATIONS OPHTALMOLOGIQUES

Ce sont :

- la cataracte postérieure sous-capsulaire, complication tardive mais commune (> 10 %) des corticoïdes. Elle justifie une surveillance ophtalmologique annuelle lors d'une corticothérapie prolongée, notamment chez le sujet âgé ;

- les glaucomes à angle ouvert ;
- la kératite herpétique ;
- l'endophtalmie purulente.

TOXICITÉ DIGESTIVE

La toxicité digestive des corticoïdes n'a rien à voir avec celle des AINS, en particulier à faible dose. Il convient cependant de rechercher un terrain à risque (antécédents d'ulcère).

L'association corticoïdes et AINS majore le risque digestif de ces derniers.

Interactions médicamenteuses

Interactions des AINS

INTERACTIONS PHARMACOCINÉTIQUES (TABLEAU 11.3)

Tableau 11.3. Interactions pharmacocinétiques des AINS.

AINS	Médicaments dont l'action est modifiée si associé à un AINS	Conséquences
Pyrazolés	Anticoagulants oraux Sulfonylurées Phénytoïne Acide valproïque	Inhibition du métabolisme du 2e médicament
	Warfarine (anticoagulant)	Diminution de la clairance
Nombreux AINS	Digoxine, lithium Aminoglycosides Méthotrexate	Diminution de l'excrétion rénale du 2e médicament (risque de toxicité)
Aspirine (forte dose)	Warfarine Acétazolamide Acide valproïque	Potentialisation de l'anticoagulant Diminution de la sécrétion tubulaire rénale Inhibition de l'oxydation
Dérivés de l'aspirine (salicylés)	Phénytoïne Acide valproïque Acétazolamide	Compétition sur les sites de fixation protéique plasmatique

Pour résumer, le plus souvent les AINS vont augmenter la quantité de l'autre médicament en diminuant soit sa dégradation, soit son métabolisme, exposant ainsi à un risque de surdosage.

INTERACTIONS PHARMACODYNAMIQUES (TABLEAU 11.4)

Tableau 11.4. Interactions pharmacodynamiques des AINS.

Médicament	AINS	Effet
Bêtabloqueurs IEC Diurétiques	Tous	Réduction de l'effet anti-HTA Réduction de la natriurèse et de la diurèse
Anticoagulants	Tous	Risque de saignement digestif
Sulfonylurées	Salicylés	Augmentation des effets hypoglycémiques
Alcool	Tous	Risque de saignement en particulier gastro-intestinal
Ciclosporine	Tous	Potentialisation de la néphrotoxicité

L'interaction avec les antihypertenseurs est capitale et s'explique par les modifications de physiologie des prostaglandines.

Il faut noter que certaines interactions (comme, par exemple, avec les AVK), peuvent à la fois être de nature pharmacodynamique et pharmacocinétique.

Interactions des corticoïdes

INTERACTIONS PHARMACOCINÉTIQUES

- Diminution de l'effet des corticoïdes :
  - en cas d'association à des inducteurs enzymatiques (**exemple** : rifampicine) : risque plus important avec la méthylprednisolone qu'avec la prednisolone ;
  - en cas d'administration avec des pansements gastriques, par diminution de l'absorption digestive du corticoïde.
- Augmentation de l'exposition aux corticoïdes avec des inhibiteurs enzymatiques (comme l'aprépitan, *Emend* qui est un inhibiteur des récepteurs de type NK1 à la substance P utilisé dans la prévention des nausées induites par les chimiothérapies, en combinaison avec les corticoïdes).
- Augmentation du risque d'effets indésirables du corticoïde en cas d'association à des inhibiteurs enzymatiques : risque plus important avec la méthylprednisolone qu'avec la prednisolone.
- Diminution de l'effet du lithium : diminution de la lithémie par augmentation de la clairance rénale du lithium.

INTERACTIONS PHARMACODYNAMIQUES

- Hypokaliémie :
  - augmentation du risque d'hypokaliémie en cas d'association à des médicaments hypokaliémiants (**exemple** : diurétiques) ;
  - augmentation des risques liés à l'hypokaliémie (torsade de pointe en cas d'association avec des médicaments allongeant l'espace QT, digitaliques).
- Équilibre glycémique : modification de l'effet des hypoglycémiants.

Contre-indications

Contre-indications des AINS

CONTRE-INDICATIONS ABSOLUES

- Allergie à la même classe chimique.
- Grossesse.
- Insuffisance hépatique ou rénale sévère.
- Insuffisance cardiaque sévère.
- Ulcère gastroduodénal évolutif (compliqué).
- Syndrome de Widal.
- Maladie hémorragique constitutionnelle ou acquise.

CONTRE-INDICATIONS RELATIVES

- Antécédents ulcéreux, reflux gastro-œsophagien sévère.
- Néphropathie, insuffisance rénale.
- Âge > 70 ans.
- Asthme.

- AVK ou maladie hémorragique.
- Antiagrégants plaquettaires.
- Maladie inflammatoire de l'intestin.
- Enfant atteint de varicelle.

Contre-indications des corticoïdes

CONTRE-INDICATIONS ABSOLUES

Il n'existe pas d'interdit absolu à l'emploi des corticoïdes s'ils sont indispensables, mais dans certains cas, le recours à leur utilisation ne se conçoit qu'après une évaluation soigneuse du rapport bénéfice/risque.

CONTRE-INDICATIONS RELATIVES

Il s'agit des situations suivantes :

- infection patente (en particulier, herpès, varicelle, anguillulose), contre-indication au moins transitoire à la corticothérapie, le temps qu'elle soit maîtrisée par un traitement approprié ;
- poussée hypertensive ;
- ulcère gastroduodénal ;
- diabète déséquilibré.

Dans ces situations et si la corticothérapie est justifiée, on traitera la maladie associée, par **exemple** en renforçant un traitement antidiabétique ou antihypertenseur.

De même, la corticothérapie est compatible avec la grossesse puisqu'elle n'est pas tératogène. Par prudence, il convient de prévoir l'accueil du nouveau-né dans une unité spécialisée malgré la rareté de l'insuffisance surrénale néonatale. L'allaitement est en revanche déconseillé, si la mère prend une corticothérapie à dose importante.

Surveillance d'un traitement par AINS ou corticoïdes

Surveillance d'un traitement par AINS

En résumé, la prescription d'un AINS par voie générale se conçoit seulement en l'absence d'alternative thérapeutique plus sûre, après une estimation personnalisée du rapport bénéfice/risque, en respectant scrupuleusement ses indications, contre-indications et précautions d'emploi. La posologie et la durée du traitement seront adaptées à chaque patient, en se limitant au minimum nécessaire.

Surveillance d'un traitement par corticoïdes

La surveillance régulière des malades a pour but d'apprécier l'efficacité et la tolérance du traitement et de déceler précocement tout événement intercurrent ou toute complication justifiant de mesures particulières.

On accordera une particulière vigilance au dépistage des infections, en rappelant que celles-ci ne doivent pas faire interrompre la corticothérapie, mais lui faire adjoindre un traitement anti-infectieux adapté.

pharmacologie

AINS

SURVEILLANCE

Efficacité du traitement

La disparition des symptômes sera évaluée avec une régularité qui dépend de l'indication, la problématique n'est pas la même selon qu'il s'agisse de règles douloureuses, d'arthrose ou d'un épisode aigu de colique néphrétique. La douleur doit être évaluée régulièrement (EVA [échelle visuelle analogique], échelle verbale, échelle des visages, hétéro-évaluation), surtout à l'instauration du traitement, quand la douleur n'est pas encore contrôlée.

Tolérance, effets indésirables

- Les AINS étant purement symptomatiques, il convient d'essayer au maximum d'éviter les complications en posant attentivement l'indication et en surveillant leur utilisation.
- Une utilisation prolongée d'AINS ne se conçoit pas sans une surveillance régulière, clinique (en particulier de pression artérielle, notamment) et biologique (hémogramme, enzymes hépatiques, fonction rénale).
- Certaines pathologies associées ou médicamenteuses supposent des contrôles particuliers *dans les jours suivant* l'introduction de l'AINS, son changement de posologie, voire son arrêt :
  - INR si le malade est sous antivitamine K.
  - Pression artérielle s'il suit un traitement antihypertenseur.
  - Lithémie, le cas échéant.
  - Créatinine sérique et diurèse s'il est à risque rénal.
  - État cardiopulmonaire s'il est insuffisant cardiaque.

ÉDUCATION-CONSEIL AU PATIENT

- Expliquer au patient que le traitement est symptomatique mais ne guérit pas la pathologie causale. Il faut donc le prendre tel que prescrit par son médecin, sans prolonger inutilement l'administration une fois que les symptômes ont disparu.
- Indiquer de prendre le traitement par AINS préférentiellement au milieu des repas.
- Expliquer les signes digestifs qui peuvent survenir, comme la dyspepsie par exemple, en conseillant de reconsulter en cas d'apparition de ces troubles.
- Expliquer au patient de bien mentionner au médecin qui lui prescrit l'AINS tous les autres traitements.
- Expliquer au patient que certaines pathologies peuvent justifier une surveillance particulière lors de la prise d'un AINS comme l'hypertension par exemple, ou comme la prise d'un traitement anticoagulant.

pharmacologie

CORTICOÏDES

SURVEILLANCE

Efficacité du traitement

La disparition des symptômes sera évaluée avec une régularité qui dépend de l'indication, la problématique n'est pas la même selon qu'il s'agisse d'une sinusite maxillaire aiguë ou d'une poussée de rectocolite ulcéro-hémorragique. L'absence de rétrocessions des symptômes doit faire rediscuter le traitement ; corticorésistance, diagnostic erroné ou forme galénique inadaptée. La rechute des symptômes lors de la décroissance fait craindre une corticodépendance.

Tolérance, effets indésirables

- Interrogatoire :
  - Troubles du sommeil.
  - État psychique.
  - Signes digestifs.
  - Signes musculaires.
  - Signes ostéoarticulaires.
- Examen clinique :
  - Mesure du poids des malades à chaque consultation.
  - Surveillance de la température.
  - Prise de pression artérielle.
  - Examen ophtalmologique avec mesure de tension oculaire.
  - Examen cutané.
  - Courbe de croissance (indispensable chez les enfants).
- Examens complémentaires :
  - Ionogramme sanguin et fonction rénale.
  - Glycémie à jeun et postprandiale si nécessaire.
  - Protidémie.
  - Cholestérolémie.
  - Triglycéridémie.
  - Numération formule sanguine.
  - Ostéodensitométrie en fonction du terrain et de l'indication (début et 6 mois).

ÉDUCATION-CONSEIL AU PATIENT

- Expliquer au patient les effets indésirables attendus.
- En cas de corticothérapie prolongée, lui expliquer les mesures associées, comme le régime hyperprotidique, pauvre en sucre, désodé.
- Expliquer de ne pas prendre le médicament le soir, surtout en pédiatrie.
- Bien expliquer le schéma de décroissance.
- Bien expliquer les modalités de surveillance de l'efficacité et de la tolérance.

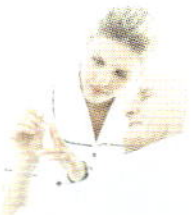

Situation intégrative

AINS

M. D., âgé de 78 ans, a consulté son médecin traitant pour une poussée aiguë de gonalgie du genou droit. M. D. est gêné par cette gonalgie qui lui impose de s'arrêter après environ 100 m de marche. Il habite dans un pavillon de deux étages et limite, en ce moment, les occasions de monter au second car cela réveille ses douleurs du genou droit. En dehors de cette arthrose, M. D est traité pour une hypertension artérielle et n'a pas d'autre problème de santé particulier. Il n'a pas d'antécédents digestifs notables. En raison de cette hypertension artérielle, son médecin traitant a demandé qu'une infirmière vienne régulièrement au domicile pour contrôler la pression artérielle. Lors d'une de vos visites, M. D vous indique que son médecin traitant vient de lui prescrire un traitement pour la prise en charge de son arthrose du genou droit. Le médecin traitant a prescrit de l'ibuprofène à raison de 400 mg, trois fois par jour, tant que les douleurs persistent.

M. D vous interroge sur ce traitement, ses effets indésirables, sa tolérance. Quelle est votre réponse ?

– Le traitement qui vous a été prescrit ne va pas guérir votre arthrose mais va simplement soulager les symptômes. Il faut donc prendre le traitement tel qu'il vous a été prescrit par votre médecin, c'est-à-dire uniquement si vous avez mal. Il ne sert à rien de poursuivre lorsque les douleurs auront disparu. Si ce traitement ne vous soulage pas, il faudra que vous retourniez voir votre médecin traitant.

– Le traitement par ibuprofène, comme tout anti-inflammatoire non stéroïdien, peut causer des douleurs et lésions digestives principalement au niveau de l'estomac et du duodénum. Il faut donc prendre de préférence le traitement au milieu du repas, ne pas augmenter la dose par rapport à ce que vous a prescrit votre médecin traitant, ne pas associer un autre médicament de la même classe, ni l'aspirine.

– Si vous oubliez de prendre un comprimé, il ne faut pas doubler la dose lors de la prise suivante ; en effet, le traitement est purement symptomatique, vous risqueriez simplement d'augmenter le risque d'effets indésirables.

– Si vous ressentez les douleurs au niveau du ventre, principalement au niveau de l'estomac, il faut immédiatement aller consulter votre médecin traitant.

– Pendant que vous prenez le traitement, il faut surveiller vos selles, l'apparition de sang dans les selles, ou d'une coloration noire de celles-ci doit vous faire consulter un médecin en urgence.

– Votre médecin traitant ne vous a pas prescrit de médicaments pour protéger votre estomac, ce choix est raisonné. En effet, vous n'avez pas de facteur de risque digestif particulier et le traitement prescrit pour cette poussée d'arthrose sera de courte durée.

– Le traitement par ibuprofène peut perturber le traitement de votre hypertension artérielle. Je reviendrai donc plus régulièrement pour surveiller votre pression artérielle et vous adresserai, le cas échéant vers votre médecin traitant pour qu'il adapte le traitement antihypertenseur ou qu'il interrompe le traitement de l'arthrose.

– Ces anti-inflammatoires non stéroïdiens peuvent causer des lésions cutanées, si vous constatiez l'apparition d'anomalies sur votre peau (boutons, ou bulles) il faudrait également consulter rapidement votre médecin traitant.

– L'arthrose évolue généralement par poussées douloureuses entrecoupées de période d'accalmie. Il faut donc que vous preniez le traitement lorsque vous avez mal et l'interrompiez lorsque la douleur disparaît.

– Bien qu'il faille avant tout respecter la prescription de votre médecin traitant, vous pouvez, si la douleur diminue, essayer de diminuer la dose quotidienne d'ibuprofène que vous prenez. En effet, la toxicité de ces médicaments, principalement digestive, rénale et cardio-vasculaire, est proportionnelle à la dose.

Situation intégrative

Corticoïdes

Mme G., 54 ans, est atteinte depuis plusieurs années d'une polyarthrite rhumatoïde qui jusqu'à présent la laissait relativement tranquille.
Depuis 15 jours, les douleurs se sont réveillées malgré un traitement par un AINS, ce qui a motivé une courte hospitalisation.
Au cours de celle-ci, le rhumatologue interrompt le traitement par AINS et lui prescrit un corticoïde, la prednisone (*Cortancyl*), à la posologie de 1 mg par kilo et par jour. Mme G. ressort après 2 jours dans le service de rhumatologie.
L'ordonnance de sortie comporte les prescriptions suivantes :
– Prednisone : 1 mg/kg/jour pendant 1 mois.
– Apport de potassium : *Kaléorid* 1000 mg, 4 comprimés/jour, qsp 1 mois.
– Calcium et vitamine D : *Orocal* D3 : 2 comprimés/jour, qsp 1 mois.
Elle est accompagnée par une prescription de bilan biologique (ionogramme, glycémie à jeun), à réaliser juste avant la prochaine consultation, fixée un mois après la date de sortie.
Le médecin vous demande de transmettre, en le lui expliquant, à Mme G. un document réalisé dans le service et intitulé : « corticoïdes et conseils diététiques ».
Vous organisez la sortie du service de Mme G. Expliquez les éléments des ordonnances de sortie, et à l'aide du document « conseils diététiques », les précautions et mesures à prendre en rapport avec le traitement.
– Vous relisez avec la patiente l'ordonnance, et lui rappelez que la prednisone est le traitement anti-inflammatoire, qui soulage la polyarthrite rhumatoïde.
Vous lui expliquez l'importance du respect de la posologie, et de la continuité des prises, parce qu'un arrêt brutal de son traitement pourrait avoir deux conséquences majeures.
La première est un rebond de sa polyarthrite rhumatoïde se manifestant par la réapparition des symptômes. La seconde est une insuffisance surrénalienne aiguë. Ce type de traitement doit être progressivement arrêté, et lorsque son état le permettra, le médecin prescrira une diminution progressive de la posologie.
– Vous expliquez que *Kaléorid* et *Orocal* permettent d'apporter du potassium, du calcium et de la vitamine D3, nécessaires pendant le traitement par prednisone, car ce dernier peut induire une carence en ces éléments.
– Si la patiente demande pourquoi l'apport de potassium est si important, vous lui expliquez simplement que le potassium est important pour le bon fonctionnement du coeur.
Il est donc nécessaire de prendre le supplément tel qu'il a été prescrit par le médecin et de se conforter au suivi biologique (ionogramme sanguin) qui accompagne la prescription.
– Concernant la prescription de calcium et de vitamine D, vous lui expliquez que les corticoïdes sont également associés à une déminéralisation osseuse, qui peut être ralentie/compensée par un apport de calcium et de vitamine D, afin d'éviter le risque de fracture osseuse principalement au niveau de la hanche ou des vertèbres.
Vous pouvez souligner que ce problème est particulièrement important chez une femme de plus de 50 ans qui est ménopausée ou en préménopause, ce qui constitue un facteur favorisant cette déminéralisation.
C'est pour cela qu'a éventuellement été réalisée une mesure de la densité minérale osseuse.
– Vous remettez et présentez à Mme G. le dépliant contenant des conseils d'adaptation du régime diététique, aux personnes traitées par corticoïdes.
– Vous expliquez que les corticoïdes induisent une rétention hydro-sodée, ce qui explique l'importance d'un régime dessodé assez strict.
Ce qui veut dire qu'elle devra consommer des aliments sans sel, éviter les boîtes de conserves, la charcuterie, les plats préparés, les biscuits et les céréales pour le petit déjeuner. Elle devra cuisiner sans rajouter de sel.
– Il se peut que Mme G. exprime la crainte de perdre l'appétit devant autant d'interdits. Vous lui conseillez de rehausser le goût des aliments en utilisant des épices plutôt que du sel. Vous lui dites qu'elle peut également utiliser du sel de régime qui apporte du chlorure de potassium à la place de chlorure de sodium, ce qui est doublement intéressant, puisque son traitement a tendance à diminuer son potassium.
– Vous abordez ensuite l'apport des sucres. Les corticoïdes favorisent l'apparition d'un diabète, d'une intolérance aux hydrates de carbone. Bien qu'elle ne soit pas diabétique, vous lui expliquerez qu'il est important de diminuer l'apport de sucres rapides, c'est-à-dire qu'il convient de limiter la consommation de confiture, de sucres, de bonbons ou de gâteaux. Pour le dessert elle doit privilégier la consommation de fruits frais.
– Vous poursuivez avec l'apport en protéines. Les corticoïdes entraînent un catabolisme protidique, ce qui sur le plan pratique risque de se traduire par une fonte musculaire. Il convient donc d'avoir une consommation protéique adaptée en favorisant

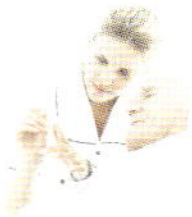

Situation intégrative

la consommation de viande blanche, de poissons, de légumes secs, tels que les lentilles, et de céréales.
– Enfin, vous l'informez du fait que les corticoïdes peuvent entraîner une augmentation de l'appétit (effet orexigène). Il est donc important de contrôler son apport alimentaire, afin de ne pas augmenter sa ration calorique.
– Vous lui montrez qu'elle peut s'inspirer pour la préparation de ses repas des exemples (nature et quantité des aliments) proposés dans le fascicule.
– Vous demanderez ensuite à la patiente de signaler à son médecin toute perturbation de sa vision, parce qu'elle pourrait justifier une consultation ophtalmologique. En effet, les corticoïdes peuvent entraîner des atteintes de l'œil, principalement sous forme de cataracte.
– Vous prenez également le temps d'expliquer à la patiente que les corticoïdes peuvent être associés à des problèmes infectieux, aussi bien bactériens virologiques que parasitaires. Là, également, vous insistez sur l'importance d'une consultation médicale urgente en cas d'apparition de signes infectieux, telles que de la fièvre ou des éruptions cutanées évocatrices de zona, par exemple.

Points-clés

Anti-inflammatoires non stéroïdiens

1. Les anti-inflammatoires non stéroïdiens sont des médicaments **symptomatiques** *antalgiques*, *antipyrétiques* et *anti-inflammatoires*.
2. Ils ne doivent donc pas être prolongés au-delà de la disparition des symptômes.
3. Ils ont un mode d'action commun : diminution de la production tissulaire des prostaglandines et thromboxanes, par inhibition de la cycloxygénase.
4. Les effets indésirables des AINS sont centrés sur les complications digestives, rénales et cardiaques.

Anti-inflammatoires stéroïdiens (AS) ou corticoïdes

1. Les anti-inflammatoires stéroïdiens ou corticoïdes sont des dérivés synthétiques des hormones naturelles – cortisol et cortisone – dont ils se distinguent par un pouvoir anti-inflammatoire plus marqué et, à l'inverse, un moindre effet minéralocorticoïde.
2. Les AS sont également des médicaments à action rapide qui possèdent des propriétés anti-inflammatoires et immunomodulatrices.
3. Les effets indésirables des AS sont centrés sur les complications métaboliques, osseuses et infectieuses.
4. Il n'y a pas de contre-indication absolue si la pathologie traitée le justifie (par exemple dans le rejet aigu de greffe).
5. Leur utilisation prolongée impose des mesures d'accompagnement (comme le régime désodé) et une décroissance progressive.

Antalgiques 12

La douleur est définie par l'Association internationale pour l'étude de la douleur (IASP) comme « une expérience sensorielle et émotionnelle désagréable, associée à un dommage tissulaire présent ou potentiel, ou décrite en termes d'un tel dommage ». Outre les mécanismes neurophysiologiques, la douleur peut avoir une composante psychologique importante.

Un antalgique est un médicament qui a pour rôle de diminuer la douleur, alors que la définition d'un analgésique est la suppression de la sensibilité à la douleur. Derrière cette différence subtile, le terme antalgique est plus souvent réservé au paracétamol et à l'aspirine, alors que les analgésiques évoquent les morphiniques. Toutefois, cette différence est souvent négligée en pratique courante.

La douleur aiguë est un symptôme, qui a un rôle de « signal d'alarme » pour l'organisme ainsi informé d'une lésion tissulaire. Certaines douleurs qualifiées de chroniques, sont persistantes et ne jouent plus un rôle d'alarme pour l'organisme. Elles ont un fort retentissement psychologique et social pour le patient et sont souvent rebelles aux traitements antalgiques conventionnels.

Sur le plan physiopathologique on distingue trois types de douleurs :

- les **douleurs par excès de nociception**, souvent aiguës, conséquence d'une lésion tissulaire ;
- les **douleurs neuropathiques (ou neurogènes)**, aiguës ou chroniques, et dues à une dysfonction ou à une lésion nerveuse, au niveau périphérique ou central ;
- les **douleurs psychogènes**, qui pourraient être dues à un abaissement du seuil de perception de la douleur ou à des troubles psychoaffectifs.

Mécanismes de la douleur

La transmission du message douloureux fait intervenir de très nombreux médiateurs, aux niveaux périphérique et central (corne postérieure de la moelle épinière notamment). Schématiquement, trois étapes se succèdent (figure 12.1) :

- **l'influx nociceptif** est élaboré au niveau de terminaisons nerveuses présentes dans la peau et les viscères, appelées **nocicepteurs**, avant d'être transmis par les fibres nerveuses périphériques. Il existe plusieurs types de nocicepteurs :
  - les mécanorécepteurs, sensibles à la pression et à l'étirement. Ils sont prolongés par des fibres Aδ myélinisées et permettent une conduction rapide et précise du signal,
  - les récepteurs polymodaux, sensibles à la chaleur ainsi qu'à des stimuli mécaniques ou chimiques. Ils sont prolongés par des fibres C non myélinisées, dont la conduction est lente et peu précise (douleur diffuse) ;
- l'**influx** est ensuite modulé au niveau de la corne dorsale de la moelle épinière ;

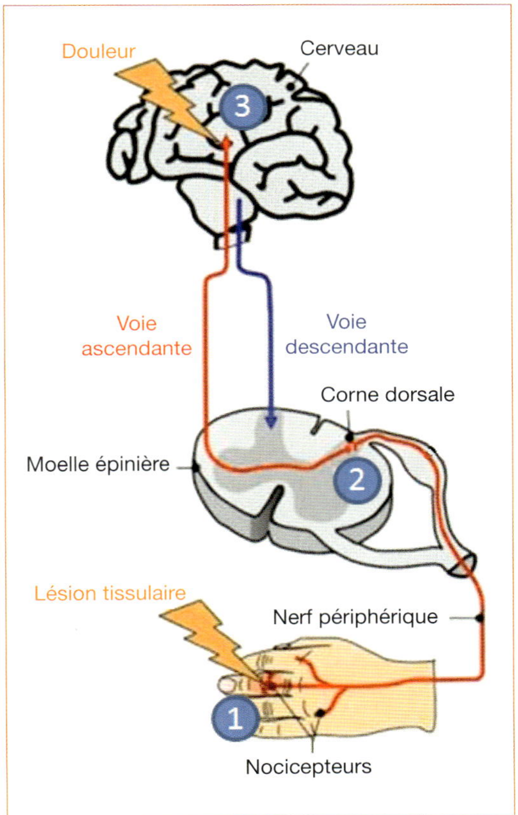

Fig. 12.1 *Transmission du message douloureux.*

– enfin le **message** est intégré au niveau du cerveau pour devenir conscient.

Les antalgiques vont agir à différents niveaux de la transmission du message nociceptif.

Classification des antalgiques

Il existe plusieurs classifications des antalgiques. La plus répandue est la classification de l'OMS. La distinction des antalgiques selon leur site d'action (périphérique ou central), bien que peu appropriée, est toujours utilisée (tableau 12.1).

Tableau 12.1. Classification des antalgiques selon l'OMS.

Palier	I	II	III
Douleur	Faible à modérée	Modérée/sévère	Sévère
Antalgiques centraux	Paracétamol Néfopam (Acupan)	Agonistes partiels Codéine Tramadol Dextropropoxyphène*	Agonistes entiers Morphine Fentanyl Sufentanil, alfentanil, rémifentanil Agonistes partiels Hydromorphone Oxycodone Agonistes/antagonistes Buprénorphine Nalbuphine
Antalgiques périphériques	Aspirine AINS		

* À la suite de la procédure européenne de réévaluation du rapport bénéfice/risque de tous les médicaments contenant du dextropropoxyphène, la Commission européenne a demandé en juin 2010 le retrait dans l'Union européenne des autorisations de mise sur le marché de toutes les spécialités contenant du dextropropoxyphène dans un délai maximum de 15 mois.

Classification de l'OMS

Cette classification repose sur l'intensité de la douleur à traiter, et distingue trois paliers :

– les **antalgiques de palier I** sont indiqués pour les douleurs d'intensité faible à modérée, et sont des antalgiques non opioïdes ;

– les **antalgiques de palier II** sont les traitements des douleurs d'intensité modérée à sévère. Ils appartiennent aux opioïdes faibles, utilisés seuls ou en association à des antalgiques de palier I (paracétamol notamment) ;

– enfin les **antalgiques de palier III** sont les opioïdes forts, indiqués dans les douleurs très sévères. On retrouve dans ce groupe la morphine, principal alcaloïde extrait d'une espèce de pavot, *Papaver somniferum*. La morphine sert de base à l'élaboration des autres analgésiques opioïdes qui ont des structures très proches.

REMARQUE

On qualifie d'opioïdes les molécules qui se fixent aux récepteurs aux opioïdes ; ce terme englobe donc les substances produites par l'organisme (= substances endogènes) qui agissent sur ces récepteurs. Les termes « opiacé » (qui vient d'opium) ou « morphinique » font quant à eux référence aux molécules synthétisées à partir de la morphine, et non aux molécules endogènes.

Coantalgiques (ou coanalgésiques)

Certains médicaments, initialement développés dans d'autres indications, sont couramment utilisés dans la prise en charge de la douleur, comme traitements adjuvants ou plus spécifiquement pour certaines formes de douleurs (notamment les douleurs neuropathiques). On les appelle Coantalgiques (ou coanalgésiques). Ces médicaments n'entrent pas dans la classification de l'OMS.

On retrouve notamment des antidépresseurs (amitriptyline, clomipramine, duloxétine, imipramine) et certains antiépileptiques (carbamazépine, gabapentine, prégabaline, clonazépam).

Antalgiques centraux et périphériques

Cette classification historique est toujours utilisée dans le langage courant, bien qu'elle semble aujourd'hui peu appropriée. En effet certains antalgiques que l'on croyait agir au niveau périphérique agissent plutôt au niveau central (c'est le cas du paracétamol, dont le mode d'action reste encore mal connu), alors que les opiacés, classiquement qualifiés d'« analgésiques centraux » ont également un effet périphérique, lié à la présence de récepteurs aux opioïdes au niveau périphérique.

Mécanisme d'action et effets pharmacologiques

Analgésiques opioïdes

MÉCANISME D'ACTION

Pour atténuer le message douloureux, l'organisme synthétise différents peptides : les endorphines, les enképhalines et les dynorphines. Ces peptides se fixent sur des récepteurs couplés à la protéine G appelés récepteurs aux opioïdes.

Ces récepteurs sont présents au niveau périphérique et central, et on les retrouve en forte concentration au niveau de la corne dorsale de la moelle épinière.

Il existe trois grands sous-types de récepteurs aux opioïdes : les récepteurs μ (mu), les récepteurs δ (delta) et les récepteurs κ (kappa). Ils diffèrent par la nature de leurs agonistes endogènes et sont à l'origine d'effets biologiques différents.

Les analgésiques opioïdes vont jouer le rôle d'agonistes pour ces récepteurs, ce qui va entraîner une modification de la transmission et de l'influx nociceptif, à l'origine de l'effet antalgique.

EFFETS PHARMACOLOGIQUES

- **analgésie** : c'est le principal effet des morphiniques en thérapeutique ; il est dû en grande partie à leur effet agoniste sur les récepteurs mu ;
- **dépression respiratoire** : également due à l'effet agoniste sur les récepteurs mu, c'est un effet indésirable redouté des morphiniques ; cet effet secondaire n'a pas de conséquence clinique aux doses thérapeutiques ;
- **tolérance** : lors d'administrations répétées, on observe une diminution de l'efficacité, qui nécessite d'augmenter les doses pour obtenir un effet comparable à l'effet initial ;
- **dépendance** : elle se définit par l'apparition d'un syndrome de sevrage à l'arrêt du traitement ou en présence d'un antagoniste ; cet effet secondaire n'a pas de conséquence clinique aux doses thérapeutiques ;

- **myosis** (diminution du diamètre de la pupille par contraction de l'iris) ;
- **sédation** ;
- **euphorie**, **dysphorie**, **hallucinations** ;
- effets digestifs :
  • **constipation**, due à une diminution de la motilité intestinale liée à la présence de récepteurs aux opioïdes en concentration importante au niveau intestinal. Les opiacés ne sont plus employés dans cette indication mais un analogue structural, le lopéramide (*Imodium*) est un antidiarrhéique couramment utilisé,
  • **nausées et vomissements** ;
- **effet antitussif** : particulièrement marqué pour la codéine. Toutefois son usage est de moins en moins fréquent dans cette indication à cause d'un risque de détournement à des fins illicites.

MÉDICAMENTS ET INDICATIONS

La grande majorité des opioïdes sont utilisés comme antalgiques.

Les liaisons des opiacés aux différents types de récepteurs expliquent leurs indications. La morphine est un puissant agoniste des récepteurs μ, elle a donc un effet analgésique fort (palier III) mais va également induire une dépression respiratoire ainsi que des phénomènes de tolérance et dépendance. Le fentanyl, très utilisé en thérapeutique, ainsi que ses dérivés, ont des propriétés semblables mais diffèrent par leur puissance antalgique. Le fentanyl est environ 100 fois, et le sufentanil 500 fois plus puissant que la morphine.

La buprénorphine est un agoniste partiel des récepteurs μ et antagoniste des récepteurs κ. Pour cette raison, on la qualifie parfois d'agoniste/antagoniste. Elle est utilisée comme antalgique (*Temgésic*) mais aussi dans le traitement de substitution aux opiacés (*Subutex*).

La nalbuphine est un autre agoniste/antagoniste, mais agoniste pour les récepteurs κ et antagoniste pour les récepteurs μ. Ce profil permet théoriquement d'obtenir un effet analgésique sans effet dépresseur respiratoire. Toutefois, même s'il est moins fréquent qu'avec la morphine, l'effet dépresseur respiratoire de la nalbuphine est réel, notamment à forte dose.

D'autres indications existent :

- anesthésie essentiellement pour le sufentanil et le rémifentanil. L'alfentanil est réservé à l'anesthésie ;
- toux pour la codéine ;
- traitement de substitution aux opiacés pour la méthadone et la buprénorphine.

Paracétamol

MÉCANISME D'ACTION

Bien que le paracétamol soit un médicament ancien et très couramment utilisé, son mode d'action n'est toujours pas parfaitement connu. L'effet du paracétamol est historiquement attribué à la seule inhibition des cycloxygénases, ce qui est aujourd'hui controversé. Les autres hypothèses sont une action sérotoninergique centrale, possiblement liée à l'activation par le paracétamol de récepteurs aux endocannabinoïdes.

EFFETS PHARMACOLOGIQUES

Le paracétamol a deux effets :

- un effet antalgique ;
- un effet antipyrétique.

MÉDICAMENTS ET INDICATIONS

Le paracétamol est largement utilisé, disponible sans prescription médicale, et commercialisé sous de nombreuses formes : comprimés et comprimés effervescents (*Claradol*, *Doliprane*, *Efferalgan*, etc.), gélules (*Dafalgan*, etc.), poudre pour solution buvable (*Doliprane*, *Efferalgan*), suppositoires (*Dafalgan*, *Doliprane*, *Efferalgan*, etc.), lyophilisats (*Paralyoc*). Il existe également une forme pour perfusion IV (*Perfalgan*), lorsque d'autres voies d'administration ne sont pas possibles.

Notons enfin que le paracétamol est fréquemment associé aux antalgiques de palier II (voir tableau 12.3).

Aspirine et anti-inflammatoires non stéroïdiens

L'aspirine et certains AINS tels que l'ibuprofène sont couramment utilisés comme antalgiques de palier I. Outre leurs propriétés antalgiques, ces médicaments sont antipyrétiques et anti-inflammatoires à dose plus élevée. Voir chapitre 12 «Anti-inflammatoires».

Néfopam

Le néfopam (*Acupan*) est un antalgique non opioïde d'action centrale, réservé au traitement des douleurs aiguës. Il est administré par voie IV ou IM (l'administration *per os* sur un sucre est hors AMM). Ses principaux effets indésirables sont des effets anticholinergiques (bouche sèche, tachycardie, rétention urinaire).

Prise en charge de la douleur

La douleur est un motif de consultation médicale très fréquent. La législation rend obligatoire la prise en charge de la douleur, qui a deux objectifs :

- le premier est de diminuer l'intensité de la douleur à un niveau supportable pour améliorer la qualité de vie du patient, réduire les répercussions psychologiques et favoriser la réinsertion;
- le second objectif est de prévenir le passage à la chronicité.

La prise en charge dépend étroitement du type de douleur. Ainsi les douleurs par excès de nociception seront traitées en premier lieu par des antalgiques, alors que les douleurs neuropathiques seront traitées par certains antiépileptiques ou antidépresseurs. Enfin la psychothérapie est l'axe de traitement principal des douleurs psychogènes.

Lorsque la cause de la douleur est identifiée, un traitement étiologique doit accompagner le traitement symptomatique quand c'est possible.

Le personnel infirmier est habilité à entreprendre et adapter les traitements antalgiques dans le cadre de protocoles définis, après prescription médicale de ces protocoles. L'infirmier doit donc pouvoir évaluer l'efficacité et la toxicité des traitements.

Douleur aiguë par excès de nociception

Le recours aux antalgiques de paliers I, II ou III est indiqué. Le choix du palier sera adapté à l'intensité de la douleur. Voir page 161, *Surveillance, évaluation de la douleur*.

Dans le cas particulier de la douleur provoquée par des soins, un traitement préventif peut être envisagé avant le geste :

- antalgiques;
- anesthésiques locaux (**exemple** : lidocaïne/prilocaïne = *Emla*).

Le recours au mélange équimolaire oxygène/protoxyde d'azote ou MEOPA (Kalinox) est indiqué lors de gestes douloureux (pansements), ainsi qu'en obstétrique en alternative à l'anesthésie péridurale.

infirmiers

Acte et surveillance

Bonnes pratiques d'utilisation du MEOPA

▪ **Données générales**

MEOPA = Mélange Equimolaire d'Oxygène (O_2) et de Protoxyde d'Azote (N_2O).

Petit rappel historique :

– Anesthésique général, analgésique.

– Découvert en 1776 par Joseph Priestley.

– Utilisé dès la fin du XVIIIe siècle comme « gaz hilarant » dans les foires (effet euphorisant).

– Anesthésiants découverts en 1844 par le dentiste Horace Wells.

– N'étant pas inflammable, le protoxyde d'azote favorise, à l'instar de l'oxygène, la combustion.

L'administration de MEOPA est autorisée au personnel médical et paramédical ayant bénéficié d'une formation spécifique, et dont les connaissances sont périodiquement réévaluées.

Il faut vérifier la prescription médicale nominative, quantitative, qualitative, écrite, datée et signée, avant l'administration.

L'administration ne doit pas excéder 60 min, et ne pas dépasser 15 jours d'administration continue.

La surveillance clinique doit être renforcée en cours et après l'administration, chez :

– les patients prenant des dépresseurs du SNC (psychotropes, morphiniques…) ;

– les enfants de moins de 4 ans.

▪ **Déroulement du soin**

a- Avant le soin :

– Le jeûne n'est pas nécessaire.

– Vérifier que la salle est équipée d'une source d'oxygène (prioritaire).

– Vérifier le matériel (masque adapté et transparent, valve anti-retour, filtre antibactérien, ballon souple…).

Le volume restant dans la bouteille doit être suffisant pour la durée prévue du soin (sinon, il faut prévoir une 2e bouteille).

– Vérifier l'absence de contre-indications.

– Expliquer le soin, et mettre le patient en confiance : le bon déroulement du soin nécessite l'adhésion et la coopération du patient.

– Ne pas enduire de corps gras le visage des patients (vaseline, pommade,… risque inflammable).

– Bien se sécher les mains avant de manipuler la bouteille.

– Il faut attendre 3 minutes (délai minimum d'action du MEOPA) avant de débuter le soin.

b- Pendant le soin dans des locaux aérés :

– L'auto-administration est à favoriser (le patient tient son masque, et doit respirer normalement).

– La présence d'une deuxième personne est souhaitée, pour que la surveillance du patient (risque d'agitation) et le maintien du contact visuel et verbal soient continus au cours de la réalisation du soin.

– Surveiller la vigilance du patient.

– Si nécessaire, renforcer l'effet antalgique (psychothérapie de soutien).

– Réaliser l'acte douloureux en poursuivant l'inhalation pendant toute sa durée.

– Arrêter immédiatement l'administration en cas de perte de contact verbal, de vomissements, d'agitation paradoxale.

c- Après le soin :

– Retirer le masque et laisser le patient au repos plus de 5 minutes.

– Surveillance de la respiration (fréquence, amplitude et symétrie des mouvements thoraciques, coloration des téguments, saturation périphérique en oxygène (SpO_2)).

– Surveiller les premiers pas. Si le patient n'est pas accompagné, il est raisonnable de le garder 1 heure avant d'autoriser la sortie de l'établissement.

– Inciter le patient à exprimer ce qu'il a ressenti.

– Évaluer la douleur provoquée par le soin, ainsi que les éventuels effets secondaires et les consigner.

– Noter le déroulement du soin dans le dossier patient.

Douleurs chroniques

Le traitement des douleurs chroniques est plus souvent complexe. Pour les douleurs par excès de nociception, le choix du palier de l'antalgique dépend de l'intensité de la douleur. Pour les douleurs sévères, le **traitement de fond** repose sur les formes à libération prolongée, essentiellement sur la morphine orale ou le fentanyl par voie transdermique.

Le traitement des **accès douloureux paroxystiques** (exacerbations passagères d'une douleur chronique) repose quant à lui sur les formes à libération immédiate, administrées en plus du traitement de fond ; ce sont les « interdoses ». Si ces interdoses sont fréquentes (au-delà de 3 ou 4/jour), la douleur est insuffisamment contrôlée et il faut augmenter la posologie du traitement de fond. L'adaptation individuelle de la dose jusqu'à obtention de la posologie optimale (meilleure efficacité avec le moins d'effets indésirables possible) est appelée **titration**.

EXEMPLE DE TITRATION DE LA MORPHINE ORALE

Un patient est traité par morphine orale (*Skénan* LP 30 mg toutes les 12 heures), avec des interdoses de 10 mg en cas d'accès douloureux paroxystique (*Actiskenan* 10 mg). En effet, les interdoses doivent représenter de 1/10e à 1/6e de la dose journalière du traitement de fond (soit dans cet exemple 6 à 10 mg).

Vous constatez que le patient a recours à 6 interdoses de morphine à libération immédiate dans la journée, ce qui fait une consommation totale de morphine de 120 mg (2 × 30 + 6 × 10 = 120). On peut donc proposer une adaptation du traitement de fond en intégrant les interdoses, par exemple : *Skénan* LP 60 mg toutes les 12 heures (soit 120 mg au total). Les interdoses proposées au patient seront désormais de 24 à 40 mg (par exemple, 1 gélule d'*Actiskenan* 30 mg).

Il ne faut pas s'attarder sur une posologie qui s'avère inefficace. Le patient doit donc être vu de manière rapprochée pour trouver la posologie optimale. Enfin, il n'y a pas de limite maximale pour la posologie de morphine, à condition que les effets indésirables soient contrôlés.

Rotation des opioïdes et équianalgésie

Lorsque la douleur n'est pas contrôlée malgré le recours à des morphiniques, le changement pour un autre opioïde ou pour une autre voie d'administration permet dans certains cas de soulager le patient. C'est la **rotation des opioïdes**.

Pour limiter le risque de sous-dosage ou de surdosage lors d'un changement de molécule ou de voie, il faut veiller à respecter le rapport d'équianalgésie (tableau 12.2), qui représente la différence de dose entre deux médicaments ou voies d'administration pour avoir un effet antalgique comparable.

Tableau 12.2. Rapports d'équianalgésie des opioïdes.

Analgésiques	Équivalences posologiques	Rapport d'équianalgésie
Dextropropoxyphène	60 mg = 10 mg de morphine orale	1/6
Codéine	60 mg = 10 mg de morphine orale	1/6
Tramadol	50 mg = 10 mg de morphine orale	1/5
Morphine orale	Référence	1
Morphine intraveineuse	3,3 mg = 10 mg de morphine orale	3
Morphine sous-cutanée	5 mg = 10 mg de morphine orale	2
Hydromorphone	4 mg = 30 mg de morphine orale	7,5
Buprénorphine	0,2 mg = 6 mg de morphine orale	30
Nalbuphine (SC)	5 mg = 10 mg de morphine orale	2
Fentanyl transdermique	25 µg/h = 60 mg de morphine orale	100 à 150
Oxycodone	10 mg = 20 mg de morphine orale	2

Prise en charge non médicamenteuse de la douleur

De nombreuses techniques non médicamenteuses peuvent être envisagées pour contribuer à atténuer la douleur (notamment les douleurs chroniques) :

- la prise en charge psychologique est indispensable en raison du retentissement psychoaffectif important des douleurs chroniques ;
- la neurostimulation périphérique utilise des électrodes cutanées pour traiter notamment les douleurs secondaires à des lésions nerveuses périphériques d'intensité modérée ;
- la rééducation contribue à soulager les douleurs de l'appareil locomoteur et ses conséquences sur le plan moteur, en augmentant la mobilité ;
- des techniques chirurgicales spécialisées sont possibles dans certains cas ;
- enfin d'autres techniques telles que l'homéopathie ou l'acupuncture sont couramment utilisées. Bien que l'effet placebo ait probablement un rôle non négligeable dans leur efficacité, leur quasi-innocuité en fait des traitements complémentaires adaptés pour certains patients.

Effets indésirables

Voir Fiche pharmacologie « Antalgiques opioïdes » (paliers II et III), page 162.

infirmiers

Acte et surveillance

Intoxication aiguë aux opiacés

Diagnostic

– Les principaux signes sont des troubles de la conscience, une bradypnée et un myosis serré. On retrouve également une bradycardie et une hypotension artérielle. La principale complication est l'arrêt respiratoire par dépression centrale.

Traitement sur prescription médicale

– Assurer une bonne oxygénation est une priorité (O_2, ventilation assistée si nécessaire).

– L'antidote est la naloxone (*Narcan*), un antagoniste des récepteurs aux opioïdes.

– Posologie : bolus initial de 0,2 mg IV puis augmenter par palier de 0,2 mg toutes les 2 minutes jusqu'au maintien d'une fréquence respiratoire > 12/min.

– Chez un sujet qui n'a pas pris d'opiacés, la naloxone n'aura quasiment aucun effet. En revanche, chez le patient intoxiqué, elle va normaliser la fréquence respiratoire et les autres signes de surdosage (myosis) en quelques minutes. Chez les sujets dépendants, elle peut entraîner un syndrome de sevrage.

– Risque d'inefficacité de l'antidote en cas de surdosage en buprénorphine ou nalbuphine.

Surveillance

– Scope, glycémie, saturation en oxygène et fréquence respiratoire, ECG. Recherche de toxiques associés.

infirmiers

Acte et surveillance

Intoxication aiguë au paracétamol

Le paracétamol est globalement bien toléré, et est disponible en vente libre sans ordonnance. Toutefois la toxicité hépatique est un effet indésirable particulièrement redouté en cas de surdosage.

Mécanisme

– Le paracétamol est biotransformé par conjugaison hépatique. Une faible proportion est métabolisée par le cytochrome P450 pour former un métabolite très réactif, le N-acétyl-para-benzoquinone imine (NAPQI). À dose thérapeutique, ce métabolite en très faible concentration réagit normalement avec le glutathion et est donc dégradé. En revanche, pour des doses supérieures à 150 mg/kg environ (ce qui correspond à approximativement 10 g, un peu plus du contenu d'une boîte), le métabolite toxique est formé en quantité trop importante. La voie de dégradation du NAPQI est saturée et il va s'accumuler. Ce métabolite très réactif se lie ensuite aux macromolécules environnantes et provoque une mort cellulaire, qui résulte en une cytolyse hépatique.

Les doses toxiques sont plus faibles en cas de consommation d'alcool car il y a induction du cytochrome P450.

Diagnostic

– Les premiers signes sont des nausées, vomissements et douleurs abdominales. La cytolyse hépatique (augmentation des transaminases) débute vers la 12e heure, avec un pic au 3e jour. Si elle n'est pas prise en charge suffisamment tôt, elle peut aboutir à une hépatite cytolytique jusqu'à l'insuffisance hépatocellulaire grave.

– La paracétamolémie est le dosage plasmatique du paracétamol. Il existe un diagramme, le diagramme de Prescott, qui permet de prédire la gravité hépatique de l'intoxication en fonction de deux paramètres : la valeur de la paracétamolémie et le délai depuis l'ingestion. Ce diagramme aide au choix précoce de la thérapeutique.

Traitement sur prescription médicale

– L'antidote est la N-acétylcystéine (*Mucomyst*) qui restaure la voie métabolique usuelle du NAPQI. Elle doit être démarrée le plus tôt possible (ne pas attendre la paracétamolémie s'il y a un doute).

– Selon la valeur de la paracétamolémie, le traitement sera ensuite poursuivi ou interrompu.

Surveillance

– Paracétamolémie, ionogramme sanguin, transaminases (ASAT, ALAT : aspartate et alanine-aminotransférases respectivement), recherche de toxiques associés, ECG.

Interactions médicamenteuses

Opiacés

L'association de **buprénorphine** ou **nalbuphine** est contre-indiquée avec tous les autres morphiniques, à cause du risque de diminution de l'effet antalgique, voire d'apparition d'un syndrome de sevrage.

La **rifampicine** (inducteur enzymatique) diminue l'efficacité de la morphine et requiert surveillance clinique et adaptation éventuelle de la posologie.

L'association d'autres **morphiniques** ou de **benzodiazépines** (anxiolytiques) majore le risque de dépression respiratoire.

L'**alcool** et tous les **médicaments sédatifs** majorent l'altération de la vigilance s'ils sont associés aux opiacés ; il est nécessaire d'informer le patient que ces associations peuvent rendre dangereuses la conduite de véhicules et l'utilisation de machines.

Anti-inflammatoires non stéroïdiens

Les AINS présentent de nombreuses interactions médicamenteuses (voir chapitre 12). Cette liste non exhaustive reprend des interactions courantes :

- **anticoagulants oraux** et **héparines**, **antiagrégants plaquettaires** : majoration du risque hémorragique ;
- **inhibiteurs de l'enzyme de conversion (IEC)**, **antagonistes des récepteurs à l'angiotensine II (ARA II)**, **diurétiques** : risque d'insuffisance rénale aiguë fonctionnelle, notamment chez le sujet âgé et/ou déshydraté ;
- majoration de la toxicité d'autres médicaments (**lithium**, **méthotrexate**, etc.).

Paracétamol

Avec les anticoagulants oraux (antivitamines K), il existe un risque de surdosage en AVK et d'hémorragie en cas de prise de paracétamol aux doses maximales (4 g/j) pendant plusieurs jours consécutifs. Néanmoins l'usage de paracétamol pour le traitement de douleurs de faible intensité est préférable à celui des AINS chez les patients traités par anticoagulant oral. Il faudra néanmoins prévenir les patients de n'utiliser que des doses faibles, et d'éviter les traitements prolongés.

Modes d'administration

Les nombreuses formes galéniques d'antalgiques actuellement disponibles sur le marché permettent des modes d'administration variés, adaptés à l'état du patient et au type de douleur (tableaux 12.3 et 12.4).

Tableau 12.3. Antalgiques opioïdes faibles (palier II).

Dénomination commune internationale	Spécialités	Forme galénique
Codéine + paracétamol (antalgique)	*Efferalgan codéiné, Codoliprane, etc.*	Cp effervescent Cp sécable
Codéine (antitussif)	*Néo-Codion*	Cp, sirop
Codéine (antalgique en pédiatrie)	*Codenfan*	Sirop
Tramadol	*Contramal, Topalgic, etc*	Cp, cp LP
Tramadol + paracétamol	*Ixprim, Zaldiar*	Cp
Dextropropoxyphène* + paracétamol	*Di-Antalvic, DiAlgirex*	Gélules
Dextropropoxyphène* + paracétamol + caféine	*Propofan*	Cp

* À la suite de la procédure européenne de réévaluation du rapport bénéfice/risque de tous les médicaments contenant du dextropropoxyphène, la Commission européenne a demandé en juin 2010 le retrait dans l'Union européenne des autorisations de mise sur le marché de toutes les spécialités contenant du dextropropoxyphène dans un délai maximum de 15 mois.

Tableau 12.4. Antalgiques opioïdes forts (palier III).

Dénomination commune internationale	Spécialités	Voie d'administration/ Forme galénique
Morphine	Morphine Aguettant, Cooper, Lavoisier, Renaudin	SC, IV, péridurale, intrathécale (solution filtrée, sans conservateur)
Libération immédiate	*Actiskenan, Sévrédol*	PO libération immédiate
	Oramorph	Solution buvable (unidoses)
Libération prolongée	*Skénan LP, Moscontin*	PO libération prolongée
Fentanyl	*Fentanyl Dakota, Mylan*, etc.	IV, péridurale
Libération immédiate	*ActiQ*	Cp application buccale
	Abstral	Cp sublinguaux
Libération prolongée	*Durogéic*	Dispositifs transdermiques
Hydromorphone	*Sophidone*	Gél. libération prolongée
Oxycodone	*Oxynorm*	Gél. lib. immédiate/injectable
	Oxycontin LP	Cp libération prolongée
Buprénorphine	*Temgésic*	Cp sublinguaux/injectable
Nalbuphine	*Nalbuphine Mylan, Renaudin*, etc.	Injectable
Sufentanil	*Sufenta, Sufentanil Sandoz*, etc.	Injectable
Rémifentanil	*Ultiva*	Injectable
Alfentanil	*Rapifen*	Injectable

ANALGÉSIE AUTOCONTRÔLÉE PAR LE PATIENT (OU *PATIENT-CONTROLLED ANALGESIA*, PCA)

La PCA est un système d'administration d'analgésique, le plus souvent de morphine, à l'aide d'une pompe de perfusion. La PCA permet une administration continue et, à la demande du patient, des doses supplémentaires. Pour la morphine, la voie d'administration est sous-cutanée ou intraveineuse si le patient est porteur d'une chambre implantable ou d'un cathéter veineux central. D'autres voies et d'autres analgésiques sont utilisés de façon plus marginale. La dose totale de médicament est prédéfinie afin d'éviter les surdosages.

Surveillance

Évaluation de la douleur

L'évaluation de l'intensité de la douleur est essentielle pour adapter le traitement : obtenir la posologie optimale (bonne efficacité en limitant la toxicité), changer de médicament ou associer plusieurs antalgiques.

Pour cela différents outils sont disponibles :

– avec les échelles d'auto-évaluation le patient va déterminer lui-même l'intensité de la douleur ressentie. Les plus courantes sont l'échelle verbale et l'échelle visuelle analogique ou EVA (figure 12.2). D'autres échelles sont adaptées à la pédiatrie (notamment l'échelle des visages, figure 12.3) ;

– les outils d'hétéro-évaluation seront adaptés aux patients dans l'impossibilité de communiquer (patients non conscients, patients ne comprenant pas la langue, etc.). Le soignant attribue un score en fonction de différents paramètres comportementaux évocateurs de douleur.

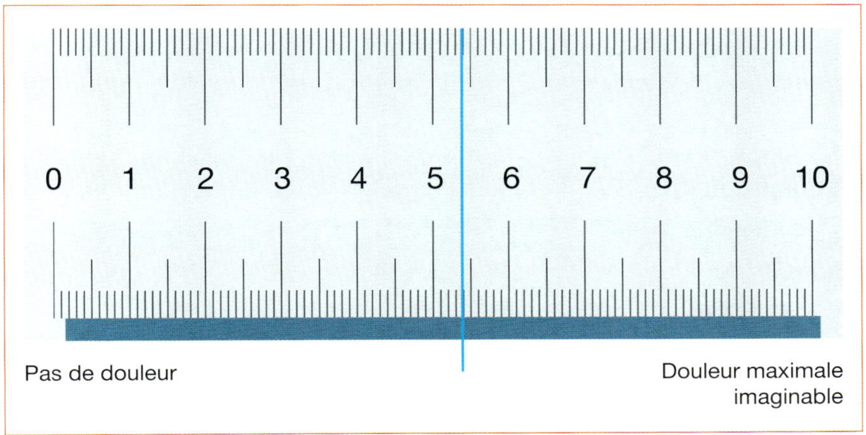

Fig. 12.2 *Échelle visuelle analogique.*
La position du curseur est établie par le patient entre deux extrêmes (« pas de douleur » et « douleur maximale imaginable »). Sur l'autre face de l'échelle (visible par le soignant), une graduation de 0 à 10 permet de quantifier l'intensité de la douleur.

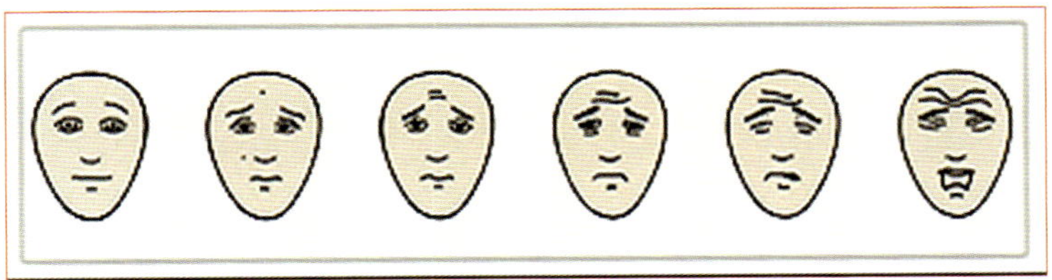

Fig. 12.3 *Échelle des visages.*
L'enfant va déterminer le visage qui correspond le mieux à la douleur ressentie.

Surveillance du traitement par opiacés

Voir fiche Pharmacologie « Antalgiques opioïdes (paliers II et III) », page 162.

Arrêt du traitement par opiacés

La **décroissance progressive des doses** permet de limiter le risque de syndrome de sevrage.

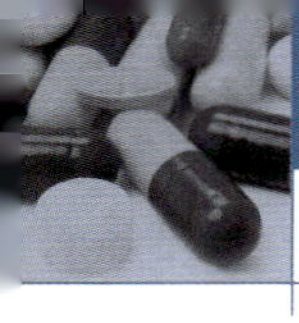

Réglementation

La morphine, l'hydromorphone, l'oxycodone, le fentanyl, l'alfentanil, le sufentanil, le rémifentanil et la méthadone sont classés parmi les stupéfiants.

Concernant le stockage, la prescription, et la délivrance : voir chapitre 18.

Points-clés

1. Les antalgiques sont les médicaments utilisés dans le traitement de la douleur ; la classification de l'OMS distingue trois paliers :
   – palier I : antalgiques non opioïdes indiqués pour les douleurs d'intensité faible à modérée ;
   – palier II : opioïdes faibles utilisés contre les douleurs d'intensité modérée à sévère ;
   – palier III : opioïdes forts indiqués dans les douleurs très sévères.
2. L'évaluation de la douleur (par des échelles visuelles notamment) est essentielle pour ajuster la posologie.
3. Les opioïdes ont un effet dépresseur sur la respiration et induisent des phénomènes de tolérance et de dépendance. L'arrêt brutal expose à un syndrome de sevrage ; il faut donc diminuer progressivement les doses.
4. La constipation est le principal effet indésirable digestif des opioïdes : il justifie l'association quasi systématique d'un traitement laxatif.
5. L'intoxication aiguë au paracétamol (> 10 g) conduit à des troubles hépatiques graves. L'antidote est la N-acétylcystéine.

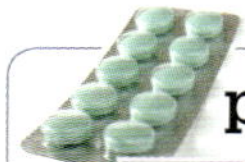

pharmacologie

ANTALGIQUES OPIOÏDES (PALIERS II ET III)

SURVEILLANCE

Efficacité du traitement

- Évaluer régulièrement la douleur (EVA, échelle verbale, échelle des visages, hétéro-évaluation), surtout à l'instauration du traitement, quand la douleur n'est pas encore contrôlée.
- Évaluer le nombre de prises (interdoses) en plus du traitement de fond, afin d'adapter la posologie si nécessaire.

Tolérance, effets indésirables

- Transit intestinal à adapter. Traitement symptomatique de la constipation si besoin.
- Vigilance et fréquence respiratoire (signes de surdosage).
- Myosis.

CONTRE-INDICATIONS

- Insuffisance respiratoire décompensée, insuffisance hépatique sévère, traumatisme crânien et hypertension intracrânienne, épilepsie non contrôlée, allaitement.
- Interactions contre-indiquées : buprénorphine, nalbuphine (risque de syndrome de sevrage), antidépresseurs de la famille des IMAO (inhibiteurs de la monoamine-oxydase) non sélectifs.

ÉDUCATION-CONSEIL AU PATIENT

- La constipation est un effet indésirable majeur, prévenu par des mesures diététiques (fibres végétales, boissons abondantes) et les laxatifs.
- Les autres signes digestifs (nausées, vomissements) sont surtout fréquents en début de traitement ; ils peuvent justifier un traitement symptomatique.
- Prévenir le patient du risque de somnolence, et du danger qu'il représente en cas de conduite. La somnolence est plus marquée chez le sujet âgé et en cas de consommation d'alcool.
- Risque de dépendance et de tolérance : augmentation et diminution progressive des doses, en évaluant rigoureusement la douleur.
- L'arrêt brutal entraîne un syndrome de sevrage (anxiété, irritabilité, frissons, mydriase, bouffées de chaleur, sudation, nausées, vomissements, crampes abdominales, diarrhées, arthralgies). Il faut diminuer progressivement les doses.

Anesthésiques 13

Anesthésie générale

L'anesthésie générale se définit comme « une perte réversible de la conscience et de toute sensation, volontairement provoquée dans un but thérapeutique et dans laquelle les réflexes sont diminués ou abolis. »

Le but est d'induire une analgésie et une relaxation musculaire (le tonus musculaire est augmenté de manière réflexe par la douleur et son abolition est nécessaire à l'abord d'organes profonds).

La diminution de la conscience s'accompagne de modifications assez stéréotypées de l'électroencéphalogramme. Après une activation initiale à faible concentration, apparaît une dépression de l'activité électrique cérébrale. La profondeur de l'anesthésie est caractérisée par des signes électroencéphalographiques, dont le suivi entre dans sa surveillance.

Avec la plupart des anesthésiques intraveineux, la dépression de l'activité électrique s'accompagne d'une diminution concentration-dépendante du débit sanguin et du métabolisme cérébral.

Au réveil, persiste une somnolence dont la profondeur et la durée dépendent essentiellement des propriétés pharmacocinétiques des médicaments.

L'anesthésie générale s'accompagne de risques qui doivent être contrôlés. Les principaux sont : la dépression respiratoire et les perturbations des régulations cardiovasculaires.

L'anesthésie générale s'obtient par l'utilisation successive de plusieurs médicaments :

- des sédatifs/hypnotiques avant l'intervention, utilisés par voie injectable ou inhalée ;
- des analgésiques, utilisables par voie IV ;
- ± des curares, inhibiteurs de la jonction neuromusculaire pour abolir le tonus musculaire en cours d'intervention.

Médicaments et leurs propriétés pharmacologiques essentielles

MÉDICAMENTS UTILISÉS EN PRÉANESTHÉSIE (TABLEAU 13.1)

Tableau 13.1. Médicaments utilisés en préanesthésie.

Classe thérapeutique	DCI (nom de spécialité)
Anticholinergiques	Atropine
Benzodiazépines	Diazépam (*Valium*)
Antihistaminiques	Hydroxyzine (*Atarax*)
Neuroleptiques (phénothiazines)	Chlorpromazine (*Largactil*) Alimémazine (*Théralène*)

Sédatifs

On y trouve des benzodiazépines, des antihistaminiques et des neuroleptiques. Malgré leur appartenance à des classes médicamenteuses différentes, ils possèdent tous des propriétés sédatives, anxiolytiques et myorelaxantes, mises à profit en préanesthésie.

Anticholinergiques

Les anticholinergiques (l'atropine) bloquent les récepteurs de l'acétylcholine, au niveau des terminaisons parasympathiques. Ils sont utilisés pour lutter contre une hyperactivité éventuelle du système parasympathique, pouvant entraîner, par **exemple**, une bradycardie aiguë ou un spasme laryngé.

MÉDICAMENTS DE L'ANESTHÉSIE GÉNÉRALE (TABLEAU 13.2)

Tableau 13.2. Liste des anesthésiques généraux inhalés et injectables.

Anesthésiques inhalés		Anesthésiques injectables	
Alcanes halogénés	Halothane (*Fluothane*) Isoflurane (*Forène*) Sévoflurane (*Sévorane*) Desflurane (*Suprane*)	Barbituriques	Thiopental (*Pentothal*, *Nesdonal*) Méthohexital (*Briétal*) Pentobarbital (*Nembutal*)
		Kétamine (*Kétalar*)	
		Propofol (*Diprivan*)	
		Étomidate (*Hypnomidate*)	
		Benzodiazépines	Flunitrazépam (*Rohypnol*) Midazolam (*Hypnovel*)

Ces médicaments hypnosédatifs ont en commun une faible latence d'action, donc la capacité d'induire une sédation profonde en quelques dizaines de secondes et de permettre, en fin d'intervention, une reprise de conscience rapide du fait de leur demi-vie courte. Leur effet sera potentialisé par les morphiniques qui sont eux aussi intrinsèquement sédatifs.

On distingue les anesthésiques inhalés des anesthésiques injectables.

Les anesthésiques gazeux sont employés :

- pour des interventions courtes, en particulier chez l'enfant;
- en induction d'anesthésie;
- en entretien d'anesthésie associés aux autres agents anesthésiques, ce qui permet de limiter leur posologie.

Anesthésiques inhalés

L'halothane a longtemps été utilisé pour maintenir une anesthésie induite par le thiopental. Il est puissant et maniable (réveil rapide < 1 h) mais possède une marge de concentrations efficaces et non toxiques, étroite, un surdosage entraînant une dépression respiratoire. Cet anesthésique a provoqué des hépatites graves, d'incidence faible (1/10 000), survenant 2 à 5 jours après l'arrêt de l'anesthésie. De ce fait, il n'est pratiquement plus utilisé.

L'isoflurane est très utilisé. Il permet une induction de l'anesthésie et un réveil rapides. Il modifie peu le débit cardiaque, donne peu d'arythmies, est dénué d'hépatotoxicité, exerce peu d'effets délétères sur la perfusion cérébrale et enfin entraîne une bonne myorelaxation.

La puissance anesthésique des agents administrés par inhalation est décrite par les concentrations alvéolaires. Le paramètre le plus utilisé est la «concentration alvéolaire minimale 50» (CAM 50) qui correspond à la concentration alvéolaire à l'équilibre, pour laquelle la moitié des patients n'ont pas de réaction motrice à un stimulus douloureux calibré.

REMARQUE

On peut ajouter dans ce chapitre le MEOPA. Bien qu'il ne s'agisse pas d'un mélange anesthésique, il est utilisé pour ses propriétés analgésiques majeures et rapides, au cours de l'aide médicale d'urgence (**exemple** : transport de patients hyperalgiques), ou dans la préparation d'actes douloureux de courte durée chez l'adulte ou l'enfant (**exemple** : ponction lombaire, biopsie ostéomédullaire, petite chirurgie).

Anesthésiques injectables (tableau 13.3)

Tableau 13.3 : Agents anesthésiques intraveineux : dose d'induction, délai et durée d'action.

DCI	Dose (mg/kg)	Délai(s)	Durée (min)
Thiopental	4-8	30-40	4-8
Propofol	2-3	30-40	4-6
Étomidate	0,3-0,4	40-60	4-6
Kétamine	1,5-3,0	60-90	10-30

Barbituriques

Le thiopental provoque une induction rapide, non désagréable de l'anesthésie. Le réveil est rapide, rarement accompagné de vomissements ou d'excitation postopératoire. Les complications liées à son utilisation sont minimes lorsque la posologie est respectée : toux, laryngospasmes. Il est aussi utilisé dans le traitement de certaines hypertensions intracrâniennes.

Benzodiazépines

Elles sont utilisées en compléments des autres anesthésiques pour induire et entretenir une anesthésie. Elles sont particulièrement indiquées dans la prévention des crises convulsives induites par les anesthésies loco-régionales. L'anesthésie antérograde qu'elles entraînent est parfois mise à profit. En cas de surdosage et de dépression respiratoire, un antagoniste spécifique, le flumazénil (*Anexate*) peut être utilisé.

Analgésiques morphiniques

Les morphiniques majeurs sont le fentanyl et des molécules qui lui sont chimiquement apparentées (tableau 13.4). Les plus employés sont le sufentanil et l'alfentanil. Ils sont utilisés au cours des anesthésies pour soulager la douleur (leur puissance analgésique est plus de 50 fois supérieure à celle de la morphine). Le principal risque associé à leur utilisation est celui de la dépression respiratoire, qui peut être antagonisée par la naloxone.

Tableau 13.4. Les analgésiques morphiniques utilisés en peropératoire et leur demi-vie contextuelle*.

DCI	Nom de spécialité	Demi-vie contextuelle (min)
Fentanyl	*Fentanyl*	262
Sufentanil	*Sufenta*	34
Alfentanil	*Rapifen*	59
Rémifentanil	*Ultiva*	4

* Définie comme le temps de décroissance de la concentration plasmatique de 50 % après une perfusion d'une durée donnée. Elle exprime la durée de l'analgésie résiduelle mais aussi celle de la dépression respiratoire.

Le rémifentanil a une demi-vie très courte, ce qui nécessite de l'administrer en perfusion continue.

Étomidate

C'est un puissant hypnotique, non dépresseur respiratoire, mais qui entraîne fréquemment des vomissements au réveil. Il était particulièrement indiqué lors d'anesthésie de personnes allergiques ou asthmatiques du fait de l'absence de réaction de libération d'histamine. Mais il inhibe la synthèse des stéroïdes surrénaliens et peut déclencher des crises addisoniennes (insuffisance cortico-surrénalienne). Il est abandonné actuellement au profit de la kétamine.

Kétamine

La kétamine possède un profil particulier. Elle induit une sédation, une profonde analgésie, et une anesthésie de type dissociatif, où le patient est dans un état proche de la catalepsie, indifférent au monde extérieur mais gardant les yeux ouverts et des mouvements des extrémités sans relation avec une éventuelle stimulation douloureuse. Son association au diazépam est classique en traumatologie et dans les urgences chirurgicales. Le réveil après administration de kétamine est long et désagréable (hallucinations, cauchemars).

Propofol

C'est un anesthésique général d'action rapide après administration IV (délai d'environ 30 s), de courte durée et permettant un contrôle facile du niveau d'anesthésie et un réveil généralement rapide, tout en étant bien supporté.

Curares (tableau 13.5)

Tableau 13.5. Médicaments myorelaxants ou curares.

DCI	Nom de spécialité	Durée d'action (min)
Suxaméthonium	*Célocurine*	8-10
Mivacurium	*Mivacron*	15-35
Atracurium	*Tracrium*	30-45
Cisatracurium	*Nimbex*	40-75
Vécuronium	*Norcuron*	45-90
Rocuronium	*Esmeron*	35-75
Pancuronium	*Pavulon*	60-120

Les curares ne sont pas systématiquement utilisés. Ils le sont pour induire une paralysie et une hypotonie musculaire. Cette abolition du tonus musculaire facilite le travail chirurgical, en particulier, en chirurgie abdominale. Ils ne sont injectés qu'après la perte de conscience. L'utilisation d'un curare impose l'intubation et la ventilation contrôlée.

Surveillance avant, pendant et après une anesthésie générale

ACCIDENTS PERANESTHÉSIQUES

L'essentiel des accidents anesthésiques, et donc des effets indésirables graves, est lié à des surdosages transitoires ou à la potentialisation d'effets sédatifs et hypnotiques des différentes molécules administrées (hypnotiques et analgésiques morphiniques) :

- un des risques de ces associations est d'induire une apnée durable compliquée d'hyporéactivité cardiovasculaire (bradycardie et vasoplégie). Si la ventilation assistée compense très vite l'absence de ventilation spontanée, en revanche les effets cardiovasculaires peuvent nécessiter l'adjonction de vasopresseurs et/ou cardiostimulants telle l'adrénaline. Par ailleurs, on pourra limiter une interaction excessive sédatif/morphinique par l'administration de la naloxone, antagoniste morphinique de référence;
- l'autre grande cause d'effet indésirable grave est le choc anaphylactique; celui-ci est dû à une histaminolibération brutale dont l'étiologie est souvent liée à l'emploi de doses importantes de médicaments par voie IV qui sont intrinsèquement plus ou moins histaminolibérateurs (curares surtout, morphiniques à un moindre degré). Il peut s'ensuivre un collapsus cardiovasculaire et un encombrement bronchopulmonaire. L'utilisation de médicaments symptomatiques permet là encore de rétablir les paramètres perturbés.

SURVEILLANCE ASSOCIÉE À L'ANESTHÉSIE

La surveillance après administration d'un anesthésique a fait l'objet de textes réglementaires (décret 94-1050).

ENSEMBLE DES OBLIGATIONS RÉGLEMENTAIRES AVANT, AU DÉCOURS DE ET APRÈS UNE ANESTHÉSIE GÉNÉRALE (DÉCRET 94-1050)

1) Consultation d'anesthésie

- Obligatoire, au moins 48 heures avant l'anesthésie d'un acte programmé.
- Réalisée par un médecin anesthésiste-réanimateur.
  - Évaluation du risque potentiel de l'anesthésie chez un malade particulier : antécédents cardiaques, respiratoires, allergiques, maladies familiales, addiction, usage d'opiacés, traitements médicamenteux en cours.
  - Information du patient sur le déroulement et les risques de l'anesthésie, préparation, établissement d'une stratégie.
  - Adaptation des traitements médicamenteux chroniques si nécessaire, en pré et postopératoire.

2) Visite pré-anesthésique (médecin anesthésiste-réanimateur)

Obligatoire, dans les heures précédant l'anesthésie (le plus souvent la veille).

- Absence de modifications par rapport à la consultation.
- Information sur le déroulement : prémédication, anesthésie, suites opératoires immédiates.

3) Soins en salle de surveillance post-interventionnelle (SSPI)

- Passage obligatoire sauf pour les patients dont l'état de santé nécessite une admission en unité de soins intensifs ou de réanimation.
- Jusqu'au retour et au maintien de l'autonomie respiratoire, de l'équilibre circulatoire et de la récupération neurologique, y compris la décurarisation complète.
- Buts :
  - Contrôler les effets résiduels des médicaments anesthésiques et leur élimination (**exemple** curares : déficit musculaire avec risque d'hypoventilation ; morphiniques : sédation et risque d'apnée).
  - Faire face aux complications éventuelles liées à l'intervention ou à l'anesthésie (saignements, douleur, rétention d'urine, etc.).
- Autorisation de sortie des SSPI par un médecin anesthésiste-réanimateur.

infirmiers

Acte et surveillance

Éléments de surveillance d'un patient anesthésié

– Contrôle des **constantes ventilatoires** : fréquence, volumes et pressions d'insufflation.

– Contrôle des débits et autres paramètres d'administration des agents anesthésiants.

– Contrôle des effets de la ventilation assistée : **pression partielle en oxygène des gaz inspirés** (FiO_2 en %) et **concentration aérienne de CO_2 en fin d'expiration** ($ETCO_2$).

– Mesure de l'oxymétrie tissulaire : pression d'oxygène transcutanée ou plus fréquemment saturation de l'hémoglobine en O_2 (SpO_2).

– Mesure continue des autres constantes vitales : fréquence cardiaque, pression artérielle + ECG.

– Mesure de la température centrale.

– Estimation des pertes sanguines et vérification de l'hématocrite + bilans d'hémostase si nécessaire.

– Mesure du pH sanguin, des gaz du sang et réalisation de l'ionogramme si nécessaire (interventions de longue durée, pertes sanguines massives, mise en jeu du pronostic vital, etc.).

Situation intégrative

Surveillance d'un patient en post-opératoire

M. C. vient d'être opéré d'une gastrectomie partielle dans le cadre de la découverte d'une tumeur gastrique non métastatique. L'opération s'est déroulée sans problème. M. C. arrive en SSPI (Salle de Surveillance Post-interventionnelle ou salle de réveil). L'IDE qui en a la responsabilité encadre un étudiant infirmier de 2e année. Soudain, un autre patient (juste à côté de M. C.) décrit une détresse respiratoire aiguë : l'IDE doit intervenir d'urgence sur ce deuxième patient avec un réanimateur. Elle demande à l'étudiant en stage de réaliser une surveillance très étroite de M. C. pendant qu'elle gère la situation d'urgence.

Quels sont les points de surveillance essentiels que l'IDE aurait dû inculquer à l'étudiant pour qu'il assure la surveillance de M. C. et sa sécurité ? Les décrire et donner leur intérêt.

Dans la période de formation de l'étudiant, l'infirmière devrait lui inculquer les points essentiels de surveillance d'une personne en SSPI, en post-opératoire. Celle-ci a pour objectif de contrôler les effets résiduels et l'élimination des produits anesthésiques, et de faire face aux complications éventuelles liées à la chirurgie, à l'anesthésie et/ou au terrain du patient. En particulier :

– maintenir et surveiller la fonction respiratoire, juste après le sevrage du ventilateur et dans les suites de l'extubation (surveillance de la saturation périphérique en oxygène (SpO_2), de la fréquence respiratoire, de l'amplitude et de la symétrie des mouvements thoraciques, de la coloration des téguments) ;
– surveiller la fréquence cardiaque, la pression artérielle, le moniteur de l'ECG ;
– surveiller l'état de conscience ;
– rassurer et réorienter le patient dans le temps et dans l'espace ;
– surveiller la température corporelle ;
– surveiller les signes de douleur, afin de mettre en œuvre des mesures de soulagement si nécessaire, ou prévenir le médecin anesthésiste ;
– surveiller l'apparition de sueurs pouvant traduire une hyperalgésie, une hyperthermie ou une inefficacité respiratoire (hypercapnie). Mettre en œuvre des mesures de soulagement si nécessaire, ou prévenir le médecin anesthésiste ;
– surveiller la diurèse ;
– surveiller les abords vasculaires, la perméabilité et le débit des perfusions ;
– surveiller la zone opératoire : pansements, drains ;
– surveiller l'état digestif, la sonde gastrique (quantité, aspect des sécrétions), l'apparition de nausées et/ou de vomissements post-opératoires.

Anesthésies locales et locorégionales

Les anesthésiques locaux et locorégionaux sont indiqués dans la prévention de la sensation douloureuse et agissent par blocage réversible de la conduction nerveuse. Contrairement à la plupart des autres médicaments, c'est l'effet dans la région d'administration qui est recherché. La diffusion et la résorption sanguine sont au contraire non souhaitées, mais peuvent exister et induire une toxicité.

L'étendue du territoire rendu insensible à la douleur dépend donc des modalités d'administration de l'anesthésique local.

On distingue :

- **les anesthésies locales ou loco-régionales** :
  - **d'infiltration** : injection d'une solution d'anesthésique local diluée dans une veine d'un membre préalablement isolé de la circulation générale par un garrot artériel placé à sa racine,
  - **de conduction** : administration de l'anesthésique le plus près possible d'un tronc nerveux ou des troncs d'un plexus afin d'obtenir un bloc sensitif et éventuellement moteur dans le territoire de distribution;
- **les anesthésies de surface ou de contact :** préparations pour applications sur la peau ou sur les muqueuses (pratique de gestes douloureux comme le cathétérisme urétral, la cystoscopie, la fibroscopie bronchique ou gastrique, différents actes de ponction ou chirurgicaux superficiels, etc.);
- **la rachianesthésie** : injection de l'anesthésique local soit dans le liquide céphalorachidien (injection intrarachidienne), soit dans l'espace épidural (injection épidurale ou péridurale).

Molécules disponibles (tableau 13.6)

Tableau 13.6. Anesthésiques loco-régionaux et leurs principales indications.

DCI	Nom de spécialité	Indications principales
Articaïne	*Alphacaïne*	Anesthésie locale ou locorégionale d'infiltration en odontostomatologie
Lévobupivacaïne	*Chirocaïne*	Anesthésies locale d'infiltration ou rachianesthésie (chirurgies des membres inférieurs, urologique, gynécologique, abdominale sous-ombilicale, césarienne)
Lidocaïne	*Xylocaïne*	Anesthésies de surface (exemple : ORL, stomatologie), d'infiltration et par bloc nerveux
Mépivacaïne	*Carbocaïne*	Anesthésie locale d'infiltration et régionale sauf obstétrique
Procaïne	*Procaïne*	Anesthésie locale d'infiltration et de conduction (blocs plexiques et tronculaires)
Ropivacaïne	*Naropéine*	Anesthésies locale et péridurale (y compris césarienne)

Pour obtenir une anesthésie locale de durée suffisante et limiter la diffusion à partir du point d'injection, on associe l'anesthésique local à un vasoconstricteur (*Xylocaïne adrénalinée*).

La lidocaïne est le principal anesthésique de surface utilisé.

EXEMPLES DE SPÉCIALITÉS

Xylocaïne (crème, gel)
Xylocaïne + naphazoline (vasoconstricteur) = *Xylocaïne à la naphazoline*
Xylocaïne + prilocaïne = *Emla crème*, *Emlapatch*

Effets indésirables des anesthésiques locaux

La toxicité des anesthésiques locaux dépend de :

- la dose injectée : le respect des doses maximales est important ;
- Le site d'injection : l'injection intra-vasculaire accidentelle est la cause la plus fréquente des accidents ;
- la vitesse d'injection ;
- l'adjonction d'adrénaline qui ralentit la résorption, donc la toxicité, mais qui a ses effets indésirables propres (conséquences néfastes de la vasoconstriction locale).

EFFETS INDÉSIRABLES GÉNÉRAUX

- **Accidents allergiques** (la substance anesthésique elle-même, comme la procaïne ou les additifs) : des simples manifestations cutanées aux réactions générales sévères (œdème de Quincke, crise d'asthme, accident de bronchoconstriction, collapsus).
- **Troubles neurologiques centraux** : tremblements, logorrhée, goût métallique, troubles visuels, acouphènes, sensations ébrieuses, euphorie, angoisse, excitation, convulsions, pouvant évoluer vers le coma.
- **Dépression respiratoire** : pouvant être due aux excipients conservateurs ou aux agents vasoconstricteurs.
- **Dépression cardiocirculatoire** : accidents généralement associés à l'administration d'une dose élevée et au passage systémique de l'anesthésique local. Celle-ci peut entraîner des effets vascu-

laires (vasodilatation) et cardiaques (diminution de la conduction et de la force de contraction), se traduisant par une hypotension, voire un choc.

EFFETS INDÉSIRABLES LOCAUX

- Réactions nécrotiques dues aux vasoconstricteurs.
- Hématome.
- Paresthésie.
- Manifestations allergiques locales. De ce fait, l'application sur l'œil ou à proximité des yeux, ainsi que dans le conduit auditif externe, est déconseillée.

Précautions d'emploi

L'anesthésie locorégionale doit obéir à des règles de sécurité aussi strictes que l'anesthésie générale :

- consultation à distance de l'acte ;
- information objective du patient sur les avantages, inconvénients et risques des deux formes d'anesthésie et obtention d'un consentement éclairé ;
- réitération de la question d'une éventuelle allergie ou intolérance connue aux agents anesthésiques avant application ou administration ;
- mise en œuvre de la technique par un praticien qualifié et entraîné ;
- présence permanente de l'anesthésiste en peropératoire ;
- surveillance clinique de la qualité de l'anesthésie ;
- surveillance de la survenue éventuelle d'effets indésirables ;
- surveillance du retour à des fonctions neurologiques normales.

Les autres mesures sont les suivantes :

- ne jamais utiliser de vasoconstricteur pour l'anesthésie locale des extrémités (doigts, orteils, etc.) car il y a risque de nécrose par ischémie ;
- vérifier que l'administration de l'anesthésique est bien effectuée par voie extravasculaire (à contrôler par des aspirations répétées) ;
- disposer, pour les formes injectables, d'un matériel d'anesthésie-réanimation (monitoring de la pression artérielle, de l'ECG), des médicaments appropriés (anticonvulsivants, atropine, myorelaxants), etc.

14 Effets iatrogènes, intoxications médicamenteuses et pharmacodépendance

Généralités

Un médicament est un principe actif dont les propriétés pharmacologiques sont à l'origine d'un effet thérapeutique (bénéfique et recherché) mais qui peut s'accompagner parfois d'effet(s) iatrogène(s), délétère(s), plus ou moins prévisible(s) (tableau 14.1).

Tableau 14.1. Effets iatrogènes souvent rencontrés.

Médicaments		Effets
Cardiovasculaire	Antiagrégants plaquettaires Anticoagulants	Hémorragies
	Antiarythmiques	Troubles du rythme
Psychotropes	Anxiolytiques Hypnotiques Antidépresseurs Antipsychotiques	Troubles de la cognition Chutes Somnolence Confusion, hallucinations
Antibiotiques		Effets gastro-intestinaux Allergies
Antalgiques Anti-inflammatoires	Morphiniques	Confusion
	AINS	Gastro-intestinaux Hémorragie

Les effets iatrogènes correspondent à l'ensemble des événements indésirables induits chez les patients et liés à la pratique médicale réalisée dans un but diagnostique ou thérapeutique. La iatrogénie médicamenteuse, en particulier, correspond aux conséquences indésirables induites par l'utilisation d'un médicament, dans le cadre d'une utilisation normale, mais également dans le contexte d'interactions médicamenteuses, de surdosage (ou intoxication) et de pharmacodépendance.

Un effet indésirable médicamenteux (EIM) est défini comme « une réaction nocive et non voulue, se produisant aux posologies normalement utilisées chez l'homme pour la prophylaxie, le diagnostic ou le traitement d'une maladie ou pour la restauration, la correction ou la modification d'une fonction physiologique, ou résultant d'un mésusage du médicament ou du produit » (article R5121-153 du code de la santé publique).

La gravité d'un effet indésirable médicamenteux est variable : il est considéré comme grave lorsque cet effet conduit au décès, met la vie du patient en danger, provoque un handicap sérieux (transitoire ou permanent) ou induit une hospitalisation ou une prolongation d'hospitalisation. L'effet indésirable peut être fréquent, occasionnel ou rare. Il peut être inattendu (non décrit jusqu'à présent avec le médicament en cause) ou attendu (décrit avec le médicament en cause, et parfois évitable dans ces conditions).

Spécificité

Les effets indésirables médicamenteux sont exceptionnellement spécifiques d'un médicament mais le plus souvent concernent une classe médicamenteuse (ou certains de ses représentants). Ainsi, les anti-inflammatoires non stéroïdiens, très largement utilisés, peuvent tous induire des troubles gastro-intestinaux. De même, la toxicité musculaire à type de rhabdomyolyse est rapportée avec toutes les statines, médicaments hypocholestérolémiants. Par contre, les antihistaminiques de deuxième génération n'induisent pas la sédation décrite avec les antihistaminiques de première génération.

Mécanismes des EIM

Les effets indésirables médicamenteux (EIM) peuvent être :

- **la conséquence de l'effet pharmacologique principal du médicament**. L'excès d'efficacité d'un médicament antihypertenseur peut être à l'origine d'une hypotension mal tolérée ;
- **la conséquence d'un effet autre que l'effet thérapeutique (effet latéral).** Les antibiotiques bloquent la croissance ou détruisent les bactéries à l'origine d'une infection, mais ils agissent également sur les bactéries de la flore commensale, notamment au niveau intestinal, conduisant à des diarrhées, mais également à des colites pseudo-membraneuses ;
- **la conséquence d'un effet mal compris au plan pharmacologique : effet idiosyncrasique**. On y décrit les réactions immunoallergiques (aux pénicillines par **exemple**), pour lesquelles un mécanisme immunologique intervient, et les réactions idiosyncrasiques, de mécanisme incomplètement connu (toxidermie avec les antiépileptiques par **exemple**) ;
- **la conséquence d'une interaction médicamenteuse ou d'un sevrage** (voir plus loin).

Délai de survenue des EIM

Les effets indésirables médicamenteux peuvent survenir rapidement après le début de l'instauration du traitement : effet indésirable aigu (par **exemple**, réaction allergique à l'administration d'immunoglobulines), ou après plusieurs mois ou années d'utilisation : délai le plus habituel (**exemple** apparition de mouvements anormaux [dyskinésies] lors d'un traitement au long cours par des médicaments antipsychotiques).

Posologies de survenue des EIM

Les effets indésirables médicamenteux peuvent survenir :

- à dose thérapeutique, c'est-à-dire aux posologies préconisées pour le traitement des maladies chez l'Homme : par exemple les anti-inflammatoires non stéroïdiens utilisés à posologie thérapeutique peuvent conduire à un risque d'ulcération gastro-intestinale ;
- à dose toxique, par surdosage (voir plus loin) ;
- au moment du sevrage, c'est-à-dire à l'arrêt du traitement (voir plus loin).

Circonstances particulières de survenue

Interactions médicamenteuses

Les interactions médicamenteuses résultent de l'association de deux ou plusieurs médicaments, de façon concomitante ou successive, et peuvent être responsables d'EIM parfois graves pour le patient (surdosage, sous-dosage, effets additifs ou effets opposés). Ces interactions sont liées soit aux mécanismes d'action des médicaments (**interaction dite pharmacodynamique**), soit à une modification du devenir de ces médicaments dans l'organisme humain (**interaction dite pharmacocinétique**).

Lorsqu'elle dépend du mécanisme d'action, l'interaction médicamenteuse résulte de l'association de plusieurs molécules actives dont les effets pharmacologiques s'opposent ou s'additionnent.

EXEMPLE

L'association de deux molécules à effet antihypertenseur majore le risque d'hypotension artérielle.
À l'inverse, l'utilisation d'un médicament antiémétique (métoclopramide par exemple) qui agit par blocage des récepteurs dopaminergiques au niveau de l'area postrema (structure qui contrôle le vomissement), mais aussi au niveau du système nerveux central, empêche l'accès à son site d'action de la lévodopa, médicament antiparkinsonien qui stimule les récepteurs dopaminergiques centraux. Il en résulte une aggravation des signes parkinsoniens par inefficacité de la lévodopa.

Connaître les effets pharmacologiques (bénéfiques ou indésirables) des médicaments à associer permet donc d'éviter ou d'anticiper ce type d'interaction.

Lorsqu'elle dépend de la pharmacocinétique des médicaments, l'interaction résulte d'une modification du devenir de l'un des médicaments dans l'organisme : l'un peut modifier (gêner ou au contraire accentuer) l'absorption, la distribution, la métabolisation et/ou l'élimination de l'autre. Les interactions médicamenteuses les plus significatives au plan clinique sont celles qui ont lieu à l'étape de métabolisation et qui peuvent conduire à un excès de produit au niveau plasmatique, ou au contraire à un sous-dosage, rendant le traitement inefficace.

EXEMPLE

Une interaction médicamenteuse à l'origine d'un risque hémorragique parfois sévère : association d'une antivitamine K et d'aspirine à dose anti-inflammatoire.
Il s'agit d'une interaction double, avec :
– d'une part **un mécanisme pharmacodynamique** : les effets antiagrégants plaquettaires de l'aspirine s'ajoutent à l'effet anticoagulant induit par le médicament antivitamine K. Dans certaines pathologies, cette interaction est bénéfique, mais elle conduit cependant à une majoration du risque hémorragique à laquelle il faut être attentif ;
– d'autre part **un mécanisme pharmacocinétique**, avec augmentation de la forme libre et donc active de l'anticoagulant oral par déplacement par l'aspirine de ses liaisons avec les protéines plasmatiques. L'excès d'anticoagulant oral peut être, là encore, à l'origine d'une majoration du risque hémorragique.
Cette association est donc légitimement contre-indiquée.

Surdosage (ou intoxication)

Le surdosage est défini par une concentration plasmatique de médicament supérieure à celle normalement ciblée pour obtenir un effet thérapeutique.

Ce surdosage peut être :

– **lié à la prise, accidentelle ou non, d'un médicament à des posologies supérieures aux posologies thérapeutiques** ;

- **la conséquence d'une interaction médicamenteuse d'ordre pharmacocinétique** (avec majoration des concentrations plasmatiques de l'un des traitements liée à l'interaction);
- **la conséquence d'une absence d'adaptation de posologie chez des patients à risque** (sujets âgés, jeunes enfants, insuffisance hépatique ou rénale qui peuvent retarder l'élimination d'un médicament ou augmenter la concentration dans le sang).

Ce surdosage peut conduire à une majoration de l'ensemble des effets du médicament (effets bénéfiques et effets iatrogènes) ou à un tableau spécifique d'intoxication. L'administration excessive du produit, en dehors de l'intoxication volontaire, peut être liée à une erreur de prise médicamenteuse (les personnes âgées sont particulièrement vulnérables à ce type d'intoxication involontaire) ou à une méconnaissance du risque par rapport au bénéfice attendu (devant une douleur très importante, très invalidante, le patient peut augmenter de lui-même sa posologie d'antalgique et se retrouver en surdosage).

EXEMPLE

Une intoxication médicamenteuse : l'intoxication au paracétamol (voir chapitre 13, *Antalgiques*).

Pharmacodépendance

La pharmacodépendance est caractérisée par un *désir irrépressible de répéter les prises d'un médicament pour retrouver les effets pharmacologiques induits* et par l'apparition, à l'arrêt de ce médicament, de troubles physiques et psychiques parfois intenses (syndrome de sevrage).

À ce syndrome de dépendance peut s'ajouter un phénomène de **tolérance**, traduisant une perte d'efficacité du médicament amenant à majorer les doses de ce médicament pour retrouver les effets pharmacologiques initiaux.

Cette pharmacodépendance peut être **volontaire (toxicomanie)** mais elle peut également **s'instaurer de façon insidieuse**, à la suite de la prescription par un médecin traitant d'un traitement à potentiel addictogène (**exemple** : la prescription d'un antalgique associant paracétamol et codéine, à l'origine justifiée par des douleurs lombaires intenses, peut amener un patient, en raison du soulagement apporté par le traitement, à augmenter de façon insidieuse la posologie du traitement jusqu'à ne plus pouvoir s'en passer et à l'utiliser de façon abusive).

Le potentiel addictogène des médicaments n'est pas propre aux médicaments qui agissent sur le système nerveux central (antalgiques morphiniques, benzodiazépines, antidépresseurs, antipsychotiques, etc.) et on décrit ainsi des phénomènes de dépendance aux vasoconstricteurs nasaux, aux laxatifs, etc.

Il faut distinguer la pharmacodépendance du **phénomène de rebond**, observé à l'arrêt de certains médicaments et qui correspond à une adaptation pharmacologique de l'organisme à l'effet d'un médicament (**exemple** : bêtabloquants, corticoïdes, bêta-2-mimétiques) : à l'arrêt brutal du traitement, l'organisme réagit par une **exacerbation des symptômes pour lesquels le traitement avait été prescrit**.

Exemple : l'utilisation au long cours de corticoïdes, qui met au repos la glande surrénale responsable de la sécrétion physiologique de cortisol, est à l'origine d'un hypocorticisme aigu à l'arrêt brutal des corticoïdes, ce qui justifie un arrêt progressif du traitement pour permettre à l'organisme de récupérer ses fonctions.

De même, l'arrêt brutal d'un bêtabloquant utilisé dans l'hypertension artérielle peut conduire à une crise hypertensive mal tolérée. Dans ces phénomènes de rebond, il n'y a pas de désir irrépressible de répéter les prises.

Effets tératogènes

Dans ce cas particulier, l'EIM résulte de l'exposition *in utero* à un médicament pris par la mère pendant tout ou partie de la grossesse, avec des répercussions indésirables pour l'embryon, lorsque l'exposition a lieu pendant les deux premiers mois de grossesse (risque malformatif), ou pour le fœtus, lorsque l'exposition a lieu au cours des deuxième et troisième trimestres (risque fœtotoxique).

Pour **exemples** :

- l'isotrétinoïne, dérivé de la vitamine A utilisé en traitement contre l'acné, peut être à l'origine de malformations craniofaciales, cardiaques et du système nerveux central chez les embryons exposés *in utero* pendant le premier trimestre ;
- l'exposition *in utero* pendant le deuxième et le troisième trimestre de la grossesse à un inhibiteur de l'enzyme de conversion, ou à un antagoniste des récepteurs de l'angiotensine II, utilisés pour traiter une hypertension artérielle, peut conduire par altération de la fonction rénale du fœtus à un oligoamnios qui peut être fatal pour le fœtus et à une insuffisance rénale chez le nouveau-né.

Prise en charge des EIM

La gestion des effets iatrogènes médicamenteux conduit le plus souvent :

- soit à une **adaptation de la posologie** du traitement, principalement lorsque les effets iatrogènes sont dépendants de la dose (un traitement antidiabétique par insuline est adapté quotidiennement à la glycémie par le patient lui-même pour éviter un excès d'insuline qui pourrait conduire à une hypoglycémie sévère) ;
- soit à un **arrêt du traitement** (**exemple** les rhabdomyolyses sous statines cèdent à l'arrêt du produit).

Dans certains cas, la réintroduction d'un traitement apparenté n'est pas toujours possible, en raison de l'existence de réactions croisées entre les molécules d'une même structure chimique ou aux mêmes effets pharmacologiques. **Exemple** : la survenue d'une réaction immunoallergique sous amoxicilline (*Clamoxyl*) contre-indique l'utilisation des pénicillines en général – dont l'amoxicilline fait partie – et quelquefois même l'utilisation des céphalosporines).

La correction des effets iatrogènes peut également faire appel à l'utilisation d'autres traitements spécifiques.

EXEMPLES

Les effets indésirables gastro-intestinaux des anti-inflammatoires non stéroïdiens peuvent être prévenus ou limités par la prescription conjointe d'un protecteur gastrique.

L'intoxication par un antalgique morphinique, à l'origine, entre autres, d'une détresse respiratoire, peut être corrigée par l'administration d'un antidote, la naltrexone, dont les effets pharmacologiques s'opposent à ceux de l'antalgique morphinique.

Plusieurs facteurs peuvent être pris en compte pour limiter le risque iatrogène :

- une bonne connaissance des propriétés pharmacodynamiques et pharmacocinétiques du médicament ;
- une bonne connaissance du patient et de ces particularités (âge, pathologie associée, état rénal, hépatique et cardiaque, grossesse, etc.) ;
- une recherche systématique en cas de polymédication, des potentielles interactions médicamenteuses présentes au sein de la prescription ;
- une bonne information apportée au patient sur les bénéfices et risques attendus de la prescription.

Enfin, le prescripteur doit systématiquement se poser la question de l'intérêt du médicament prescrit et ne pas hésiter à arrêter une prescription lorsque celle-ci ne s'avère plus nécessaire.

Points-clés

Les **principaux effets indésirables médicamenteux** surviennent :

- lors de l'utilisation d'un médicament à dose thérapeutique ;
- lors d'une interaction médicamenteuse, liée à l'utilisation de plusieurs médicaments dont les effets pharmacologiques s'ajoutent ou s'opposent ;
- lors d'une interaction médicamenteuse liée à l'interférence d'un médicament avec la pharmacocinétique de l'autre médicament (gênant ainsi son absorption, sa distribution, sa métabolisation ou son élimination), à l'origine d'effets indésirables, de surdosage ou de sous-dosage médicamenteux ;
- lors d'un surdosage, volontaire ou accidentel de la part du patient ou lié au prescripteur, notamment lors de la non-prise en compte d'éléments physiopathologiques du patient ou de prescriptions associées (interactions médicamenteuses) ;
- lors d'une pharmacodépendance, définie comme le désir irrépressible pour un patient de répéter les prises d'un médicament dont l'arrêt conduit à un syndrome de sevrage.

15 Particularités de l'administration médicamenteuse chez les enfants et les personnes âgées

Particularités de l'administration des médicaments chez l'enfant

Généralités

De nombreux médicaments prescrits en pédiatrie n'ont fait l'objet d'aucune évaluation chez l'enfant. Cette absence d'évaluation est d'autant plus marquée qu'il s'agit de pathologies peu fréquentes chez l'enfant (**exemple** : insuffisance cardiaque). Il en résulte qu'**un grand nombre de prescriptions médicamenteuses pédiatriques sont réalisées hors AMM** (94 % des médicaments prescrits aux soins intensifs, 67 % des médicaments prescrits à l'hôpital et 30 % des médicaments prescrits en ville), c'est-à-dire dans une indication, à une posologie, et d'une forme galénique différentes de celles de l'AMM, donc non évaluées.

Ces prescriptions impliquent donc l'extrapolation aux enfants des données acquises chez l'adulte : or l'enfant n'est pas un adulte en miniature. **Il présente, en fonction de son âge, des particularités pharmacocinétiques et pharmacodynamiques qui doivent guider le prescripteur dans ses choix thérapeutiques.**

Le risque majeur est la survenue fréquente d'effets indésirables ou d'inefficacité des traitements.

Particularités pharmacocinétiques chez l'enfant

LES CATÉGORIES D'ÂGE (RÈGLEMENT EUROPÉEN) : LA PÉDIATRIE DE 0 À 18 ANS…

- Prématuré : ≤ 36 SA (semaines d'aménorrhée) + 6 jours
- Nouveau-né à terme à partir de 37 SA
- Nouveau-né : J0-J27
- Nourrisson : J28 – 23 mois
- Enfant : de 24 mois à 12 ans
- Adolescent 12 à 18 ans

C'est pendant la période périnatale que les particularités du devenir des médicaments dans l'organisme sont les plus marquées.

RÉSORPTION DES MÉDICAMENTS EN POPULATION PÉDIATRIQUE

En période néonatale, il existe une immaturité des cellules de la muqueuse gastrique et la sécrétion acide débute vraiment aux environs du 10e jour de vie. Le pH gastrique rejoint les valeurs de l'adulte à l'âge de 3 ans environ. Cette hypochlorhydrie entraîne une diminution de la résorption des acides faibles (aspirine) et une augmentation de la résorption des composés basiques (pénicilline). Cependant, ces modifications influencent peu la résorption des médicaments qui sont pour la plupart résorbés au niveau intestinal.

L'alimentation lactée, riche en calcium et en lipides, tant qu'elle est exclusive, peut diminuer la résorption de certains médicaments.

L'évacuation gastrique est souvent plus lente chez le nourrisson, et ne devient comparable à celle de l'adulte qu'à l'âge de 6 à 8 mois. Il en est de même du péristaltisme intestinal, irrégulier en début de vie. Par conséquent, la résorption digestive et la biodisponibilité de certains médicaments sont modifiées chez le nouveau-né et le nourrisson, dans le sens de l'allongement du délai d'absorption et d'obtention de la concentration maximale, par rapport à l'adulte.

EXEMPLE

La biodisponibilité orale de la rifampicine qui est proche de 100 % chez l'adulte est d'environ de 50 % chez l'enfant (3-36 mois). Par conséquent et afin d'atteindre les concentrations sanguines efficaces, la posologie chez l'enfant (15 mg/kg/j) est plus importante que celle préconisée chez l'adulte (10 mg/kg/j).

ATTENTION

L'administration de comprimés est contre-indiquée chez les enfants de moins de 6 ans, du fait du risque de fausse route.

La voie rectale est pratique chez le jeune enfant, surtout en cas de vomissements. Elle peut être utilisée comme voie d'urgence lorsque l'accès veineux est difficile (**exemple** : administration de solutés de diazépam, *Valium*, en cas de convulsions).

Cependant, il faut garder à l'esprit que la résorption par voie rectale reste relativement aléatoire (fonction du niveau de résorption dans l'ampoule rectale et de l'éventuelle expulsion réflexe de tout ou partie du suppositoire).

La voie intramusculaire est dangereuse et à éviter autant que possible chez le nouveau-né, car :

- la masse musculaire est réduite ;
- la perfusion musculaire est relativement faible ;
- il existe un risque de lésion du nerf sciatique en cas d'administration au niveau de la fesse.

La surface cutanée rapportée au poids corporel est plus importante chez le jeune enfant que chez l'adulte. De plus, la résorption cutanée est également plus importante du fait de l'épaisseur réduite de la couche cornée et de l'hydratation importante de la peau. **Il en résulte une augmentation du passage systémique des médicaments administrés sur la peau, et donc un risque de surdosage**.

EXEMPLES

Ralentissement de la croissance avec l'application de pommade aux corticoïdes, ou hypothyroïdie avec l'application d'antiseptique iodé (*Bétadine*), surtout en cas d'application au niveau du siège, sous les couches.

La résorption systémique est également plus importante après administration par voie nasale ou ophtalmique que chez l'adulte.

L'administration IV pose parfois des problèmes d'ordre technique :

- difficulté d'abord chez le nouveau-né du fait du petit calibre des veines, et chez le nourrisson du fait de l'importance de l'épaisseur du panicule adipeux ;
- très petits volumes à administrer (risque d'erreurs de dilution) ;
- volumes peu adaptés au calibre des seringues, des tubulures.

DISTRIBUTION DES MÉDICAMENTS EN POPULATION PÉDIATRIQUE

Chez le nouveau-né et le nourrisson, l'eau totale et extracellulaire est augmentée : en conséquence, les médicaments hydrosolubles ont un volume de distribution beaucoup plus important que chez l'adulte, et inversement pour les médicaments liposolubles. De plus, la concentration plasmatique de l'albumine est plus faible que chez l'adulte ; autrement dit, les médicaments qui se lient aux protéines plasmatiques ont une fraction libre plus élevée que chez l'adulte. Selon les caractéristiques pharmacocinétiques du médicament (Vd et degré de fixation aux protéines plasmatiques), il conviendra d'adapter ou non la posologie et le délai entre les prises d'un médicament chez le nouveau-né et le nourrisson, afin que sa concentration reste efficace et non toxique.

Les barrières physiologiques telles que la barrière hématoencéphalique sont immatures chez le nouveau-né (la maturation de la barrière hématoencéphalique se poursuit dans les premiers 24 mois de la vie). Les médicaments diffusent plus facilement dans le système nerveux central. Il existe donc un risque accru de toxicité neurologique des médicaments chez le nouveau-né.

MÉTABOLISME ET ÉLIMINATION DES MÉDICAMENTS EN POPULATION PÉDIATRIQUE

Chez le nouveau-né, et plus encore chez le prématuré, les capacités métaboliques de transformation et rénales d'élimination sont diminuées car les organes sont encore immatures (la demi-vie est augmentée), alors que le volume de distribution de la plupart des médicaments est augmenté. Ces particularités expliquent qu'au final, les posologies unitaires rapportées au poids sont souvent plus faibles que les posologies adultes et que l'espacement entre les doses est plus important.

EXEMPLES

Le *Valium* est utilisé pour traiter des crises convulsives chez le nouveau-né. Son élimination rénale est très ralentie à la naissance (par rapport à l'âge adulte), sa demi-vie augmentée d'un facteur 10 : d'où la nécessité de diminuer les posologies administrées.

L'élimination rénale des antibiotiques de la famille des aminosides (très hydrosolubles), comme la gentamycine, est ralentie chez le nouveau-né et le prématuré. La demi-vie de la gentamycine est de 2 h chez l'adulte, de 3 à 3,5 h chez le nourrisson, et de 5 à 5,5 h chez le nouveau-né.

Chez le nourrisson, le métabolisme hépatique est accéléré pour la plupart des cytochromes impliqués, et le volume de distribution de nombreux médicaments est augmenté. Cela explique que les posologies unitaires rapportées au poids soient plus élevées et les intervalles de dose plus courts.

EXEMPLE

La posologie de l'isoniazide (un antibiotique antituberculeux) est de 5 mg/kg/j chez l'adulte et de 10 mg/kg/j chez l'enfant. Cette différence s'explique par une clairance hépatique et un volume de distribution de la molécule plus importants chez les enfants que chez les adultes.

Particularités pharmacodynamiques de l'enfant

Les informations sur la pharmacodynamie sont beaucoup moins abondantes que les données de pharmacocinétique dans cette population. Chez le prématuré et le nouveau-né, les récepteurs sont immatures au niveau de tous les organes (foie, cœur, SNC, rein, muscle, tube digestif, etc.). Les réponses aux médicaments peuvent être différentes de celles d'un enfant et d'un adulte. Le SNC est particulièrement fragile.

Il ne faut pas oublier que **l'administration de médicaments en fin de grossesse peut retentir sur le nouveau-né**. **Exemple** : des troubles de la succion, apnée et hypotonie peuvent être induits par une exposition aux benzodiazépines en fin de grossesse, tandis qu'une hypoglycémie ou une bradycardie évoquent une exposition en fin de grossesse aux bêtabloquants.

Attention à la composition globale des médicaments : la toxicité de certains vient des excipients (**exemple** : alcool benzylique, sulfites, propylène-glycol).

L'enfance et l'adolescence sont des périodes de maturation physique (croissance osseuse, développement des organes sexuels), psychologique et intellectuelle, pendant lesquelles certains organes présentent une sensibilité particulière aux médicaments. Un **exemple** classique d'effets indésirables est le retard de croissance osseuse induit par les corticoïdes chez l'enfant traité au long cours, ou le retentissement sur la courbe de croissance lors du traitement de l'hépatite virale C par une association interféron pégylé + ribavirine.

Risques liés au dosage

La posologie est calculée en fonction du poids, et pour de nombreuses spécialités, elle n'est pas prévue dans les schémas posologiques présentés dans le RCP. Les **erreurs de posologies** d'un facteur 100 à 1 000 ne sont de ce fait pas exceptionnelles, car elles peuvent résulter d'un mauvais placement de la virgule ou d'autres erreurs de calcul. L'essentiel de ces erreurs concerne la voie intraveineuse (48 %). Elles ne sont en général diagnostiquées que lorsque les médicaments ont une forte toxicité en surdosage (caféine, vincristine, etc.). Les erreurs de dosage peuvent aussi être liées au **reconditionnement de médicaments** dont la forme galénique n'est pas adaptée aux posologies des jeunes enfants (par exemple, l'oméprazole [*Mopral*] pour lequel on demande aux parents d'ouvrir les gélules et de recompter les microgranules pour administrer une posologie de 1 mg/kg/j).

Points-clés

Du fait des différences importantes des caractéristiques pharmacocinétiques et dynamiques de l'enfant par rapport à l'adulte :

- les médicaments ayant une AMM pédiatrique doivent être choisis en priorité ;
- les médicaments dépourvus de mention particulière chez l'enfant et dont la posologie est exprimée en mg/kg peuvent être administrés chez l'enfant avec adaptation de la posologie, si la forme galénique le permet (comprimé fractionnable, forme liquide, etc.). Si la posologie est fixe et la forme galénique non fractionnable (gélule, sachet de poudre, comprimé non sécable), le médicament ne peut être utilisé chez l'enfant ;
- les médicaments réservés à l'adulte sont théoriquement contre-indiqués chez l'enfant. On distingue cependant les contre-indications absolues, fondées sur un risque réel chez l'enfant, des contre-indications pédiatriques issues du fait que le médicament n'a pas été évalué chez l'enfant. Dans ce dernier cas, et si le prescripteur n'a pas d'autre alternative thérapeutique, l'utilisation justifiée peut être admise.

Particularités de l'administration médicamenteuse chez la personne âgée

Avec l'âge apparaissent inévitablement des désordres physiologiques et des pathologies chroniques qui vont entraîner une prescription plurimédicamenteuse (**exemples** : prévention primaire de l'hypertension artérielle, de l'hypercholestérolémie ; prévention secondaire, par antiagrégants plaquettaires et statines après un infarctus du myocarde ou un accident vasculaire cérébral ; anti-inflammatoires sur douleurs arthrosiques ; anticholinergiques centraux pour améliorer les fonctions cognitives d'un malade d'Alzheimer, etc.).

Au plan social, l'efficacité générale de cette offre de soins est indéniable. L'allongement de la durée de vie d'un trimestre tous les ans cette dernière décennie en France le montre, même si d'autres facteurs non médicamenteux sont à prendre en compte, comme la disparition de certains toxiques tels que l'amiante ou le plomb, la diminution de nombreux métiers physiquement très fatigants (comme le travail à la mine) et l'amélioration de l'alimentation. Mais l'usage de nombreux médicaments sur un terrain fragile expose à un risque indéniable : **la fréquence et la gravité des effets indésirables (EI) des médicaments sont croissantes avec l'âge**.

Les erreurs de prises sont trois fois plus nombreuses chez les personnes âgées, et portent essentiellement sur le produit (36 %), la dose (31 %) ou la voie d'administration (26 %).

De ce fait, une démarche permanente de prévention de la iatrogenèse médicamenteuse doit accompagner la prescription pour éviter ou minimiser ces EI sans nuire à l'efficacité des traitements.

Pour le médecin prescripteur, comme pour le sujet et son entourage, toute la difficulté est d'évaluer si le **rapport bénéfice/risque** d'une prescription est et demeure satisfaisant.

Lorsque ce rapport a été évalué chez la personne âgée, des informations particulières sur les indications, l'adaptation de posologie, les précautions d'emploi, les propriétés pharmacodynamiques particulières à la personne âgée figurent dans le RCP du produit.

Modifications d'ordre pharmacocinétique

Avec l'âge, on peut observer une diminution des sécrétions gastriques acides, et donc une augmentation du pH gastrique. Il peut en résulter une réduction de la résorption des médicaments acides (aspirine, furosémide) et une augmentation de celle des médicaments basiques (phénytoïne, morphine), par rapport à l'adulte.

Les anomalies de la distribution des médicaments sont associées à plusieurs phénomènes :

- **une hypoalbuminémie** favorisée par la dénutrition, et une diminution de son affinité pour de nombreux médicaments, entraînant une baisse de la fraction liée des médicaments au niveau sanguin, ce qui favorise leur diffusion tissulaire, et peut potentialiser leur action, voire leur toxicité ;
- **une modification de la composition corporelle** avec une augmentation relative de la masse grasse et des tissus adipeux, et une diminution de la masse maigre et du tissu musculaire.

Il peut en résulter une augmentation importante du volume de distribution des médicaments liposolubles, une diminution de celui-ci pour les molécules hydrosolubles. Dans ce dernier cas, la concentration sanguine maximale après prise est importante et rapidement obtenue.

L'intensité du métabolisme oxydatif et de l'hydroxylation dépendants des cytochromes P450 diminue avec l'âge. Cependant, certaines réactions chimiques impliquées dans le catabolisme des médicaments, telles l'acétylation et la glucuronidation, qui ne s'effectuent pas dans les microsomes, ne sont pas touchées par l'âge.

Par conséquent, la clairance hépatique des médicaments sera ou non diminuée chez la personne âgée.

EXEMPLES

Des benzodiazépines comme l'oxazépam (*Séresta*) ou le lorazépam (*Témesta*) dont l'élimination ne requiert qu'une glucuronoconjugaison hépatique, ne connaissent pas de prolongation de leur demi-vie chez le sujet âgé.

En revanche, il faut craindre une augmentation de la demi-vie des antidépresseurs imipraminiques ou de la théophylline antiasthmatique.

Les interactions médicamenteuses touchant le métabolisme hépatique sont responsables d'un nombre important d'effets indésirables. Plus le nombre de médicaments associés est important, plus ce risque est grand !

Les médicaments inhibiteurs enzymatiques peuvent potentialiser les effets de médicaments associés, par diminution du métabolisme, alors qu'il y a un risque d'inefficacité par métabolisme précoce lors d'association à un médicament inducteur enzymatique.

MÉDICAMENTS INHIBITEURS DE LA PRINCIPALE ENZYME DU CATABOLISME MÉDICAMENTEUX : LE CYTOCHROME P450 3A4

Le cytochrome 3A4 qui assure plus de 50 % du catabolisme des médicaments, est inhibé par :
- les antibiotiques macrolides (érythromycine, télithromycine, etc.) ;
- les antifongiques azolés (tel le kétoconazole) ;
- l'amiodarone ;
- le vérapamil ;
- les antiprotéases du VIH, etc.

De plus, certains aliments retentissent sur les CYP 3A4 : le jus de pamplemousse la bloque alors que les tisanes de millepertuis potentialisent ses effets.

Le rein reste l'organe principal d'élimination des médicaments. Une baisse de la valeur fonctionnelle glomérulaire et tubulaire moyenne est constatée avec l'âge et on estime qu'en moyenne, elle est proche de 30 % à 70 ans et de 50 % à 80 ans. **C'est pourquoi un ajustement posologique de nombreux médicaments éliminés par voie rénale est nécessaire, sans lequel il y a risque de surdosage**.

La fonction rénale est évaluée par la valeur de la clairance rénale de la créatinine. La formule de Cockroft inclut l'âge du patient dans son calcul :

Clairance [créatinine] = (140 – âge) × poids (kg)/720 × créatininémie (mg/L)

La formule MDRD (*Modification of the Diet in Renal Disease*) donne une estimation plus précise que la formule de Cockroft :

$$\text{DFG (mL/kg/1,73 m}^2\text{)} = K \times 186{,}3 \times [\text{créatininémie (mg/L)}/10]^{-1{,}154} \times [\text{Âge (années)}]^{-0{,}203}$$

avec :
- DFG = débit de filtration glomérulaire
- K = 1 (homme) ou 0,742 (femme)
- peau noire : multiplier par 1,212

On estime que la posologie doit être diminuée proportionnellement à la fonction lorsque la clairance de la créatinine descend en dessous de 60 mL/min.

Modifications d'ordre pharmacodynamique

DIMINUTION DU NOMBRE DE RÉCEPTEURS ET MODIFICATION DE LEUR RÉGULATION

Cela entraîne une diminution de sensibilité à certains médicaments (**exemple** : bêtabloqueurs dans le traitement de l'HTA) mais aussi des phénomènes de « sevrage », à l'arrêt des traitements (fondés sur la variation du nombre des récepteurs cibles du médicament), plus marqués pour le cœur et le cerveau chez le sujet âgé.

MODIFICATIONS DU SYSTÈME NERVEUX VÉGÉTATIF ET DU SYSTÈME ENDOCRINIEN

Le système nerveux végétatif et le système endocrinien sont à la fois plus sensibles aux médicaments stimulants ou bloquants, et **moins efficaces à mettre en action les contre-régulations**, ce qui explique la fréquence et la gravité des accidents de dérégulation tensionnelle (hypo ou hypertension), ou les troubles glycémiques, chez les personnes âgées.

De plus, chez la personne âgée les fibres musculaires lisses (qui assurent la motricité des parois des vaisseaux, de l'intestin, de la vessie, etc.) sont très sensibles aux actions pharmacologiques inhibitrices : ainsi s'explique la fréquence des accidents de rétention urinaire avec les médicaments à effets anticholinergiques (dits « atropiniques ») ainsi que celle des troubles de l'accommodation.

INTERACTIONS PHARMACODYNAMIQUES

La polymédication de la personne âgée peut conduire à des risques de potentialisation de leurs effets secondaires. **Exemple** : il n'est pas rare de voir associées plusieurs molécules pour le traitement de l'hypertension artérielle, à un antidépresseur et/ou sédatif-hypnotique pris le soir à cause de troubles du sommeil. Le risque de confusion, de chutes peut en être accru.

Lors de troubles du sommeil, les hypnotiques à demi-vie courte sont à privilégier.

Les antidépresseurs imipraminiques peuvent aggraver une rétention urinaire, une constipation, ou une hypotension orthostatique, latentes chez la personne âgée. En cas de dépression, les inhibiteurs sélectifs de la recapture de sérotonine (**exemple** : citalopram) sont à privilégier.

Sujet âgé et difficultés d'observance

- **Les troubles psychologiques et cognitifs** représentent une des difficultés majeures à la mise en œuvre d'une thérapeutique efficace et sûre. Les troubles de la mémoire entraînent une confusion dans la prise des médicaments (irrégularité, oublis ou prises multiples) pouvant entraîner inefficacité ou toxicité.
- La prise des médicaments peut être compliquée par **des handicaps physiques ou des troubles sensoriels** (troubles de la vue : difficultés à lire les indications de prise).
- **L'anorexie** de la personne âgée s'associe aussi à une diminution de la prise des médicaments.
- **Les prescriptions multiples** rendent difficiles à suivre les schémas de prise de chaque molécule. **Les traitements doivent être simplifiés autant que possible !**

Thérapeutiques non médicamenteuses

Devant les difficultés et risques associés à la prise médicamenteuse chez la personne âgée, certaines solutions thérapeutiques non médicamenteuses sont à considérer : rééducation, psychothérapie, ergothérapie, etc.

Points-clés

La **mise en place d'un traitement chez une personne âgée** doit obligatoirement faire l'objet de :
- la recherche de critères de fragilité de la personne (altérations des fonctions cognitives, de la fonction rénale, dépression, dénutrition, hypotension, instabilité posturale, glaucome, etc.) ;
- une connaissance de l'ensemble des médicaments pris par la personne, prescrits ou en automédication ;
- l'étude des interactions potentielles pharmacodynamiques ou pharmacocinétiques qui peuvent exister entre les différentes molécules du traitement, afin de les éviter, ou de les prendre en charge ;
- l'étude des effets indésirables que peut entraîner ce traitement chez cette personne, afin de les éviter ou d'optimiser leur prise en charge ;
- une simplification des schémas thérapeutiques et une éducation (avec vérification de la compréhension) et/ou mise en place d'une aide à la prise des médicaments ;
- une surveillance clinique et biologique de l'efficacité et de la toxicité des traitements ;
- une réévaluation régulière du rapport bénéfice/risque du traitement.

La prescription médicale et son application par l'infirmière 16

La prescription médicamenteuse est un élément de la démarche médicale qui se matérialise par l'ordonnance. L'usage courant ne distingue pas toujours l'acte intellectuel de son support écrit. À l'hôpital, la prescription médicamenteuse est un élément du dossier médical du patient. L'ordonnance est parfois perçue comme un document administratif devant respecter des règles précises dans sa formulation. Ces règles sont régies par une réglementation précise dont le principal objectif est de permettre au médecin d'exprimer clairement et sans ambiguïté la thérapeutique médicamenteuse qu'il désire mettre en œuvre, afin que les autres professionnels de santé, principalement le pharmacien et l'infirmière, mais également le patient, en dehors de l'hôpital, puissent entreprendre la stratégie thérapeutique en minimisant le risque iatrogène.

Qui peut prescrire un médicament ?

La prescription médicamenteuse peut être rédigée uniquement par un médecin ou certains professionnels de santé (chirurgiens-dentistes, sages-femmes), dans les limites nécessaires à leur exercice professionnel ; elle engage sa responsabilité et ne peut être déléguée (en dehors des internes en médecine).

Les règles de rédaction d'une prescription

La rédaction d'une ordonnance résulte de dispositions générales d'ordre déontologique, de dispositions relatives à la prise en charge par les organismes d'assurance-maladie, et de textes particuliers applicables à certaines catégories de médicaments.

Dispositions d'ordre déontologique

Le code de déontologie médicale (art. R. 4127-1 et suivants du CSP) fixe les grands principes applicables en matière de prescription médicale.

Trois principes fondamentaux ressortent de ces dispositions :

- **la liberté de la prescription** : le médecin est libre de ses prescriptions dans les limites fixées par la loi. Ses prescriptions doivent être celles qu'il estime les plus appropriées, compte tenu des circonstances et de l'intérêt du malade ;
- **la qualité de la prescription** : la prescription doit être fondée sur les données acquises de la science (art. R. 4127-32 du CSP). Elle doit être rédigée avec clarté. Le médecin doit veiller à sa compréhension par le patient ou son entourage. Il doit rechercher sa bonne exécution ;

– **le principe d'économie** : le médecin doit limiter ses prescriptions et ses actes à ce qui est nécessaire à la qualité, la sécurité et l'efficacité des soins (code de déontologie) ou observer, dans ses actes et prescriptions, la plus stricte économie compatible avec la qualité, la sécurité et l'efficacité des soins (art. L. 162-2-1 du code de la sécurité sociale [CSS] et R. 4127-8 du CSP).

Informations obligatoires

Les différents critères proposés tableau 16.1 sont également retrouvés en cas de *prescription informatisée*.

Tableau 16.1. Les informations obligatoires d'une prescription médicale.

Informations à retrouver impérativement sur le support de prescription	• Identité du service et de l'unité de soins • Identification du patient soit par étiquette d'identification du patient et du séjour ou de manière informatisée, soit manuellement en inscrivant le nom, le prénom, la date de naissance, le poids • Identification du prescripteur par le nom, initiale du prénom, numéro ADELI ou RPPS, signature • Date de prescription
Identification des médicaments	• Nom de la DCI et/ou spécialité en toutes lettres • Forme galénique • Dosage unitaire • Dose par prise (elle peut être exprimée en nombre d'unités galéniques ; exemple : 2 comprimés × 3/j ; attention concernant les dosages pédiatriques, la dose doit être exprimée en mg/kg par prise) • Fréquence des prises • Horaire d'administration ou répartition des prises • Voie d'administration
Suivant le contexte (enfants, personnes âgées, chimiothérapies, etc.)	• Poids, taille, surface corporelle, clairance • Diagnostic principal • Durée prévisionnelle du traitement • Moment de la prise des médicaments par rapport aux repas • Dilution des produits injectables (précision des diluants : NaCl 0,9 %, glucose 5 %, etc.) • Débit des seringues électriques, pompes et perfusions

ADELI : Automatisation des listes ; RPPS : Répertoire partagé des professionnels de santé.

Toute modification ou arrêt de traitement est une nouvelle prescription qui doit être rédigée selon les modalités citées précédemment.

Prescription en dénomination commune internationale

Le médecin peut libeller sa prescription en dénomination commune internationale, que la spécialité figure ou non dans un groupe générique. La prescription en DCI doit comporter au minimum les informations suivantes :

– le principe actif du médicament désigné par sa dénomination commune ;

– le dosage en principe actif ;

– la voie d'administration et la forme pharmaceutique.

Si le médicament comporte plusieurs principes actifs, la prescription doit indiquer la DCI et le dosage de chacun.

Modalités de prescription spécifiques

Prescriptions orales ou par téléphone

Elles doivent être exceptionnelles et réservées aux cas d'urgence vitale; elles seront ensuite confirmées et rédigées par le prescripteur dès que possible.

Prescriptions « en application d'un protocole écrit »

Selon l'art. 7 du décret n° 2004-802 du 29 juillet 2004, modifié par décret 2005-840 2005-07-20 art. 11 4° JORF 26 juillet 2005, l'infirmier ou l'infirmière est habilité à pratiquer certains actes (liste détaillée dans le décret cité), soit en application d'une prescription médicale qui, sauf urgence, est écrite, qualitative et quantitative, datée et signée, soit en application d'un protocole écrit, qualitatif et quantitatif, préalablement établi, daté et signé par un médecin.

Les infirmières sont habilitées :

- (art. 8) à entreprendre et à adapter les traitements antalgiques (« antidouleur »), dans le cadre des protocoles préétablis, écrits, datés et signés par un médecin. Le protocole est intégré dans le dossier de soins infirmiers;
- (art. 9) à accomplir sur prescription médicale écrite, qualitative et quantitative, datée et signée, à condition qu'un médecin puisse intervenir à tout moment, des injections de médicaments à des fins analgésiques dans des cathéters périduraux et intrathécaux ou placés à proximité d'un tronc ou d'un plexus nerveux, mis en place par un médecin et après que celui-ci a effectué la première injection. Les infirmières sont de même habilitées à réaliser l'ablation de cathéters centraux et intrathécaux;
- (art. 14) en l'absence d'un médecin, et après avoir reconnu une situation comme relevant de l'urgence ou de la détresse psychologique, à mettre en œuvre des protocoles de soins d'urgence, préalablement écrits, datés et signés par le médecin responsable. Dans ce cas, l'infirmière accomplit les actes conservatoires nécessaires jusqu'à l'intervention d'un médecin. Ces actes doivent obligatoirement faire l'objet de sa part d'un compte rendu écrit, daté, signé, remis au médecin et annexé au dossier du patient;
- en cas d'urgence et en dehors de la mise en œuvre du protocole, de décider des gestes à pratiquer en attendant que puisse intervenir un médecin. L'infirmière prend toutes mesures en son pouvoir afin de diriger la personne vers la structure de soins la plus appropriée à son état.

Prescriptions dans le cadre des affections de longue durée (ordonnance bizone)

Les affections de longue durée (ALD) nécessitent un traitement prolongé et le recours à une thérapeutique particulièrement coûteuse. Une liste de 30 affections est fixée par décret (art. L. 322-3, 3° du CSS).

La prescription doit être réalisée sur une ordonnance particulière (dite ordonnance bizone, figure 16.1), dont le modèle est établi par la CNAMTS (Caisse nationale de l'assurance-maladie des travailleurs salariés; art. R. 161-46 du CSS et arrêté du 23 décembre 1993). L'ordonnance distingue les prescriptions en rapport avec l'affection de longue durée qui justifie l'exonération du ticket modérateur (partie haute de l'ordonnance) et les prescriptions sans rapport avec cette affection.

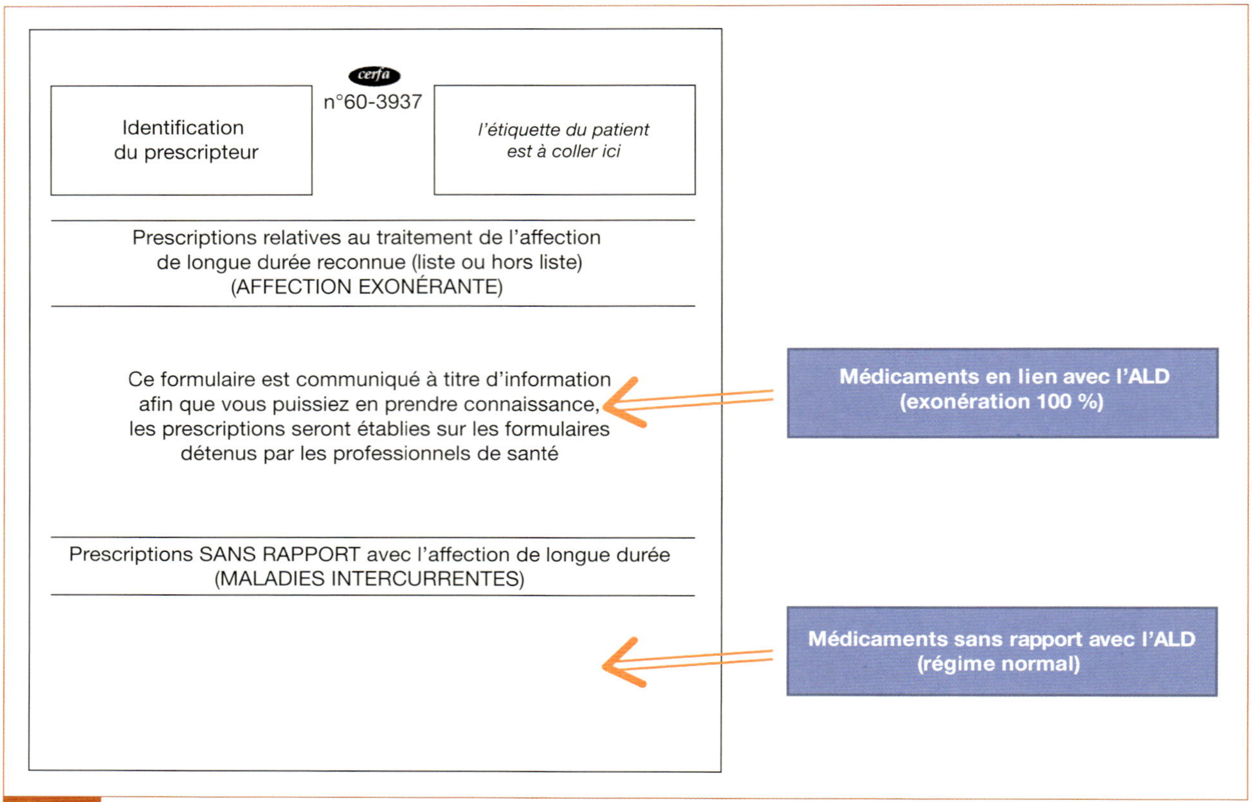

Fig. 16.1 *Ordonnance bizone.*

Prescriptions des médicaments d'exception

Les médicaments d'exception sont des médicaments particulièrement innovants et coûteux.

Ils doivent être prescrits sur une ordonnance d'un modèle particulier qui comporte quatre volets : un pour le patient, deux destinés aux caisses, et un pour le pharmacien.

Médicaments à prescription restreinte

Certains médicaments dits « à prescription restreinte » nécessitent la prise en compte du statut du prescripteur. L'objectif est de faciliter l'accès des patients aux médicaments et de permettre une meilleure adéquation entre les caractéristiques des médicaments et la nécessité de recourir ou non aux services hospitaliers pour les utiliser.

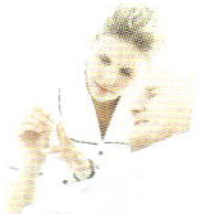

Situation intégrative

Gestion de l'albumine

Un patient a eu une ponction d'ascite évacuatrice : 12 litres d'ascite furent évacués. Le médecin prescrit l'administration de 3 flacons d'albumine 20 % 100 mL.
Quelles sont les modalités de prescription pour obtenir l'albumine ? Quelles sont les conditions de conservation de l'albumine ? Quelle traçabilité doit être faite ? Doit-on conserver des documents dans le dossier et à la pharmacie ? En imaginant que le médecin a prescrit un flacon de trop, que doit-on faire du flacon restant ? Le garder pour une ponction d'ascite potentielle pour un autre patient ou bien le rendre à la pharmacie accompagné d'une traçabilité ?

Les modalités de prescription de l'albumine sont celles de tout médicament dérivé du sang.
La prescription et toute la traçabilité du médicament se fait sur un feuillet tripliqué (feuillets bleu : l'original + 2 feuillets : vert et blanc).

C9 Organiser et coordonner les interventions soignantes

Chronologiquement :

1. Le médecin prescrit l'albumine.
Dans la partie haute du feuillet bleu (original partie « Prescription »), il indique :
– son nom,
– les coordonnées du patient (nom, prénom, n°, date de naissance), ou colle une étiquette-patient,
– le nom de la spécialité d'albumine (*Vialebex* 200 mg/mL),
– la posologie,
– la durée du traitement.
Les feuillets sont envoyés à la pharmacie.

2. À la pharmacie :
Le préparateur, l'interne ou le pharmacien valide la prescription, indique dans la partie médiane de la feuille bleue « délivrance » : le nom du prescripteur, du service, du médicament, la date, la quantité, le n° d'ordonnancier, le n° de lot du médicament (coller étiquette) délivré et le nom de la personne qui délivre. Même si la prescription est faite sur plusieurs jours, la délivrance par la pharmacie ne comprend que la quantité nécessaire pour 24 h de traitement.
La pharmacie garde le feuillet blanc.
Dans la pharmacie, les albumines sont conservées à température ambiante.

3. Retour dans le service :
Les feuillets bleu et vert accompagnent les unités d'albumine délivrées.
Au moment de l'administration, l'infirmière remplit la dernière partie, basse du feuillet bleu, réservée à l'administration, une fois celle-ci faite. Elle y colle l'étiquette détachable du ou des flacon(s), renseigne son nom, sa fonction, la date et l'heure d'administration.
Elle conserve le feuillet vert et le range dans le dossier transfusionnel du patient.
Enfin, elle renvoie le feuillet bleu à la pharmacie. À réception, celui-ci est attaché au feuillet blanc et conservé dans le dossier de délivrance des albumines.
Ces documents de traçabilité doivent être **conservés 20 ans**. Ainsi, au cours de cette période, il sera possible de retrouver : quel médicament dérivé du sang, quel lot, quelle quantité, quel jour ont été délivrés, puis quel jour, à quelle heure, par quelle infirmière, et à quel patient, ont été administrés les médicaments.
Dans la situation où les flacons prévus pour un patient n'ont pas été utilisés, ils sont immédiatement retournés à la pharmacie.
Dans la partie « Administration » du feuillet bleu, l'infirmière indique le nombre d'unités retournées et la date du retour.

infirmiers

Acte et surveillance

Sur les prescriptions restreintes (dites aussi prescriptions « séniorisées »)

Quels sont les médicaments soumis à une prescription restreinte ? Les grandes classes de médicaments concernés ?

Les médecins séniors sont les médecins diplômés et statutaires au sein d'un service hospitalier.

Les médicaments de prescription restreintes, c'est-à-dire soit réservés à l'usage hospitalier, ou de prescription (+/ – initiale) hospitalière, ou réservés à certains médecins spécialistes (exemples : antiviraux et spécialiste de l'hépatite C, chimiothérapies et cancérologue, facteurs anti-hémophiliques et hématologue spécialiste des pathologies de l'hémostase) sont habituellement prescrits par un médecin sénior.

C9 *Organiser et coordonner les interventions soignantes*

Mais pour certains, cette qualification ne suffit pas. Certains médicaments très spécialisés ne peuvent être prescrits que par une liste de praticiens habilités, et dont la liste est à la pharmacie de l'hôpital. Par ailleurs, en pratique, au sein de chaque service, le chef de service renouvelle régulièrement la liste des médecins et internes de son service à qui il donne le droit de prescrire sous sa responsabilité, des médicaments normalement réservés à la prescription séniorisée. Cette liste permet notamment à un interne de prescrire des médicaments dérivés du sang ou des stupéfiants (sous la responsabilité du chef de service). Lors de la lecture d'une ordonnance d'un médicament soumis à prescription restreinte, le pharmacien s'assure, selon les règles de la présente section, de l'habilitation du prescripteur à le prescrire et, le cas échéant, de la présence, sur l'ordonnance, des mentions obligatoires.

Les grandes classes de médicaments concernées sont les stupéfiants, les médicaments dérivés du sang, les facteurs de l'hémostase, les anticorps, les anticancéreux, les antiviraux, certains antibiotiques.

On distingue cinq catégories de médicaments à prescription restreinte (tableau 16.2).

Tableau 16.2. Médicaments à prescription restreinte.

Médicament réservé à l'usage hospitalier (RH)	Uniquement prescrits par un médecin exerçant dans un établissement de santé.
Médicament à prescription hospitalière (PH)	Uniquement prescrits par un médecin exerçant dans un établissement de santé, le cas échéant par un médecin spécialiste.
Médicament à prescription initiale hospitalière (PIH)	Uniquement prescrits par un médecin exerçant dans un établissement de santé, le cas échéant par un médecin spécialiste, puis renouvellement possible de la prescription par un médecin généraliste dans une période de 6 mois à 1 an en fonction des médicaments. Une prescription initiale hospitalière devra être renouvelée par un médecin exerçant dans un établissement de santé au minimum 1 fois/an.
Médicament à prescription réservée à des médecins spécialistes (PRS)	
Médicament nécessitant une surveillance particulière pendant le traitement	La prescription est subordonnée à la réalisation d'examens périodiques.

Les médicaments classés stupéfiants, vus dans un précédent chapitre, doivent être prescrits sur une ordonnance dite «sécurisée».

Administration des médicaments par l'infirmière

L'administration des médicaments par l'infirmière est un acte thérapeutique majeur qui s'appuie sur la prescription médicamenteuse que ce soit à l'hôpital ou en médecine de ville. Bien qu'elle puisse sembler technique, cette activité nécessite que l'infirmière possède les connaissances, les habiletés et le jugement clinique requis pour assurer la surveillance clinique appropriée.

Réglementation

À l'hôpital, l'administration des médicaments est réglementée par l'arrêté du 31 mars 1999 (art. 8) qui précise qu'avant toute administration des médicaments au malade, l'infirmière doit vérifier l'identité du patient et les médicaments, au regard de la prescription médicale.

Pour chaque médicament, elle doit enregistrer la dose administrée et l'heure d'administration sur un document conservé dans le dossier médical. Ce document peut être communiqué à tout moment au pharmacien sur sa demande.

Lorsque le médicament n'a pas été administré, l'infirmière doit informer le prescripteur et le pharmacien.

Bonnes pratiques d'administration

L'infirmière doit éviter tout automatisme et prendre toutes les précautions possibles à cet égard. Un comportement négligeant peut entraîner des conséquences graves pour le patient, voire même son décès.

L'analyse des situations problématiques liées à l'administration des médicaments révèle que les erreurs touchent différentes étapes du processus, notamment la retranscription de l'ordonnance médicale, l'administration comme telle du produit et la surveillance clinique qui doit être effectuée par la suite.

Rappelons les erreurs les plus fréquentes.

MANQUE DE CONNAISSANCES SUR LE MÉDICAMENT

L'administration sécurisée d'un médicament nécessite que l'infirmière connaisse la classe du médicament, son mécanisme d'action, ses principaux effets indésirables, ses réactions thérapeutiques, ses conditions d'administration, ses doses usuelles, ses contre-indications et ses principales interactions médicamenteuses.

OMISSION DE CLARIFIER UNE ORDONNANCE

En cas d'ordonnance illisible, incomplète, ou qui fait état d'un dosage inhabituel, l'infirmière doit interroger le médecin pour clarification.

NON-RESPECT DES PRINCIPES DE BASES

L'infirmière doit faire les vérifications nécessaires en vue d'administrer :

- la bonne dose ;
- du bon médicament ;
- par la bonne voie ;

– au bon moment ;

– au bon patient.

■ UTILISATION D'UNE MÉTHODE DE SOINS INAPPROPRIÉE

L'infirmière doit respecter les principes concernant la préparation des médicaments et leur méthode d'administration.

■ MANQUE DE SURVEILLANCE

L'infirmière doit assurer la surveillance requise par le patient à la suite de l'administration d'un médicament en vue de déceler rapidement toute complication, afin de la corriger et/ou de la signaler au médecin.

■ INADÉQUATION DE LA DOCUMENTATION

L'information erronée, l'omission ou l'imprécision de celle-ci peuvent favoriser les erreurs médicamenteuses. L'infirmière doit donc inscrire les informations nécessaires dans le dossier de soins.

Dans l'éventualité où une erreur de médicament survient, l'infirmière a l'obligation déontologique de signaler immédiatement tout incident ou accident qui résulte de son intervention (**exemple** : donner le mauvais médicament), ou de son omission (**exemple** : ne pas administrer un médicament prescrit) en vue de prendre sans délai les moyens nécessaires pour corriger la situation, l'atténuer ou remédier aux conséquences.

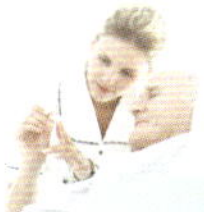

Situation **intégrative**

Surdosage lié à l'administration

C4 Mettre en œuvre des actions à visée diagnostique et thérapeutique

C9 Organiser et coordonner les interventions soignantes

Un patient diabétique est hospitalisé. La prescription prévoit une injection de Levemir matin et soir complétée par un protocole d'Actrapid en fonction des glycémies surveillées toutes les 6 heures. Il est indiqué qu'il ne faut pas administrer l'Actrapid la nuit pour éviter une hypoglycémie nocturne. Un soir, une IDE contrôle la glycémie du patient qui se révèle élevée à 10 mmol/L (1,80 gr/L). Elle administre le Levemir et ajoute une injection d'Actrapid correspondant au protocole, sans faire attention à l'indication de ne pas en faire la nuit. Elle s'aperçoit de son ***erreur*** *à 3 heures du matin alors qu'elle relit la prescription pour vérifier qu'elle a bien réalisé la traçabilité des traitements.* ***Que doit-elle faire face à cette erreur ? Qui doit-elle alerter ? Que doit-elle noter ?***

Elle doit immédiatement réaliser une mesure capillaire de la glycémie puis prévenir le médecin de l'erreur et de la valeur de glycémie contrôlée, ainsi que de l'état clinique du patient. Elle doit enfin vérifier qu'elle a bien noté dans le dossier du patient cette administration. Elle continuera à vérifier la glycémie au cours de la nuit, et au moment des transmissions à l'équipe de jour, elle insistera sur cette erreur, afin que l'équipe soignante et les médecins en tiennent compte pour éventuellement adapter les administrations d'insuline dans la journée suivante.

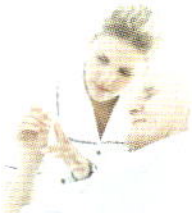

Situation intégrative

Administration et médicaments équivalents

C4 Mettre en œuvre des actions à visée diagnostique et thérapeutique

C9 Organiser et coordonner les interventions soignantes

Une prescription prévoit d'administrer per os de l'Inipomp à un patient. La pharmacie de l'hôpital ne délivre que de l'Inexium. L'IDE se dit qu'elle peut sûrement donner l'Inexium à la place de l'Inipomp. ***A-t-elle raison et sinon pourquoi et que doit-elle faire ? Quelles sont les différences entre ces médicaments en termes d'effets secondaires sur la douleur gastrique ?***

Inexium et *Inipomp* appartiennent à la même classe, celle des inhibiteurs de la pompe à protons qui bloquent la sécrétion d'acide gastrique et partagent les mêmes indications. La réévaluation qui a été faite de cette classe par la Haute Autorité de Santé (HAS) a conduit à considérer que toutes les molécules de cette classe sont équivalentes en termes d'efficacité et de sécurité (donc d'effets secondaires). Le raisonnement de l'infirmière n'est donc pas illogique, puisqu'il n'y a pas de différence à attendre ni pour l'efficacité, ni pour la sécurité, entre ces deux molécules. Cependant, les molécules de cette classe ont des équivalences de dose qui ne se font pas mg par mg : 30 mg de lansoprazole sont équivalents à 20 mg de pantoprazole (*Eupantol*, *Inipomp*), à 20 mg d'ésoméprazole (*Inexium* et génériques). De plus, *Inexium* n'est pas un générique de l'*Inipomp* ; règlementairement, elle ne peut donc pas administrer *Inexium*. Ce qu'elle doit faire est de demander au médecin s'il est d'accord pour modifier sa prescription.

Points-clés

1. La prescription médicamenteuse est un **élément de la démarche médicale** qui se matérialise par l'ordonnance.
2. L'ordonnance rédigée par le médecin permet de **transmettre la thérapeutique médicamenteuse** mise en œuvre au pharmacien, à l'infirmière, et au patient de façon claire et sans ambiguïté.
3. La prescription médicamenteuse peut être **rédigée uniquement** par un médecin, un chirurgien-dentiste, ou une sage-femme.
4. Le médecin peut libeller sa prescription en **dénomination commune internationale**.
5. Il existe **différents types d'ordonnance** en fonction du statut du médicament (bizone, médicaments d'exception, médicaments stupéfiants).
6. Dans certains cas exceptionnels, **l'infirmière est habilitée à pratiquer certains actes sans prescription** sur application d'un protocole validé (traitement de la douleur, situation comme relevant de l'urgence ou de la détresse psychologique) qui doit obligatoirement faire l'objet d'un compte rendu écrit.
7. **L'administration des médicaments par l'infirmière** est un acte thérapeutique majeur qui inclut la lecture critique de l'ordonnance, la réalisation d'un acte technique défini et acquis et la surveillance clinique appropriée du patient.
8. Pour **la plus grande sécurité du patient**, l'infirmière doit respecter les bonnes pratiques d'administration et connaître les principales erreurs d'administration.

situation **clinique**

Mise en œuvre des prescriptions médicales : actions et surveillances de l'infirmière

M. B., né le 20 août 1954 (56 ans), 1,79 m, 87 kg, marié, 2 enfants, chauffeur routier, habite en Côte-d'Or. M. B. est sujet à la consommation chronique d'alcool. En avril 2010, un contrôle d'alcoolémie positif réalisé par la sécurité routière a entraîné un retrait du permis de conduire et en conséquence, un arrêt de travail toujours en cours. En réaction à cette situation, M. B. présente un syndrome dépressif.

ANTÉCÉDENTS

Médicaux

- HTA traitée.
- Diabète de type 2 traité.
- Dépression non traitée.
- Intoxication éthylo-tabagique non prise en charge.

Chirurgicaux

- Syndrome du canal carpien.
- Hallux valgus droit.

TRAITEMENT HABITUEL

- *Séresta* 10 mg le soir (anxiolytique).
- *Nébilox* 50 : 0-0-1 (β-bloquant utilisé ici pour traiter l'hypertension).
- *Diamicron* (arrêté depuis plus d'une semaine).

HISTOIRE DE LA MALADIE

Le dimanche 24 octobre 2010, le patient se plaint d'otalgie bilatérale et d'odynophagie (déglutition douloureuse) avec asthénie. Le lendemain, il présente une toux grasse importante motivant la prise de sirop antitussif. Le matin du mardi 26 à 5 h, il est retrouvé par son épouse, confus et dyspnéique, tremblant des extrémités. Celle-ci appelle le SAMU qui arrive 15 min plus tard. Sur place, le médecin constate une insuffisance circulatoire (marbrures + PA à 93/74 mmHg). Le patient est placé sous oxygène (3 L/min). Au cours du transport dans le service des urgences, une voie veineuse périphérique est posée, permettant l'administration IV d'*Augmentin* (amoxicilline + acide clavulanique, 1 g/200 mg) et de gentamycine (225 mg).

HISTOIRE HOSPITALIÈRE DE LA MALADIE

J1

Dans le service des urgences

À son arrivée dans le service des urgences, un examen des gaz du sang est réalisé : les résultats sont les suivants : PaO_2 = 52 mmHg ; PCO_2 = 32 mmHg ; pH = 7,44.

À l'examen pulmonaire, l'interne note des râles diffus, crépitants des bases et ronchi bilatéraux. Le patient présente un syndrome inflammatoire avec une procalcitonine à 26,08 µg/L. Un tableau de sepsis sévère est évoqué.

Le patient bénéficie d'un remplissage par chlorure de sodium 0,9 %, 1 litre passé sur une heure, ainsi que d'une perfusion IV de vitamines B1, B6.

Le patient est sédaté (kétamine 375 mg en IV + suxaméthonium 1 mg/kg IV), intubé et ventilé, puis le médecin pose une voie veineuse centrale de type trilumières (en fémoral) et un cathéter artériel (fémoral), ainsi qu'une sonde urinaire.

Le patient est mis sous assistance respiratoire (ventilation mécanique).

Sa glycémie est à 4,7 g/L.

Une perfusion d'insuline (*Actrapid* 50 UI/50 mL) est mise en place, au pousse-seringue électrique, à raison de 1 mL/h. La glycémie est surveillée toutes les heures et le débit ajusté en fonction des résultats, selon un protocole du service (vitesse = glycémie capillaire/heure).

La sédation est complétée par du sufentanil (*Sufenta*), 10 γ/h IV en continu. Selon un protocole du service, le sufentanil est préparé à raison de 250 g dans 50 mL de sérum physiologique. Vous disposez d'ampoules de *Sufenta* (250 µg/5 mL).

1. Expliquer la préparation de la seringue.

Une perfusion de *Polyionique* 3 L/24 h en IV (débit : 125 mL/h) est débutée.

Le patient est ensuite transféré dans le service de réanimation médicale à 16 h le même jour pour la prise en charge de son choc septique, à point de départ pulmonaire.

Dans le service de réanimation médicale

Examen clinique

Température = 38,2 °C, SpO_2 = 95 %, PAS = 197 mmHg, PAD = 104 mmHg, FC = 120 bpm ; pH = 7,45 ; $PaCO_2$ = 32 mmHg ; PaO_2 = 71 mmHg ; procalcitonine = 29,93 µg/L.

Examen cardiovasculaire

Bruits du cœur perçus, réguliers, tachycardie sans souffle, marbrures au niveau des genoux, mollets souples et indolores. Pas de signes d'insuffisance ventriculaire droite ou gauche.

Examen pleuropulmonaire

Patient intubé sous ventilation assistée contrôlée avec FiO_2 à 60 %, PEEP (*Positive End Expiratory Pressure*) à 5, FR à 23/min.

Examen abdominal

Palpation abdominale souple, bruits hydroaériques perçus (alimentation entérale possible), pas d'hépato- ni de splénomégalie palpées.

Examen neuromusculaire

Patient sédaté.

Examens paracliniques significatifs

- La radiographie pulmonaire montre un foyer infectieux de pneumopathie à la base du poumon gauche, associé à un épanchement pleural.
- Les prélèvements à visée microbiologique sont stériles.

Une infirmière prend en charge le patient à son entrée dans le service.

Les **prescriptions médicales sont les suivantes** :

– Maintien de la ventilation mécanique.

– Protocole d'alimentation par sonde nasogastrique : *Sondalys Iso* 1 kcal/mL : 25 kcal/kg/jour, par pompe.

N.B. : Les poches de *Sondalys Iso* existent en 500 ou 1 000 mL.

– Perfusion : NaCl 0,9 % (1 L/h).

Traitements IV :

– *Hypnovel* 7 mg/h en continu au pousse-seringue électrique ;

– *Sufenta* 10 γ/h en continu au pousse-seringue électrique ;

– Noradrénaline 0,7 mg/h en continu au pousse-seringue électrique ;

– *Dobutrex* (dobutamine) 5 g/kg/min en continu au pousse-seringue électrique ;

– antibiotiques :
  - *Augmentin* 2 g × 3 (dans 50 cm^3 de sérum physiologique sur 30 min en mini-perfusion) ;
  - *Tavanic* 500 mg × 2 (dans 100 cm^3 de sérum physiologique sur 30 min en mini-perfusion).

Les solutions de perfusion disponibles à la pharmacie de l'hôpital sont les suivantes :

– *Tavanic* : solution de perfusion 5 mg/mL, flacons de 50 et de 100 mL. Soit 250 mg/50 mL et 500 mg/100 mL.

– *Augmentin* : 1 g/200 g (amoxicilline-acide clavulanique) à reconstituer dans 50 mL ou 2 g/200 g à reconstituer dans 100 mL.

L'association *Augmentin* + *Tavanic* (lévofloxacine) est prescrite devant un tableau pouvant évoquer une infection pulmonaire par légionelle.

2. Définir ce qu'est une antibiothérapie probabiliste, et jusqu'à quand elle est maintenue.

3. Expliquer les différentes étapes de préparation de la poche de nutrition entérale, des seringues de noradrénaline (ampoule disponible : 8 mg/4 mL), de dobutamine (ampoule disponible 250 mg/20 mL) et des mini-perfusions de chaque antibiotique (avec compte-gouttes pour l'*Augmentin* et avec régulateur de débit type *Dialaflow* pour le *Tavanic*), ainsi que la détermination des débits de perfusion, en s'aidant des protocoles existant dans le service.

Protocoles de préparation du service :

– Concernant la noradrénaline : 24 mg dans 48 mL de sérum physiologique à 0,9 %.

– Concernant la dobutamine : 250 mg dans 50 mL de sérum physiologique à 0,9 % (soit une ampoule de 250 mg/20 mL + 30 mL de sérum physiologique).

J2 : 27/10/2010

14 h : le patient présente une fièvre de 38,7 °C.

Le médecin prescrit : *Perfalgan* 1 g, dans 100 cm^3 de G5 en 30 min toutes les 8 h. Vous disposez dans le service de poches de perfusion (1 g, 100 mL) prêtes à l'emploi.

4. Calculer le débit d'administration du *Perfalgan* (en gouttes/min).

L'hémodynamique s'améliore. *Dobutrex* et noradrénaline sont stoppés à 17 h.

J3 : 28/10/2010

À 23 h 50, l'alarme associée à la mesure en continue de la pression artérielle se déclenche. L'infirmière de garde constate une augmentation de la PAS à 197 mmHg et une PAM à 100 mmHg. L'interne de garde vient de regagner sa chambre pour se reposer.

5. Que doit-elle faire ?

L'interne prescrit *Loxen* 2 mg en IVD puis 2 mg/h SE.

J4 : 29/10/2010

La sédation est stoppée progressivement dans la matinée. Le patient reprend conscience, tout en restant intubé et dépendant de l'assistance respiratoire. En milieu de journée, l'infirmière est appelée par une aide-soignante au sujet de M. B. À son arrivée dans la chambre, elle constate qu'il est très agité : il se plaint, demande à boire, présente des tremblements et une sudation importante, essaie d'arracher sa perfusion, et refuse les soins que tente de lui prodiguer l'aide-soignante.

6. Que doit-elle faire ?

J7 : 01/11/2011

L'évolution respiratoire est favorable et permet le sevrage de la ventilation artificielle. Le patient reste oxygénodépendant, et bénéficie d'aérosol de bronchodilatateur (prescription : *Bricanyl* 1 dose [5 mg] × 4/jour dans flux d'air). L'administration se fait par aérosol, au masque sur prise d'air murale.

7. Indiquer les différentes étapes de préparation du malade, de l'aérosol, et les explications et conseils donnés par l'infirmière au malade au cours de cette préparation.

Le patient est apyrétique. Le traitement par *Augmentin* est stoppé.

J8 : 02/11/2010

Le patient sort de réanimation médicale pour être dirigé vers le service des maladies infectieuses.

Son traitement de sortie comporte :

– *Séresta* : 25 mg × 3/jour ;

– *Imovane* : 1 cp le soir ;

– *Loxen* : 20 mg × 3/jour ;

– *Diffu-K* : 2 matin, 2 soir ;

– vitamines B1-B6 : 3/j ;

– *Tavanic* 500 mg/jour.

À son entrée dans le service, son examen pulmonaire montre la persistance d'un foyer de crépitants en base gauche et une oxygénodépendance.

Le traitement par *Tavanic* est poursuivi.

Par ailleurs, le patient présente des glycémies à jeun > 2 g/L, qui motivent le médecin à lui prescrire de la metformine. Prescription : metformine 500 mg × 3/jour.

Lors de la première administration, le patient demande à l'infirmière à quoi sert ce nouveau médicament qu'il ne connaît pas.

8. Que répond l'infirmière sur le rôle de ce médicament, et l'importance de son observance ?

SORTIE DE L'HÔPITAL

Après équilibration du traitement par la metformine et devant l'évolution favorable de la pneumopathie de M. B., le patient sort de l'hôpital le 9 novembre 2010.

Il est demandeur d'une aide au sevrage de son intoxication alcoolique et le médecin le dirige pour ce faire vers son médecin traitant.

Le médecin rédige la prescription du traitement de sortie (ci-dessous) ainsi qu'une ordonnance prescrivant des soins infirmiers à domicile pour vérification de l'évolution de la glycémie. Il demande à l'infirmière d'y ajouter un document interne à l'hôpital, qui apporte des conseils d'équilibre alimentaire pour les patients diabétiques, et lui demande de gérer la remise de ces documents au patient.

9. Expliquez la démarche de l'infirmière.

Docteur Daniel V
Qualité
Identifiant
CHU Jean sans Peur
1, rue de la prévoyance
75000 PARIS

le 9 novembre 2011

Monsieur Noel B,

Séresta 10, 1 matin, midi et 2 le soir
Vitamine B1B6, 1 cp × 3/jour
Loxen, 20 1 cp × 3/jour
Nicobion, 500 2 cp/jour
Metformine, 500 qsp

DONNÉES CLINIQUES POUR COMPRENDRE ET POUR AGIR

1. Expliquer la préparation de la seringue.

Posologie : 10 γ/h, soit 10 µg/h.
Aspiration de la totalité de l'ampoule de 5 mL de *Sufenta*, et la seringue est complétée à 50 mL, donc avec 45 mL de sérum physiologique.
La concentration de la solution est de 250 µg/50 mL, soit 5 µg/mL.
Le débit doit donc être de 2 mL/h.

2. Définir ce qu'est une antibiothérapie probabiliste, et jusqu'à quand elle est maintenue.

L'antibiothérapie probabiliste (ou empirique) consiste à traiter d'emblée (après avoir effectué des prélèvements bactériologiques) un patient par un antibiotique choisi selon l'analyse de critères cliniques, qui tendent à démontrer que l'infection implique plus probablement une certaine espèce bactérienne, et qu'elle est sensible à cet antibiotique. La détermination des germes responsables de l'infection, ainsi que la détermination de leur sensibilité aux antibiotiques (par réalisation d'un antibiogramme) permettent ensuite d'ajuster si nécessaire l'antibiothérapie.

3. Expliquer les différentes étapes de préparation de la poche de nutrition entérale, des seringues de noradrénaline (ampoule disponible : 8 mg/4 mL), de dobutamine (ampoule disponible 250 mg/20 mL) et des mini-perfusions de chaque antibiotique (avec compte-gouttes pour l'*Augmentin* et avec régulateur de débit type *Dialaflow* pour le *Tavanic*), ainsi que la détermination des débits de perfusion, en s'aidant des protocoles existant dans le service.

Préparation de la poche de nutrition entérale

Sondalys Iso (1 kcal/mL). La prescription est de 25 kcal/jour et Monsieur B pèse 87 kg : son apport journalier est donc de : 25 × 87 = 2 175 kcal/jour.
Il faudra donc perfuser 2175 mL/jour.
Le débit de la pompe doit donc être d'environ 90 mL/h.

Préparation de la seringue de noradrénaline

Ampoules de 8 mg/4 mL.
La perfusion est réalisée au PSE selon le protocole du service, c'est-à-dire à raison de 24 mg dans 48 mL de sérum physiologique à 0,9 %.

En pratique : aspiration successive du contenant des 3 ampoules (soit 24 mg/12 mL) dans la seringue au moyen d'une aiguille. Puis aspiration de 36 mL de sérum physiologique : la concentration de la solution est de 0,5 mg/mL.

Pour assurer le débit souhaité de 0,7 mg/h : le débit de la pompe est réglé à 0,7/0,5 = 1,4 mL/h.

Préparation de la seringue de dobutamine

Posologie : 5 g/kg/min. Poids = 87 kg. La posologie est donc de 5 × 87 × 60 = 26 100 µg/h soit 26,1 mg/h.

Selon le protocole du service, 1 ampoule de 250 mg est reconstituée dans un volume final de 50 mL. La concentration de cette préparation est de 5 mg/mL.

Pour respecter la posologie de 26,1 mg/h, le débit de perfusion doit être de : 26,1/5 = 5,2 mL/h.

Préparation de la miniperfusion d'*Augmentin*

Les 2 g sont dilués dans une poche de sérum physiologique de 100 mL prête à l'emploi, au moyen d'un set de transfert. Ce dispositif permet de faire remonter le solvant dans le flacon d'antibiotique pour dilution de la poudre, puis de réaspirer la solution dans la poche.

La poche est reliée à un site d'injection sur la voie veineuse centrale.

Réglage du débit : 100 mL en 30 min, soit 20 × 100 mL = 2 000 gouttes/30 min, soit 66,66, en arrondissant : 60 gouttes/min, qui passeront en 33 minutes environ.

Préparation de la miniperfusion de *Tavanic*

Utilisation d'un flacon de 500 mg, qui est reconstitué avec 100 mL de sérum physiologique, de la même façon que l'*Augmentin*. La poche est reliée à un site d'injection sur la voie veineuse centrale.

Réglage du débit au moyen d'un régulateur *Dialaflow* : 100/30 = 3,3 mL/min.

4. Calculer le débit d'administration du *Perfalgan* (en gouttes/min).

Débit = 100 × 20 (gouttes)/30 (min) = 66,6 gouttes/min, soit en arrondissant, 60 gouttes/min qui passeront en 33 min environ.

5. Que doit-elle faire ?

Elle recherche rapidement des causes techniques de l'augmentation de pression : vérification des voies d'abord veineuse et artérielle. Elle examine ensuite le patient afin de détecter des signes de douleur (lutte contre le respirateur), lit la valeur de fréquence cardiaque. Elle doit ensuite appeler l'interne, pour l'informer des signes cliniques de M. B. et des résultats de ses vérifications.

6. Que doit-elle faire ?

Réconfort du patient

L'infirmière doit parler tranquillement à M. B., pour lui expliquer pourquoi il est là, qu'il est encore en cours de réveil et qu'il est important qu'il accepte encore quelque temps son assistance respiratoire, parce que ses capacités à respirer de façon autonome ne sont pas encore suffisantes. Elle doit lui expliquer que le soin qui lui est donné par l'aide-soignante est très important, et lui assure qu'il ne sera pas douloureux et ne durera pas longtemps. Elle doit aborder la problématique du syndrome de manque : elle lui dit qu'elle sait qu'il a besoin de boire de l'alcool, et que les personnels, infirmières et médecins, vont lui prescrire des médicaments pour l'aider à passer cette période difficile. Elle lui répète qu'elle va prévenir le médecin et revenir pour lui administrer ses médicaments.

Information du médecin

L'infirmière sollicite le médecin pour l'état de Monsieur B.

Le médecin prescrit : 50 mg *Atarax* en miniperfusion, et contention physique, en attente de l'efficacité du traitement. Puis *Séresta* 25 mg × 3/jour.

7. Indiquer les différentes étapes de préparation du malade, de l'aérosol, et les explications et conseils donnés par l'infirmière au malade au cours de cette préparation.

Vérifier que le patient est installé confortablement, et lui expliquer l'objectif du traitement. La dose de *Bricanyl* est mise en place dans la cupule de l'aérosol, et la mise en air est effectuée : la brumisation du produit (permettant d'éviter l'assèchement des muqueuses pendant le traitement) induit un bruit important avec sifflement. Rassurer le patient sur la normalité du bruit, lui expliquer comment placer le masque sur le visage, lui demander de rester allongé pendant la nébulisation en veillant à laisser le masque en place pendant la durée du soin, soit environ 15 min (lorsque la brumisation s'arrête, le traitement est terminé).

8. Que répond l'infirmière sur le rôle de ce médicament, et l'importance de son observance ?

Elle lui explique que ce médicament va permettre de traiter son diabète, de stabiliser la concentration de sucres dans le sang. Elle lui explique qu'il est très important de prendre très régulièrement, à chaque repas, le comprimé, qu'un seul oubli peut déséquilibrer sa glycémie et entraîner la survenue d'un malaise.

9. Expliquez la démarche de l'infirmière.

L'ordonnance de prescription du traitement est incomplète : il manque la signature du médecin, l'âge (ou la date de naissance) du patient, la posologie de la metformine et la durée de délivrance du traitement. L'infirmière doit en informer le médecin pour qu'il complète la prescription.

Une fois la prescription complétée, l'infirmière doit s'assurer que le patient est bien capable de lire et comprendre l'ordonnance. Elle la relit avec lui.

Enfin, elle peut lui rappeler l'importance de l'observance, c'est-à-dire du respect de la prescription (prise des médicaments, à la bonne dose, au bon moment), pour que le traitement soit efficace. Elle lui explique aussi en lui montrant la 2e ordonnance que le médecin a demandé la surveillance de sa glycémie, à domicile, par une infirmière. Elle vérifie la compréhension du patient et si besoin lui redonne quelques conseils pour trouver une infirmière de ville qui réalisera les prélèvements. L'infirmière lui explique qu'il est important d'équilibrer son alimentation pour éviter des accidents hypo ou hyperglycémiques, et lui présente le document de conseils diététiques (en lui montrant par exemple les repas types proposés sur une journée), en vérifiant encore une fois sa compréhension.

17 La réglementation concernant les médicaments listés et les stupéfiants

Le code de la santé publique (CSP) définit pour les médicaments une classification ainsi que des règles de prescription, de stockage et de délivrance propres à chaque classe.

Classification

Les médicaments renfermant des substances actives à très faible dose et potentiellement toxique (appelées substances vénéneuses) sont classées par arrêté sur une des trois listes suivantes :

Listes I et II

- Les médicaments inscrits sur ces listes sont susceptibles de présenter directement ou indirectement un danger pour la santé ;
- ces médicaments contenant des substances dont l'activité ou les effets indésirables nécessitent une surveillance médicale (art. L. 5132-6 du CSP).

Par rapport à la liste II, la liste I comprend les médicaments et produits présentant les risques les plus élevés pour la santé.

Liste des stupéfiants

Les médicaments inscrits sur cette liste sont susceptibles de présenter un potentiel d'abus et de dépendance et des risques pour la santé publique, au regard de leurs éventuels intérêts thérapeutiques. **Exemples** : morphine (Sulfate), *Moscontin* ; fentanyl, *Durogésic Patch* ; oxycodone, *Oxycontin LP*.

L'abus se définit par l'utilisation excessive et volontaire, permanente ou intermittente, d'une ou plusieurs substances, ayant des conséquences préjudiciables à la santé physique ou psychique.

La dépendance a été définie par l'OMS comme un état psychique et quelquefois physique résultant de l'interaction entre un organisme vivant et une drogue. Cette interaction se caractérise par des modifications du comportement et par d'autres réactions qui engagent toujours fortement l'usager à prendre la drogue de façon continue ou périodique, afin de retrouver des effets physiques ou quelquefois d'éviter le malaise de privation (sevrage). Cet état peut s'accompagner ou non de tolérance (atténuation de l'effet suite à la prise répétée de la substance).

Les médicaments inscrits sur les listes I et II peuvent également être soumis à la réglementation des stupéfiants, entraînant de ce fait des restrictions particulières dans la durée de prescription et de la délivrance (art. R. 5132-30 et R. 5132-33 du CSP). C'est le cas, par **exemple**, de la buprénorphine, médicament de la liste I et qui figure sur la liste des médicaments stupéfiants.

Situation intégrative

Ampoule de stupéfiant cassée

Une IDE s'apprête à préparer une injection de 5 mg de ***morphine*** *en sous-cutanée. Pour cela, elle prend une ampoule de morphine de 10 mg mais par mégarde, l'ampoule lui échappe des mains et se casse au sol.* ***Que doit-elle faire en termes de traçabilité ? Quelle procédure doit-elle suivre (déclaration) ?***

C9 *Organiser et coordonner les interventions soignantes*

Sur le document de suivi de la dotation du service (de traçabilité des stupéfiants), est prévue une zone ou sont indiqués au moment de l'administration par l'infirmière, le nom de la spécialité, le nombre d'unités administrées, le nom et les coordonnées du malade, la date et l'heure.
Si elle casse une ampoule au moment de sa préparation, **l'infirmière indique à cet endroit : le nombre, le dosage de l'unité de stupéfiant cassé, ainsi que le nom du patient à qui était destinée cette unité**.
Logiquement, elle va reprendre une nouvelle ampoule, et donc indiquer ensuite, le nom de la spécialité, le nombre d'unités administrées, le nom et les coordonnées du malade, la date et l'heure.
Ce feuillet est renvoyé à la pharmacie, et permet le décompte des unités utilisées, donc celui des unités restantes, et enfin le nombre d'unités de prises qui doivent être délivrées au service pour honorer la dotation.

Médicaments « hors liste »

Il s'agit des médicaments n'entrant pas dans une des listes mentionnées ci-dessus.

Prescription

Qui sont les prescripteurs ?

EN VILLE

Ce sont :

- les docteurs en médecine habilités à exercer en France, c'est-à-dire inscrits au Conseil de l'Ordre des médecins ;
- les chirurgiens dentistes, pour l'usage de l'art dentaire ;
- les sages-femmes (liste de médicaments fixée par arrêté) ;
- les pédicures-podologues pour certains topiques à usage externe ;
- les vétérinaires pour la médecine vétérinaire uniquement.

Le médecin dispose d'un droit de prescription large. Toutefois, la capacité à prescrire peut être limitée pour certains médicaments dits « à prescription restreinte » et dont la prescription est réservée à certains spécialistes ou à des praticiens hospitaliers.

Le médecin doit observer, dans ses actes et prescriptions, la plus stricte économie compatible avec la qualité, la sécurité et l'efficacité des soins (art. L. 162-2-1 du code de la Sécurité sociale et R. 4127-8 du CSP).

EN ÉTABLISSEMENT DE SOINS

La liste des personnes habilitées à prescrire est établie par le directeur de l'hôpital (arrêté du 31 mars 1999, Bulletin Officiel n° 99/13).

Règles de rédaction d'une ordonnance par un médecin (figure 17.1)

La prescription est réalisée soit sur une ordonnance (listes I et II) soit, depuis un arrêté du 31 mars 1999 en ce qui concerne les stupéfiants, sur une ordonnance dite sécurisée, afin d'éviter la falsification.

Dans tous les cas, la prescription doit être lisible, intelligible et comporter au minimum les mentions imposées par le code de la santé publique (art. R. 5132-3) :

- **(1)** l'identification du prescripteur : nom, qualité, identifiant, adresse et signature du prescripteur ;
- **(2)** la date de rédaction de l'ordonnance ;
- **(3)** le nom de marque du médicament, ou la dénomination commune internationale du principe actif ainsi que le dosage ;
- **(4)** la forme galénique du médicament : comprimé, sirop, gélule, etc. ;
- **(5)** la posologie et le mode d'emploi ;
- **(6)** la durée de traitement ou le nombre d'unités de conditionnement et, le cas échéant, le nombre de renouvellements de la prescription ;
- **(7)** l'identification du patient : nom, prénom, sexe et âge du patient, et si nécessaire sa taille et son poids (pour les enfants de 0 à 14 ans, l'âge et le poids doivent être obligatoirement mentionnés).

Il est recommandé de rayer la partie non utilisée de l'ordonnance afin d'éviter la possibilité d'ajouter des médicaments.

La qualité de la prescription est essentielle à l'exercice du pharmacien qui l'analyse avant de délivrer les médicaments (co-responsabilité en cas d'erreur) et à l'infirmière ou au patient pour une bonne application du traitement.

La prescription de médicaments stupéfiants est soumise à une réglementation particulière (voir plus loin).

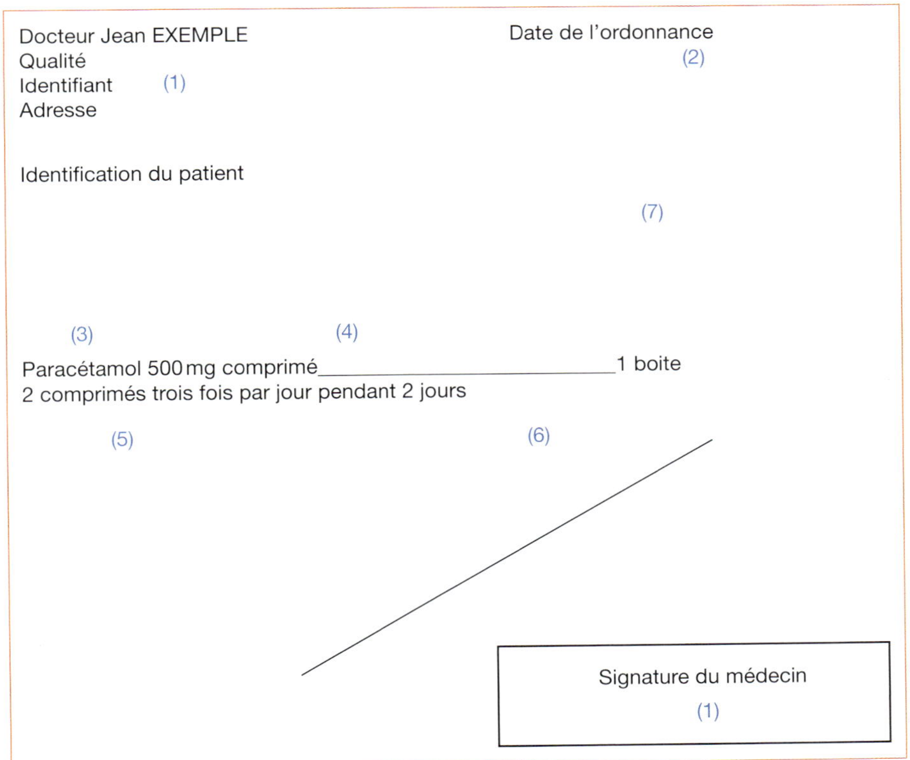
Docteur Jean EXEMPLE
Qualité
Identifiant (1)
Adresse

Date de l'ordonnance (2)

Identification du patient (7)

(3) (4)
Paracétamol 500 mg comprimé ________________ 1 boite
2 comprimés trois fois par jour pendant 2 jours
(5) (6)

Signature du médecin (1)

Fig. 17.1 *Exemple d'une ordonnance avec un médicament prescrit en DCI par un médecin.*

Règles particulières

DÉPASSEMENT DE POSOLOGIE USUELLE

Cette démarche engage la responsabilité du médecin.

Il doit être écrit la mention «je dis...», suivie de la posologie en toutes lettres sur l'ordonnance.

REFUS DU PRESCRIPTEUR DE LA SUBSTITUTION PAR UN MÉDICAMENT GÉNÉRIQUE

Il est nécessaire de le préciser lorsque le médecin veut empêcher la substitution de sa prescription par un générique.

Dans ce cas, le prescripteur doit indiquer sur l'ordonnance, devant le nom de la spécialité concernée, la mention «non substituable».

PRESCRIPTION HORS DES INDICATIONS DE L'AMM

Cette démarche engage la responsabilité du médecin. De ce fait, le médicament ne sera pas remboursé par l'assurance-maladie.

Il doit être écrit la mention «NR», pour non remboursable, sur l'ordonnance.

Cas des médicaments hors liste

Les médicaments non inscrits sur une des trois listes peuvent être délivrés sans ordonnance. Ce sont les médicaments en vente libre. Ils peuvent faire l'objet d'une prescription facultative ou être accessibles en automédication, sur conseil éventuellement du pharmacien. Depuis un décret du 1er juillet 2008, certains de ces médicaments peuvent être directement accessibles au patient au sein de la pharmacie de ville (officine). La liste est possible et fixée par arrêté. Ces médicaments sont appelés des médicaments de médication officinale.

Cas particuliers des stupéfiants

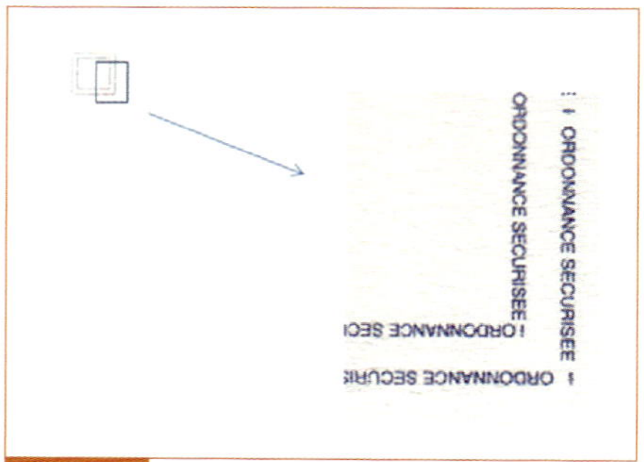

Fig. 17.2 *Agrandissement du coin inférieur droit d'une ordonnance sécurisée.*
Le prescripteur doit inscrire dans ce rectangle le nombre de médicaments prescrits.

Afin d'éviter la fraude, plusieurs dispositions ont été mises en place.

– La prescription : doit être effectuée sur une ordonnance sécurisée (art. R. 5132-5 du CSP). Il s'agit d'une ordonnance infalsifiable à deux feuillets autocopiants en papier filigrané spécial dans lesquels sont imprimés les caducées. Dans le coin inférieur droit, il existe un emplacement réservé pour inscrire le nombre de médicaments prescrits (figure 17.2);

– ensuite, concernant la rédaction de la prescription : doivent être écrits en toutes lettres (art. R. 5132-29 du CSP) :

- le nombre d'unités thérapeutiques par prise,
- le nombre de prises,
- le dosage des spécialités.

Un même praticien ne peut pas prescrire une nouvelle ordonnance et un pharmacien ne peut pas délivrer des médicaments mentionnés sur une nouvelle ordonnance pendant la période déjà couverte par une précédente ordonnance. La dérogation est possible mais il faut que le prescripteur le mentionne expressément sur l'ordonnance.

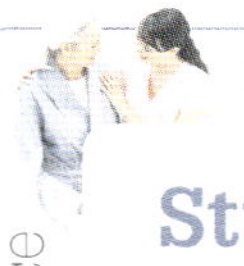

infirmiers

Acte et surveillance

Stupéfiants

Procédure de ***stockage des stupéfiants : quelle est-elle ?***

Dans les services de soins, les stupéfiants sont conservés dans une armoire fermée à clé, et non identifiée.

La clé est conservée par le cadre infirmier. L'endroit de rangement de cette clé est cependant connu des infirmiers.

Quelles sont les modalités de délivrance des stupéfiants à l'hôpital ? Que doit- on respecter comme modalités pour sécuriser le transport des stupéfiants à l'hôpital ?

C9 Organiser et coordonner les interventions soignantes

Qui est autorisé à obtenir les stupéfiants à l'hôpital ? Quelles en sont les conditions ?

Deux situations sont possibles quant à l'approvisionnement des stupéfiants dans les services de soins :

– soit le service a une dotation, c'est-à-dire qu'a été défini à l'avance entre le service et la pharmacie, un stock de X unités d'une liste de stupéfiants, qui est renouvelée régulièrement ;

– soit celle-ci se fait selon prescription d'un médecin, hors dotation (besoin d'un stupéfiant qui ne fait pas partie de la dotation, ou service sans dotation de stupéfiants).

La prescription doit être réalisée, soit :

– sur des ordonnances roses issues d'un carnet à souche réservé à cet effet ;

– sur des ordonnances sécurisées (carré violet en bas à droite).

À la pharmacie, les unités prescrites sont disposées dans une caisse scellée, et possédant un numéro de scellé.

Le transport au service peut se faire par un coursier. À réception dans le service, le scellé est levé et le contenu de la caisse est précisément vérifié par une infirmière : nom des médicaments, nombre d'unités de prises reçues. Ce décompte ainsi que le numéro de scellé doivent être notés et conservés dans le service et refaxés à la pharmacie.

Cas des médicaments hypnotiques et anxiolytiques

La durée de prescription des médicaments hypnotiques et/ou anxiolytiques a été fixée à respectivement 4 et 12 semaines maximum pour des motifs de santé publique.

Le tableau 17.1 présente les règles de prescription.

Tableau 17.1. Nécessité d'une ordonnance en vue de la délivrance d'un médicament.

Médicaments	Prescription sur une ordonnance
Liste I, liste II, liste stupéfiant	Obligatoire
Hors liste	Facultative

Délivrance

Généralités

Il s'agit de l'acte de mise à disposition des médicaments par le pharmacien.

La notion de délivrance amène à définir le monopole pharmaceutique : en France, seuls les titulaires d'un diplôme de pharmacie sont habilités à délivrer des médicaments (art. L. 4211-1 du CSP).

Les modalités de prescription et de délivrance des médicaments sont résumées dans le tableau 17.2.

Tableau 17.2. Modalités de prescription et de délivrance des médicaments sur liste.

	Liste I	Liste II	Stupéfiants
Délivrance au public	Avec une ordonnance datant de moins de 3 mois	Avec une ordonnance datant de moins de 3 mois	Avec une ordonnance sécurisée
Type d'ordonnance	Sécurisée ou non	Sécurisée ou non	Obligatoirement sécurisée
Durée de validité de la prescription	12 mois maximum si spécifié sur l'ordonnance Médicaments hypnotiques : 4 semaines maximum Médicaments anxiolytiques : 12 semaines maximum	12 mois maximum sauf si le médecin l'interdit	De 7 à 28 jours selon la substance et la forme pharmaceutique Si l'ordonnance est présentée plus de 3 jours après la date de prescription, elle ne peut être exécutée que pour la durée de la prescription ou de la fraction de traitement restant à courir
Quantité délivrée	Par fraction d'un mois au maximum sauf certains médicaments dans des maladies chroniques et les contraceptifs oraux = 3 mois	Par fraction d'un mois au maximum	De 7 à 28 jours
Renouvellement de l'ordonnance	Le prescripteur doit expressément mentionner cette possibilité avec le nombre maximal de renouvellements ou bien la durée maximale de traitement	Possible sauf interdiction du prescripteur	Interdit

La délivrance est réalisée soit dans une officine dans le cas de la ville, soit dans une pharmacie à usage intérieur (PUI) dans le cas de l'hôpital.

Substitution par un médicament générique

Ce droit a été accordé aux pharmaciens d'officine depuis 1999 et leur permet de remplacer, en accord avec le patient, la spécialité prescrite par un de ses génériques sans avoir à en informer le prescripteur.

Si le médecin le refuse, il doit être écrit la mention «non substituable» sur l'ordonnance. Voir aussi le chapitre 2.3.

Étiquetage

Il est aisé de reconnaître à quelle liste appartient un médicament à l'étiquetage de la boîte (conditionnement secondaire) (tableau 17.3).

Tableau 17.3. Règles d'étiquetage des médicaments.

Liste I : cadre rouge	RESPECTER LES DOSES PRESCRITES
Liste II : cadre vert	RESPECTER LES DOSES PRESCRITES
Liste stupéfiant : cadre rouge	RESPECTER LES DOSES PRESCRITES
Hors liste	Pas d'étiquette

Stockage

Les médicaments et produits relevant de la liste I ou de la liste II ne doivent pas être directement accessibles au public. À l'hôpital, les médicaments doivent être détenus dans des locaux, armoires, etc. verrouillés. Des dispositions particulières sont prévues pour les médicaments d'urgence.

Les médicaments de la liste des stupéfiants doivent être stockés dans un coffre spécifique, verrouillé et inamovible.

Une fois achetés, il est important d'expliquer aux patients de ranger leurs médicaments dans un endroit sécurisé notamment hors de portée des enfants.

Points-clés

1. Les médicaments sont classés en trois listes.
2. Les médicaments non classés sont dits médicaments « hors liste ».
3. La prescription des médicaments listés nécessite une ordonnance dont les modalités diffèrent selon les listes.
4. Le médecin dispose d'un droit de prescription large. Toutefois, la capacité à prescrire peut être limitée pour certains médicaments dont la prescription est réservée à certains spécialistes ou à des praticiens hospitaliers.
5. Les modalités de délivrance des médicaments par les pharmacies diffèrent selon les listes.
6. Depuis 2008, les médicaments de médication officinale peuvent être accessibles au patient sans prescription.
7. Le pharmacien d'officine possède un droit de substitution par un médicament générique.
8. L'étiquetage de la boîte d'un médicament permet d'identifier à quelle liste il appartient.
9. Il existe des règles de stockage pour les médicaments.
10. Au domicile des patients, les médicaments doivent être rangés hors de portée des enfants.

18 Le circuit du médicament à l'hôpital et sa sécurisation

Circuit du médicament : organisation générale et erreur médicamenteuse

À l'hôpital, le circuit du médicament est régi par l'arrêté du 31 mars 1999 [1] et comprend plusieurs étapes :

- la prescription médicale ;
- la dispensation qui comprend l'analyse de l'ordonnance par le pharmacien et la délivrance des médicaments en collaboration avec le préparateur en pharmacie ;
- l'administration des médicaments au patient par l'infirmière.

Il comprend également la gestion des médicaments : commandes aux laboratoires pharmaceutiques, gestion des stocks, des périmés, des retraits de lots, choix des médicaments disponibles à l'hôpital et constitution du livret des médicaments.

L'origine des « erreurs médicamenteuses » (« accidents médicamenteux » que l'on aurait pu éviter) est le plus souvent multifactorielle et concerne les différents acteurs et les différentes étapes de ce circuit.

L'erreur médicamenteuse se produit généralement à l'un des quatre niveaux suivants : prescription, transcription, délivrance ou administration. La répartition des erreurs médicamenteuses selon l'étape du circuit du médicament est la suivante [2] :

- prescription : 56 % ;
- transcription de l'ordonnance (recopiage par l'infirmière) : 6 % ;
- délivrance par la pharmacie : 4 % ;
- administration par l'infirmière : 34 %.

Ces chiffres montrent que tous les acteurs du circuit du médicament sont concernés par l'erreur médicamenteuse et mettent en évidence l'importance pour ces acteurs (médecin, pharmacien, infirmière et patient) d'agir en étroite collaboration et collectivement afin de détecter et corriger les erreurs médicamenteuses. L'infirmière occupe une place centrale dans cette démarche puisqu'elle est la dernière intervenante du circuit à l'hôpital… avant le patient.

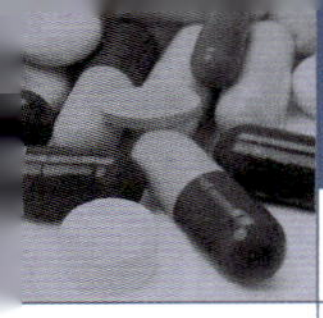

Comment sécuriser le circuit du médicament ?

Au niveau de l'organisation générale du circuit du médicament

Dans le cadre des Contrats de bon usage des médicaments et dispositifs médicaux (CBUM) [3], les établissements de santé doivent s'inscrire dans une dynamique d'amélioration continue de la qualité et de la sécurité des soins. Ainsi, les hôpitaux s'engagent à développer plusieurs points :

- l'informatisation du circuit du médicament et des dispositifs médicaux ;
- le développement de la prescription et de la dispensation à délivrance nominative ;
- la traçabilité, de la prescription à l'administration, pour les médicaments ou à l'utilisation pour les dispositifs médicaux ;
- le développement d'un système d'assurance de la qualité ;
- la centralisation de la préparation, sous la responsabilité d'un pharmacien des traitements anticancéreux.

Les *Commissions du médicament et des dispositifs médicaux stériles* (COMEDIMS), définies comme « un lieu de concertation entre les médecins prescripteurs et les pharmaciens hospitaliers » sont des lieux de décision multidisciplinaires autour du médicament et contribuent à la sécurisation du circuit du médicament [4].

Au niveau de chaque étape du circuit du médicament

On verra les différentes possibilités de sécurisation lors de la description de chaque étape du circuit.

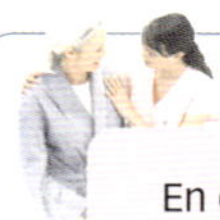

infirmiers

Acte et surveillance

En étant le professionnel de santé le plus proche du malade, l'infirmière peut intervenir à deux niveaux :

- lorsqu'elle identifie un effet indésirable ou une erreur médicamenteuse en unité de soins. Dans ce cas, elle a un rôle d'information du médecin prescripteur et participe à la notification éventuelle de l'événement à la pharmacovigilance ou à la cellule de gestion des risques ;
- en participant activement aux comités s'intéressant au bon usage du médicament comme la COMEDIMS, la cellule de gestion des risques de l'établissement ou tout comité interne à l'unité de soins (revue de morbimortalité, cellule de retour d'expérience, etc.).

Pourquoi tous les médicaments commercialisés ne sont pas disponibles à l'hôpital ?

Référencement du médicament à l'hôpital

En France, les médicaments détenus par la pharmacie de l'hôpital font l'objet d'une sélection selon le code des marchés publics, de façon à négocier les meilleurs prix auprès de l'industrie pharmaceutique tout en sélectionnant les médicaments présentant le meilleur rapport bénéfice/risque. Ainsi, le pharmacien, au travers de la COMEDIMS, sélectionne les médicaments de son hôpital en fonction de différents critères allant de l'intérêt clinique à la qualité de la présentation du médicament. Au travers des procédures d'achat des médicaments, la sécurité d'utilisation du médicament et donc la qualité du conditionnement constituent des critères majeurs de sélection.

Conditionnement individuel

La problématique du conditionnement individuel est régulièrement discutée : de trop nombreux médicaments ne disposent pas de conditionnement sécurisé adapté à l'usage hospitalier. Les médicaments au sein des unités de soins sont sortis de leur boîte et les infirmières manipulent directement les blisters. Elles sont parfois amenées à découper celui-ci pour préparer des doses unitaires, perdant ainsi une partie de l'information mentionnée sur le blister (nom du médicament, dosage, date de péremption, etc.). Afin de permettre l'identification du médicament jusqu'au lit du malade par l'infirmière et limiter la iatrogenèse médicamenteuse à l'étape d'administration, il est indispensable de disposer d'un conditionnement unitaire adapté (figure 18.1).

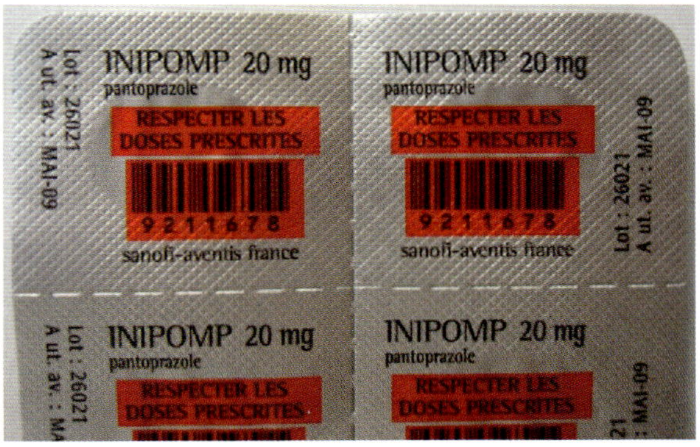

Fig. 18.1 *Exemple de conditionnement unitaire permettant l'identification du médicament jusqu'au lit du patient.*

infirmiers

Acte et surveillance

L'infirmière est la professionnelle qui manipule le plus le médicament sous sa forme unitaire, elle est donc la mieux placée pour :

– identifier les risques iatrogènes liés au conditionnement ;

– transmettre au pharmacien de son établissement tout problème de conditionnement d'un médicament ;

– participer activement à la procédure de sélection des médicaments de son hôpital.

Les différentes étapes du circuit du médicament : description et sécurisation

Plusieurs solutions techniques ou organisationnelles permettent de diminuer les erreurs médicamenteuses (figure 18.2).

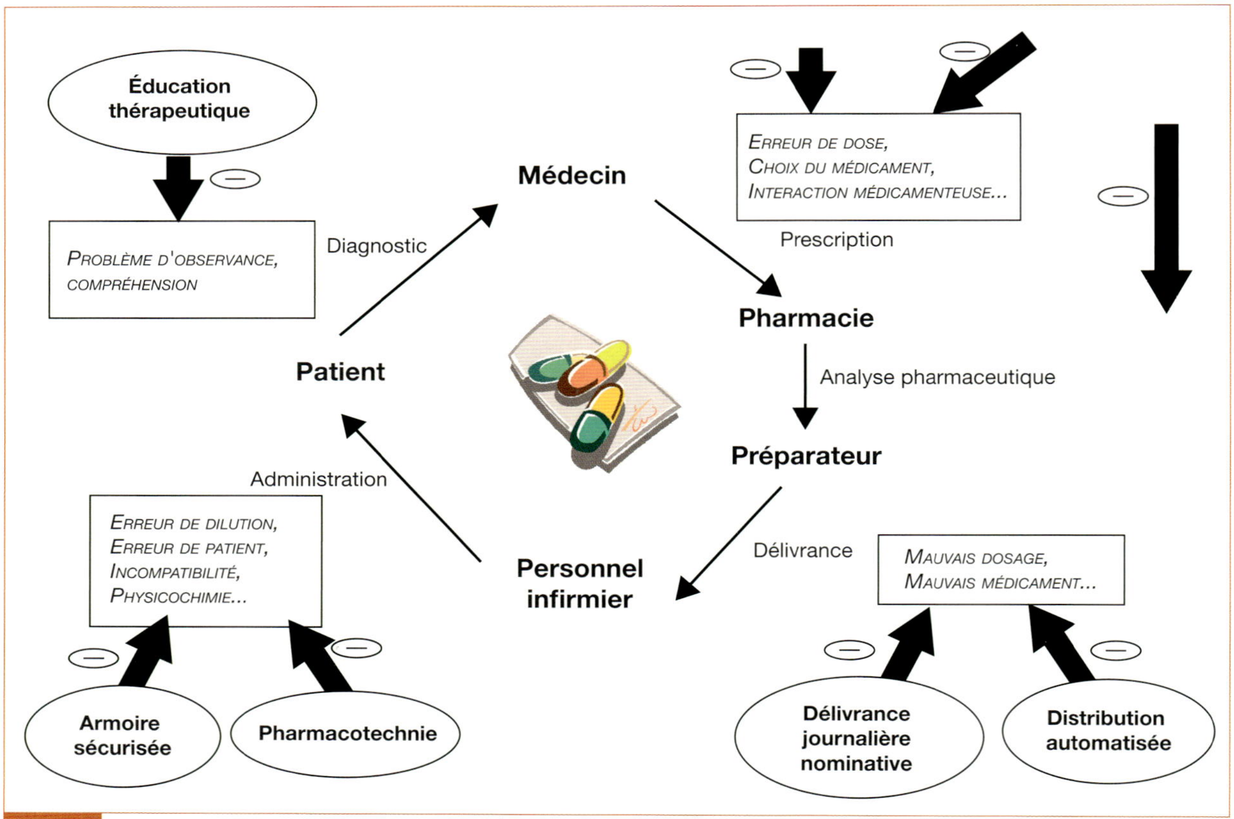

Fig. 18.2 *La sécurisation du circuit du médicament à l'hôpital (d'après Bedouch et al. [5]).*

infirmiers

Acte et surveillance

Stockage et traçabilité des médicaments

Quelles sont les conditions dans lesquelles les médicaments doivent être conservés dans une unité d'hospitalisation en termes de sécurité ?
Les médicaments doivent être conservés dans des armoires fermés à clé, la clé étant disponible pour l'ensemble du personnel infirmier. Les stupéfiants doivent être conservés dans une armoire spéciale, qui leurs est dédiée, fermée à clé et non étiquetée « stupéfiants ».

Qui est habilité à ranger les solutés ? Et les médicaments quelle qu'en soit la forme ? Que faut-il contrôler lors du rangement des médicaments et des solutés ?
Lors de la réception de médicaments venant de la pharmacie, l'infirmière, le cadre infirmier, ou l'externe en pharmacie sont habilités à ranger les solutés de la même façon que les autres médicaments. Le rangement de l'armoire à pharmacie est optimisé afin d'éviter au maximum les erreurs. Les médicaments et solutés sont rangés dans des boîtes étiquetées du nom, du dosage du médicament qu'il contient, et l'étiquette est entourée d'un liseré vert, ou rouge selon l'appartenance du médicament à la liste II ou I des substances vénéneuses. Lors du rangement, l'infirmière doit bien vérifier la correspondance entre l'étiquetage de la boîte et l'identité du médicament qu'il range (nom, forme, dosage), ainsi que la date de péremption. Pour prévenir les confusions possibles entre les différents solutés, des techniques variées sont adoptées dans les services.

C9 Organiser et coordonner les interventions soignantes

Pour exemples :
– Les flacons d'héparine et d'*Hypnovel*, rangés par ordre alphabétique et donc à coté les uns des autres, sont très ressemblants. Pour éviter la confusion, *Hypnovel* sera rangé à M comme midazolam, le nom du principe actif.
– Les ampoules de solutés de sodium et de potassium peuvent être rangées dans des compartiments bien distincts et si possible éloignés l'un de l'autre, muni d'une étiquette permettant l'identification précise des ampoules qu'ils contiennent.

Quel est l'intérêt de tracer l'administration des traitements donnés dans le dossier de soin du patient ? Quels sont les critères de conformité à respecter dans le cadre de la traçabilité des médicaments ?
Certains médicaments (stupéfiants, médicaments dérivés du sang, préparations magistrales ou hospitalières [exemple préparations pédiatriques de gélules de spironolactone 1 mg], ou encore poches de chimiothérapie font l'objet d'une traçabilité, tant au niveau de la délivrance par la pharmacie (nom, dosage, forme, n° de lot, quantité délivrée), que de l'administration par l'infirmière au patient (date, heure, identité du patient, nom et dosage du médicament, nom de l'IDE qui a administré). La conservation des informations peut *a posteriori* permettre de retrouver précisément les acteurs impliqués dans les différentes étapes ayant permis l'administration finale d'un médicament à un malade. L'objectif est d'aider le médecin dans ses futures prescriptions [en sachant quels traitements le patient a déjà reçus], et à déterminer l'imputabilité d'un médicament, ou d'un lot de médicaments en cas d'effet secondaire, d'une toxicité ou d'une pathologie développée à plus ou moins long terme.

Prescription médicamenteuse

Cette étape a été décrite en détail dans le chapitre 17.

Parmi les méthodes de sécurisation de cette étape, on distingue la *prescription informatisée* et *l'analyse pharmaceutique des prescriptions*.

PRESCRIPTION INFORMATISÉE

Les CBUM ont rendu obligatoire le développement de la prescription informatisée dans les hôpitaux français. Les logiciels de prescription informatisée intègrent en général l'ensemble du circuit du médicament en permettant un interfaçage informatique des modules de prescription, analyse pharmaceutique, préparation des médicaments et administration au patient.

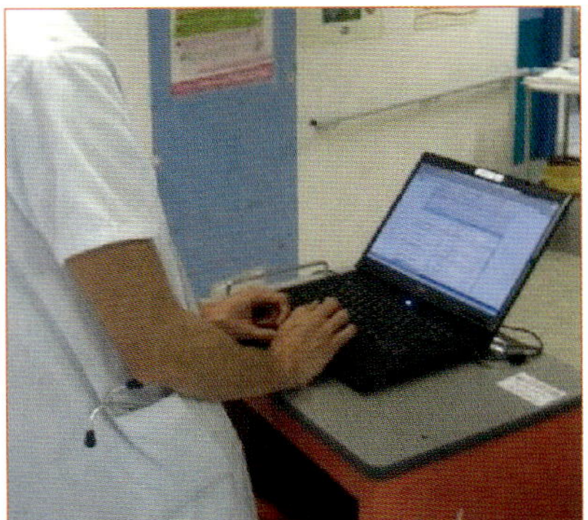

Fig. 18.3 *Prescription informatisée.*

L'intérêt de ce système réside dans le fait que le médecin saisit lui-même la prescription médicamenteuse (figure 18.3), évitant ainsi toute retranscription en aval par l'infirmière ou le pharmacien, par exemple. Ces logiciels proposent des fonctions d'aide à la prescription, pour le prescripteur, et qui concernent le choix des médicaments, de la dose, de la voie d'administration, le calcul de la vitesse de perfusion, le suivi thérapeutique, la détection des interactions et des incompatibilités médicamenteuses. Bien que de nombreuses études aient mis en évidence une réduction des erreurs médicamenteuses dans le cas d'une prescription informatisée, il convient de rester prudent lors de son utilisation car il apparaît qu'elle ne supprime pas toutes les erreurs de prescription et induirait même de nouvelles erreurs comme des doublons de prescription et des retards d'administration par l'infirmière.

infirmiers

Acte et surveillance

L'infirmière utilise le module informatique d'administration des médicaments directement alimenté par la prescription informatique du médecin.
Il garde une vue d'ensemble de la prescription et fait preuve de bon sens pour intercepter les erreurs éventuellement générées par le logiciel.

Il participe activement à la procédure de choix du logiciel et à sa mise en place au sein de l'unité de soins.

ANALYSE PHARMACEUTIQUE DES PRESCRIPTIONS

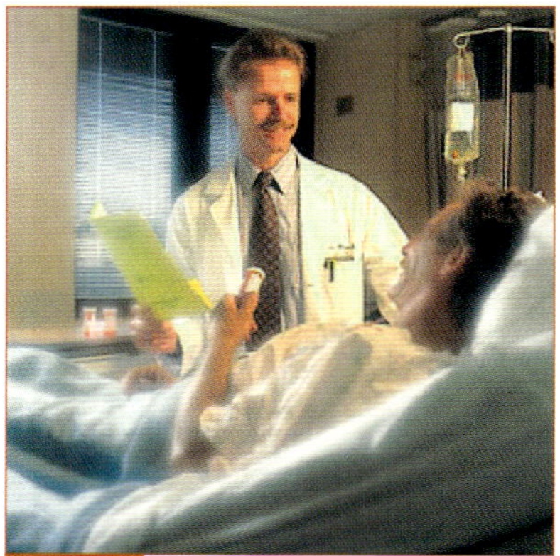

Fig. 18.4 *Activité de « pharmacie clinique ».*

L'analyse pharmaceutique des ordonnances représente une activité réglementaire et quotidienne du pharmacien hospitalier. Lors de cette analyse, il doit vérifier les contre-indications en fonction de la physiopathologie du patient, gérer les interactions médicamenteuses, s'assurer des bonnes posologies et des rythmes ou vitesses d'administration et, le cas échéant, faire des propositions argumentées dans le cadre des *interventions pharmaceutiques*. En raison du manque de moyens, cette activité en développement n'est pas à ce jour généralisée à toutes les prescriptions hospitalières.

De plus en plus, l'analyse pharmaceutique des ordonnances se fait dans le cadre d'une activité de « pharmacie clinique ». Le « pharmacien clinicien » est alors en contact direct avec les patients et les professionnels de santé. Cette stratégie d'intervention plus globale peut prendre plusieurs formes (figure 18.4) : participation du pharmacien clinicien à la visite de service des médecins, établissement d'un historique médicamenteux, éducation thérapeutique du patient et information sur le médicament aux médecins et infirmières assurant ainsi sa mission de conseils auprès des patients et des soignants.

Dans le cadre de cette activité, il peut adresser plus particulièrement des interventions à l'intention des infirmières notamment en ce qui concerne l'administration du médicament et les incompatibilités physico-chimiques entre médicaments injectables.

infirmiers

Acte et surveillance

Le rôle de l'infirmier est de :

– S'assurer que la prescription médicale a été analysée par un pharmacien avant administration.

– Poser des questions sur le bon usage des médicaments au pharmacien (effets indésirables, conservation, préparation des injectables, etc.).

– Collaborer en multidisciplinarité dans le cadre d'une éducation thérapeutique du patient.

Dispensation des médicaments

Parmi ses missions [6], la pharmacie hospitalière ou pharmacie à usage intérieur doit assurer la dispensation des médicaments pour les malades hospitalisés, comprenant la *délivrance nominative des médicaments* associée à *l'analyse pharmaceutique de la prescription* vue précédemment.

Il convient de distinguer deux modes de délivrance des médicaments vers les unités de soins : la distribution globale et la délivrance nominative.

DISTRIBUTION GLOBALE DES MÉDICAMENTS

Malgré les évolutions réglementaires, la délivrance des médicaments par la pharmacie aux unités de soins est encore majoritairement organisée selon un mode global : commande globale de l'unité de soins à la pharmacie, puis approvisionnement de la réserve en médicaments du service par la pharmacie.

Ce mode de distribution ne devrait plus exister à l'hôpital en raison des risques qu'il engendre et son caractère non réglementaire. Toutefois, les contraintes en termes de personnel ne rendent pas son abandon réaliste à ce jour, et une *version automatisée* tend à se développer dans les pharmacies hospitalières françaises.

DISTRIBUTION INDIVIDUELLE OU DÉLIVRANCE NOMINATIVE

Les choses changent avec la mise en place de la dispensation individuelle et nominative (DIN), qui peut être hebdomadaire (DHIN) ou journalière (DJIN). Le principal avantage de la DIN, outre l'analyse pharmaceutique des prescriptions, est de fournir les médicaments identifiés au nom de chaque malade ; on limite ainsi la manipulation des médicaments par le personnel infirmier. Cette activité est assurée par les *préparateurs en pharmacie*. Le rôle du personnel infirmier est alors la distribution et l'administration du médicament au malade et peut ainsi libérer du temps et se recentrer sur des tâches de soins.

La mise en place de la DIN peut se faire selon différentes modalités.

Délivrance individuelle centralisée manuelle

Cette modalité d'organisation de la DIN est la première à avoir été testée. Ce mode d'organisation reste peu développé, en raison notamment du temps supplémentaire nécessaire au préparateur en pharmacie et au pharmacien. De plus, cette organisation ne permet pas une réactivité importante en cas de modifications fréquentes de la prescription.

Délivrance individuelle décentralisée : antennes pharmaceutiques

Ce mode de délivrance est particulièrement adapté aux unités de soins prenant en charge des patients dont l'état clinique n'est pas stable et pour lesquels la prescription médicamenteuse change régulièrement. Une *antenne pharmaceutique* est une pharmacie d'étage localisée à proximité de plusieurs unités de soins (figure 18.5). Elle intègre un préparateur en pharmacie chargé des approvisionnements, de la gestion, et de la préparation individuelle journalière des doses de médicament par patient pour 3 à 4 unités de soins (en moyenne 70 lits). Cette organisation permet d'assurer une délivrance avec une grande réactivité, en fonction des modifications de prescription, du fait de la proximité entre les préparateurs en pharmacie et le personnel infirmier.

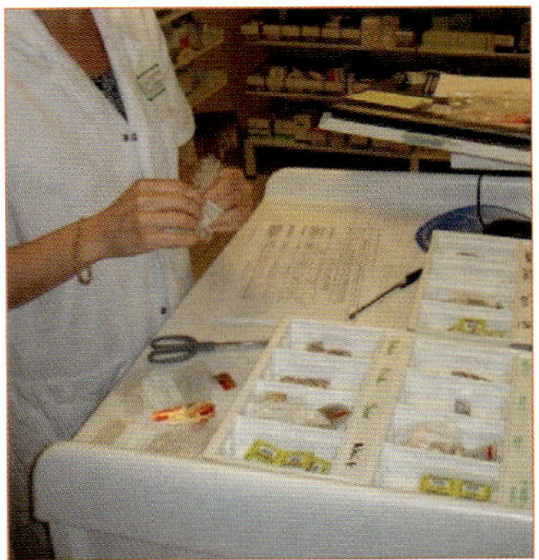

Fig. 18.5 *Antenne pharmaceutique.*

Automates de délivrance individuelle

Les *automates de délivrance individuelle* assurent le conditionnement unitaire des doses de médicament pour chaque patient, à partir de la pharmacie centrale (figure 18.6). Ils permettent ainsi une réduction des erreurs de délivrance par la pharmacie et un gain de temps pour les préparateurs. Ces systèmes se développent aux États-Unis et également en France, sous l'impulsion des CBUM.

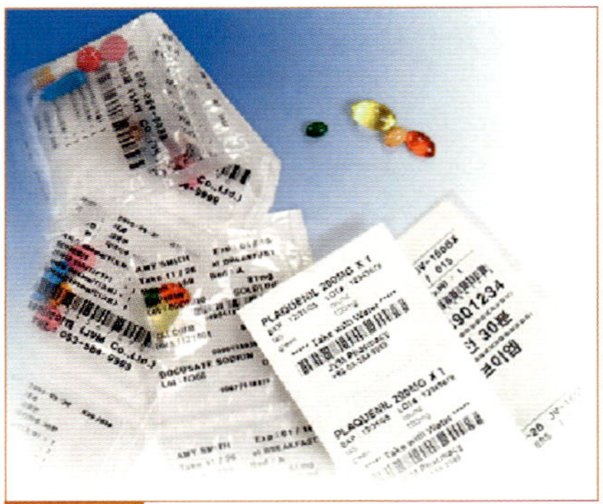

Fig. 18.6 Conditionnement unitaire des doses de médicament pour chaque patient par des automates de délivrance individuelle.

Points-clés

En tant qu'infirmière, il est indispensable de travailler en collaboration avec les préparateurs en pharmacie et les pharmaciens de façon à disposer de médicaments identifiés nominativement à leur arrivée dans l'unité de soins.

Détention des médicaments dans l'unité de soins

DOTATION POUR BESOINS URGENTS

Quel que soit le mode de distribution, chaque unité de soins dispose d'un stock de médicaments appelé *dotation pour besoins urgents* qui doit permettre aux médecins et aux infirmières de pouvoir gérer toute situation nécessitant une administration de médicament sans attendre l'ouverture de la pharmacie de l'hôpital, la nuit ou le week-end, par exemple.

Selon la réglementation, ces médicaments doivent être stockés dans des locaux ou armoires fermés à clef ou par code (armoire à pharmacie le plus souvent). Ces locaux ne doivent contenir que des médicaments.

Le pharmacien décide en accord avec le médecin responsable de l'unité de soins de l'organisation, dans l'unité de soins, des dispositifs de rangement de ces médicaments. Le plus souvent, le cadre de santé infirmier ou une infirmière, désignée par écrit par le médecin responsable de l'unité de soins, assure cette mission avec le pharmacien.

Une liste qualitative et quantitative des médicaments composant cette dotation est fixée par le pharmacien et le médecin responsable de l'unité de soins, après consultation du cadre infirmier ou de l'infirmière référente. Cette liste, datée et signée, doit être affichée dans l'armoire à pharmacie de l'unité de soins. Cette dotation doit être révisée au minimum une fois par an.

Selon la réglementation, la commande de médicaments devrait se faire sur présentation d'un document attestant de l'administration des médicaments préalablement utilisés dans l'unité de soins. En pratique, cela est difficile à réaliser en l'absence de prescription informatisée car dans ce cas, l'administration des médicaments est enregistrée informatiquement.

TRANSPORT DES MÉDICAMENTS

Le *transport des médicaments* entre la pharmacie et l'unité de soins doit se faire dans des chariots ou conteneurs clos (fermeture à clef ou bague en plastique, par exemple).

ÉTIQUETAGE DES MÉDICAMENTS

Il est préférable de détenir les médicaments dans leur conditionnement d'origine (boîte ou blister) ou à défaut, dans des récipients étiquetés selon le modèle de la figure 18.7.

Nom de la spécialité
Dénomination Commune Internationale
Dosage
Forme pharmaceutique
Voie d'administration

← Liste I ou Stupéfiant = filet rouge
Liste II = filet vert

Respecter les doses prescrites

Fig. 18.7 *Étiquetage des récipients contenants des médicaments déconditionnés.*

MÉDICAMENTS APPARTENANT AU PATIENT

Lorsqu'un patient est hospitalisé, il doit remettre ses médicaments au personnel de soins afin d'éviter toute confusion ou surdosage volontaire ou non. Il arrive fréquemment que des patients continuent à prendre leurs médicaments en plus de ceux qui leur sont remis par les infirmières.

Toutefois, le médecin peut décider de laisser le patient gérer lui-même ses médicaments après s'être assuré de ses capacités et de sa bonne compréhension. Il devra, dans ce cas, le mentionner par écrit.

CHARIOT D'URGENCE

À ne pas confondre avec les médicaments de la *dotation pour besoins urgents*, ces médicaments sont destinés à être utilisés directement dans la chambre du patient en cas d'urgence vitale. Il s'agit, le plus souvent, de sédatifs puissants, d'anesthésiques ou d'amines vasopressives. Le plus souvent, la bonne tenue du chariot, qui ne contient pas seulement des médicaments mais également des dispositifs médicaux et un défibrillateur, est assuré par une infirmière référente du service et son réapprovisionnement doit être immédiat après chaque utilisation.

ARMOIRES À PHARMACIE SÉCURISÉES

Il est possible de remplacer les armoires à pharmacie classiques des unités de soins par des automates de distribution de médicaments, plus couramment appelés *armoires à pharmacie sécurisées* (APS) (figure 18.8). Ces dispositifs, commandés par un ordinateur, sont directement réapprovisionnés par des préparateurs en pharmacie et sécurisent le stockage des médicaments dans l'unité de soins. Ils facilitent et guident la sélection des médicaments par les infirmières pour chaque patient, assurant ainsi une délivrance nominative. Cette aide au recueil des médicaments limite le risque de confusion entre deux dosages et assure une traçabilité totale de l'accès aux médicaments. Ces armoires, largement déployées en Amérique du Nord, commencent à être utilisées dans les hôpitaux européens.

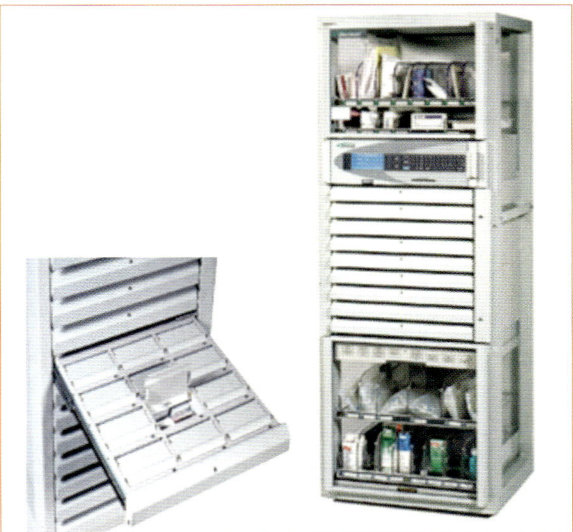

Fig. 18.8 *Armoire à pharmacie sécurisée.*

infirmiers

Acte et surveillance

Bien qu'il faille tendre vers une gestion totale des médicaments par du personnel pharmaceutique, l'infirmière est généralement en charge de la bonne tenue des stocks de médicaments de l'unité de soins, elle :

- assure les commandes de médicaments.
- assure le suivi des médicaments périmés ;
- s'assure de la bonne identification des médicaments ;
- assure la réception et le rangement des médicaments dans l'armoire à pharmacie ;
- demande au patient de lui remettre des médicaments personnels qui lui seront rendus en fin d'hospitalisation ;
- s'assure de la bonne prise des médicaments par le patient, en cas de gestion autonome validée par le médecin ;
- assure le réapprovisionnement et vérifier les périmés du chariot d'urgence.

Préparation des médicaments pour le patient

Comme on l'a vu dans un précédent chapitre, l'administration des médicaments doit suivre un processus rigoureux afin d'éviter tout « accident médicamenteux ».

PRÉPARATION À PARTIR DE L'ARMOIRE À PHARMACIE

Dans le cas le plus fréquent, les infirmières prépareront des piluliers quotidiens, voire hebdomadaires pour chaque patient en prélevant les médicaments directement à partir de l'armoire à pharmacie de l'unité de soins. Cette préparation s'accompagne forcément d'erreurs qui peuvent être limitées par la bonne tenue de l'armoire vue précédemment et idéalement par la mise en place d'une délivrance nominative, assurée directement par la pharmacie.

PHARMACOTECHNIE

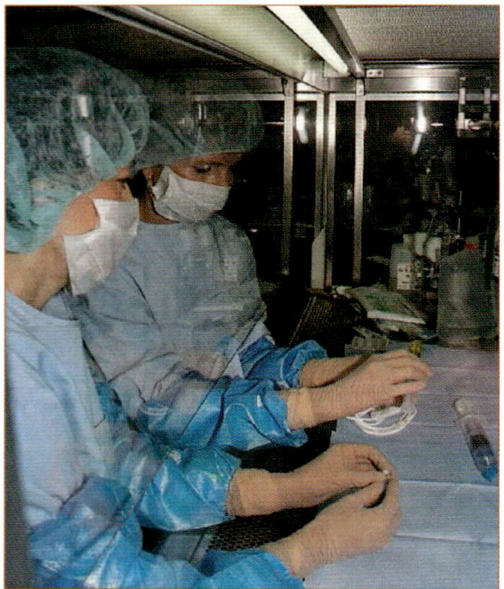

Fig. 18.9 *Préparation de traitement anticancéreux sous hotte.*

Dans un certain nombre de situations, la présentation industrielle du médicament n'est pas adaptée à son utilisation et la pharmacie peut apporter des solutions. En pédiatrie par exemple, il est fréquent que les pharmacies préparent des formes galéniques et des dosages spécifiquement adaptés à chaque enfant.

Les autres secteurs particulièrement concernés par la pharmacotechnie sont la **nutrition parentérale** et la **cancérologie**. En effet, la préparation des mélanges nutritifs destinés à l'alimentation par voie parentérale nécessite un niveau d'asepsie et un système d'assurance-qualité difficilement réalisable en unités de soins : ils sont réalisés dans des unités centralisées de nutrition parentérale sous la responsabilité des pharmaciens. De même, les récents CBUM imposent la centralisation de la préparation des traitements anticancéreux sous la responsabilité d'un pharmacien. Les médicaments sont alors préparés dans un environnement aseptique, sous hotte à flux laminaire (figure 18.9) ou en isolateur. La mise en place de ces organisations a fait la preuve de son efficacité en matière de réduction de la iatrogenèse médicamenteuse.

infirmiers

Acte et surveillance

L'infirmière doit :

– Conserver l'identification du médicament jusqu'au lit du patient en évitant le découpage de blister et le déconditionnement.

– Ne pas administrer un médicament qu'elle n'arriverait pas à identifier.

– S'assurer de l'étiquetage nominatif du pilulier du patient (éviter le numéro de chambre).

Conseil au patient et éducation thérapeutique

L'activité de l'infirmière ne se limite pas à l'injection des médicaments. Elle doit s'assurer de la bonne administration du médicament, donc de la bonne compréhension par le patient, pour garantir sa bonne observance thérapeutique. Cet objectif peut être atteint par des conseils lors de l'administration des médicaments ou dans le cadre d'un processus plus complexe destiné aux patients souffrant de maladies chroniques, on parlera alors *d'éducation thérapeutique des patients*.

Celle-ci a été définie par l'OMS comme étant «un processus continu, par étapes, intégré dans la démarche de soins, comprenant un ensemble d'activités organisées de sensibilisation, d'information, d'apprentissage et d'aide psychologique et sociale, concernant la maladie, les traitements, les soins, l'organisation et les procédures de soins, le traitement, les comportements de santé et ceux liés à la maladie». Ce processus est destiné à aider le patient (et sa famille) à comprendre la maladie et les traitements, participer aux soins, prendre en charge son état de santé et favoriser un retour aux activités normales et au projet de vie.

Il faut retenir que l'éducation thérapeutique est un processus multidisciplinaire au sein duquel l'infirmière, après s'être spécifiquement formée, doit jouer un rôle majeur.

infirmiers

Acte et surveillance

Il fait partie des rôles de l'infirmière de :

– Transmettre des conseils systématiques lors de l'administration des médicaments au patient.

– S'intégrer dans une démarche d'éducation thérapeutique multidisciplinaire après formation.

RÉFÉRENCES

[1] Secrétariat d'État à la santé et à l'action sociale. Arrêté du 31 mars 1999 relatif à la prescription, à la dispensation et à l'administration des médicaments soumis à la réglementation des substances vénéneuses dans les établissements de santé, les syndicats interhospitaliers et les établissements médico-sociaux disposant d'une pharmacie à usage intérieur mentionnés à l'article L. 595-1 du code de la santé publique. 1999.

[2] Bates DW, Cullen DJ, Laird N *et al.* Incidence of adverse drug events and potential adverse drug events. Implications for prevention. ADE Prevention Study Group. *JAMA* 1995 ; 274 : 29-34.

[3] Ministère de la Santé et des Solidarités. Décret n° 2005-1023 du 24 août 2005 relatif au contrat de bon usage des

médicaments et des produits et prestations mentionné à l'article L. 162-22-7 du code de la sécurité sociale. 2005.

[4] Ministère de l'Emploi et de la Solidarité. Décret n° 2000-1316 du 26 décembre 2000 relatif aux pharmacies à usage intérieur et modifiant le code de la santé publique (deuxième partie : Décrets en Conseil d'État) modifié par décret n° 2002-796 du 3 mai 2002 et par décret n° 2004-451 du 21 mai 2004. 2000.

[5] Bedouch P, Baudrant M, Detavernier M *et al.* La sécurisation du circuit du médicament dans les établissements de santé : données actuelles et expérience du centre hospitalier-universitaire de Grenoble. *Ann Pharm Fr* 2009 ; 67 : 3-15.

[6] Ministère de la Santé de la Jeunesse et des Sports. Décret n° 2007-1428 du 3 octobre 2007 relatif aux pharmacies à usage intérieur et modifiant le code de la santé publique (dispositions réglementaires). 2007.

Points-clés

1. À l'hôpital, le circuit du médicament comprend **plusieurs étapes** : la prescription médicale, la dispensation qui comprend l'analyse de l'ordonnance par le pharmacien et la délivrance des médicaments en collaboration avec le préparateur en pharmacie, l'administration des médicaments au patient par l'infirmière.
2. La sécurisation du circuit du médicament est nécessaire pour **assurer la sécurité des patients** et implique une démarche collective de tous les acteurs parmi lesquels l'infirmière occupe une place centrale puisqu'elle est **la dernière intervenante** du circuit à l'hôpital… avant le patient.
3. Tous les médicaments commercialisés ne sont pas disponibles à l'hôpital, **une sélection** permet de négocier les meilleurs prix, tout en sélectionnant les médicaments présentant le meilleur rapport bénéfice/risque.
4. Le **conditionnement unitaire** est à favoriser car il permet l'identification du médicament jusqu'au lit du malade par l'infirmière.
5. La **prescription informatisée** rendue obligatoire dans les hôpitaux français se développe progressivement. Les logiciels de prescription informatisée intègrent en général l'ensemble du circuit du médicament (modules de prescription, analyse pharmaceutique, préparation des médicaments et administration au patient).
6. **L'analyse pharmaceutique** des prescriptions est réglementaire et contribue à la sécurisation du circuit du médicament.
7. La distribution des médicaments aux unités de soins se fait selon deux modes : la **distribution globale** et la **délivrance nominative**. La délivrance nominative est à favoriser. Cette étape du circuit tend à être automatisée.
8. Chaque unité de soins dispose d'un stock de médicaments appelé ***dotation pour besoins urgents*** pour satisfaire les situations courantes lorsque la pharmacie est fermée.
9. Lorsqu'un patient est hospitalisé, il doit **remettre ses médicaments** au personnel de soins, afin d'éviter toute confusion ou surdosage volontaire ou non.
10. **Les médicaments du *chariot d'urgence*** sont destinés à être utilisés directement dans la chambre du patient en cas d'urgence vitale. Sa bonne tenue est assurée par les infirmières.
11. L'infirmière doit participer à **l'éducation thérapeutique** des patients qui est un processus multidisciplinaire.

Cahier d'entraînement

Sujets

QCM

Quelle(s) est (sont) la (les) proposition(s) exacte(s) ?

CHAPITRE 2 – DÉFINITION, CLASSIFICATION ET DÉVELOPPEMENT DU MÉDICAMENT. ASPECTS ÉTHIQUES

1. À propos de l'AMM :

A. Elle est obligatoire à la commercialisation d'une molécule en tant que spécialité pharmaceutique.

B. Elle est délivrée par l'Afssaps ou l'EMA.

C. Les 3 critères d'évaluation d'un dossier AMM sont : la qualité, la rentabilité, l'efficacité.

D. Le dossier d'AMM présente l'ensemble des études réalisées sur le développement du médicament, des études analytiques et physico-chimiques aux essais précliniques réalisés chez l'animal et cliniques réalisés chez l'homme.

E. L'évaluation des dossiers d'AMM est réalisée par un groupe de travail constitué de représentants du monde médical, juridique et social.

2. À propos des essais cliniques :

A. Les essais cliniques de phase 1 ont pour objectif de tester l'efficacité du médicament dans une population de sujets malades.

B. Les essais de phase 2 visent à déterminer la relation dose-efficacité et à évaluer la sécurité d'emploi d'un médicament dans une population de malades.

C. L'objectif principal des essais de phase 3 est de déterminer le rapport bénéfice/risque à court et moyen terme du principe actif.

D. Les études de phase 3 sont toutes des études pilote.

E. Les études de phase 4 sont les dernières du dossier d'AMM et visent à déterminer précisément les effets indésirables fréquents du médicament.

3. Une extension d'AMM :

A. Est l'ajout d'une spécialité dans une famille thérapeutique.

B. Est l'octroi d'une nouvelle indication thérapeutique à une spécialité pharmaceutique déjà autorisée.

C. Est délivrée par l'Afssaps.

D. Correspond à une prolongation d'AMM pour une durée de 5 ans.

E. Nécessite d'effectuer dans le cadre de la nouvelle indication un essai de phase 2 ou 3.

CHAPITRE 3 – NOTIONS DE PHARMACODYNAMIE

1. Un médicament antagoniste des récepteurs β-adrénergiques :

A. A les mêmes effets physiologiques que l'agoniste endogène, la noradrénaline.

B. N'a pas la capacité de se fixer sur les récepteurs β-adrénergiques.

C. Empêche la fixation de la noradrénaline sur les récepteurs β-adrénergiques.

D. Sa capacité à diminuer la fixation de la noradrénaline est proportionnelle à son affinité pour les récepteurs β-adrénergiques.

E. S'il est très sélectif, il pourra aussi se fixer sur les récepteurs voisins à l'histamine.

2. L'oméprazole est un antisécrétoire – antiacide, par inhibition de la pompe à protons de la paroi gastrique :

A. L'oméprazole est un inhibiteur enzymatique.

B. L'oméprazole diminue l'acidité gastrique par neutralisation chimique des protons libérés dans le milieu gastrique.

C. Son efficacité est liée à sa capacité de bloquer le fonctionnement de la pompe à protons.

D. Il présente un index thérapeutique large, ce qui signifie que la différence entre ses concentrations sanguines efficace et toxique est très faible.

CHAPITRE 4 – NOTIONS DE PHARMACOCINÉTIQUE : ABSORPTION, DISTRIBUTION, MÉTABOLISATION, EXCRÉTION

1. Concernant la pharmacocinétique en général :

A. Elle étudie le devenir d'un principe actif dans l'organisme.

B. Les 4 phases de la pharmacocinétique sont : ABME.

C. L'absorption d'un médicament administré par voie orale peut nécessiter des transporteurs transmembranaires.

D. Plus un principe actif est hydrophile, plus il traverse facilement les membranes biologiques.

E. Un médicament disparaît principalement de l'organisme par capture dans les différents tissus de l'organisme.

2. **Concernant la biodisponibilité d'un médicament :**

A. C'est le pourcentage de la quantité de médicament administrée qui atteint réellement la circulation sanguine.

B. La biodisponibilité d'un médicament est toujours de 100 % lorsqu'il est administré par voie orale.

C. L'effet de premier passage hépatique augmente la biodisponibilité des médicaments administrés par voie orale.

D. La biodisponibilité d'un médicament dépend de la valeur de la clairance rénale du malade.

E. La biodisponibilité d'un médicament peut être diminuée par l'association à un autre médicament.

3. **Concernant la distribution d'un médicament dans l'organisme :**

A. Le volume apparent de distribution (Vd) est défini comme le volume nécessaire pour contenir de manière homogène le médicament, à une concentration identique à celle du compartiment sanguin.

B. Une fixation importante d'un médicament aux protéines plasmatiques ralentit sa distribution.

C. Lors d'un surdosage médicamenteux, l'épuration sanguine du médicament sera efficace si son volume de distribution est faible.

D. Le volume de distribution des médicaments lipophiles peut augmenter chez les personnes obèses.

E. La barrière hématoencéphalique est un système de transport efficace des médicaments dans le système nerveux central.

4. **Concernant le métabolisme et l'élimination d'un médicament :**

A. Le foie est le principal organe de transformation des médicaments.

B. Les enzymes hépatiques transforment principalement les principes actifs en molécules inactives.

C. La demi-vie correspond au temps nécessaire pour que la concentration plasmatique du principe actif soit multipliée par deux.

D. Un médicament inducteur enzymatique peut diminuer la vitesse de transformation d'un autre médicament associé.

E. La clairance d'un médicament peut être diminuée par une insuffisance rénale.

CHAPITRE 5 – VOIES D'ADMINISTRATION ET FORMES PHARMACEUTIQUES

1. **Un système transdermique :**

A. Permet la libération d'un principe actif dans les tissus cutanés uniquement.

B. Doit toujours être disposé sur la même zone de peau.

C. Les systèmes matriciels peuvent être découpés.

D. Dans le système réservoir, le principe actif est contenu dans un liquide qui diffuse à travers une membrane perméable, apposée sur la peau.

2. **Une injection intramusculaire :**

A. Permet l'administration d'un volume important de solution médicamenteuse.

B. Est contre-indiquée chez les patients sous anticoagulants.

C. Son utilisation est à privilégier chez le nouveau-né, du fait de l'importance relative des masses musculaires.

D. Peut être douloureuse.

3. **Concernant les chambres implantables :**

A. Leur pose est un acte médical.

B. Leur surveillance est un acte infirmier.

C. Elles sont placées dans la zone épidermique.

D. Elles sont constituées d'une chambre dont la partie supérieure est composée d'une membrane ou septum, d'un cathéter relié à la chambre au niveau d'un système de verrouillage.

CHAPITRE 6 – PRÉPARATION ET ADMINISTRATION DES MÉDICAMENTS

1. **Conversions d'unités :**

A. 1 µg = 0,001 g.

B. 1 γ = 0,000 001 g.

C. 1 cm^3 = 1 mL.

2. **À propos de la préparation des médicaments :**

A. Tous les médicaments injectables sont reconstitués avec le NaCl 0,9 %.

B. On peut broyer du *Tégrétol* LP si le patient épileptique a du mal à avaler le comprimé.

C. Une incompatibilité physicochimique est une interaction médicamenteuse.

D. Les solutions injectables doivent être isotoniques.

3. **La posologie d'un médicament comprend :**

A. Le dosage de la forme unitaire.

B. Le nombre de prises par jour.

C. Le rythme des prises dans la journée.

D. La signature du médecin.

CHAPITRE 7 – ANTIBIOTIQUES

1. **Les aminosides :**

A. Sont des antibiotiques administrés par voie orale.

B. Leur efficacité est dépendante des pics de concentration sanguine.

C. Peuvent entraîner des troubles de l'audition.

D. Nécessitent une surveillance de la fonction rénale.

E. Peuvent accélérer la dégradation de médicaments associés.

2. **L'amoxicilline :**

A. Peut entraîner des réactions allergiques.

B. Peut-être dégradée et donc rendue inefficace par les β-lactamases des staphylocoques.

C. Peut être administrée au cours de la grossesse.

D. Peut être administrée par voie orale et par perfusion IV.

E. Son administration contre-indique l'exposition au soleil.

3. **Les macrolides :**

A. Sont des antibiotiques bactériostatiques.

B. Doivent être administrés à distance des laitages.

C. Sont efficaces dans le traitement des pneumonies à *Chlamydia*.

D. Sont fréquemment responsables de troubles digestifs.

E. Leur posologie doit être adaptée en cas d'insuffisance rénale.

4. **Les céphalosporines de 3e génération :**

A. Peuvent être utilisées en antibioprophylaxie avant un geste chirurgical.

B. Sont utilisées dans le traitement de la tuberculose.

C. Sont réservées au traitement hospitalier d'infections sévères à germes G(-).

D. Leur utilisation doit s'accompagner d'une surveillance cutanée du patient.

E. Peuvent potentialiser la toxicité de traitements associés par inhibition de leur métabolisme.

5. **Les tétracyclines :**

A. Inhibent la synthèse protéique des bactéries.

B. Diffusent très bien dans les tissus et le milieu intracellulaire, sauf dans le LCR.

C. Sont contre-indiquées en cas d'antécédents de tendinopathies.

D. Sont contre-indiquées chez l'enfant de moins de 8 ans.

E. Peuvent entraîner des diarrhées sévères.

6. **La vancomycine :**

A. Est réservée à l'usage hospitalier.

B. Est prescrite en cas d'infection à staphylocoque méticilline-résistant.

C. Est administrée par doses fractionnées orales.

D. Peut entraîner l'apparition d'acouphènes.

E. Peut entraîner une coloration rouge des urines.

7. **Au sujet du traitement de la tuberculose :**

A. Il repose sur l'association de deux antibiotiques durant 11 mois.

B. Les médicaments doivent être administrés en une fois le matin à jeun.

C. L'utilisation de la rifampicine ne doit pas excéder 2 mois.

D. Le traitement impose un examen ophtalmique après 15 à 30 jours de traitement, puis une fois par mois.

E. Il peut entraîner une toxicité hépatique se manifestant par une augmentation des concentrations sanguines des transaminases.

CHAPITRE 11 – ANTI-INFLAMMATOIRES STÉROÏDIENS ET NON STÉROÏDIENS

1. **Les AINS sont contre-indiqués en cas :**

A. D'HTA.

B. De diabète.

C. D'ulcère gastrique évolutif.

D. D'âge > 70 ans.

E. De grossesse.

2. **La toxicité digestive des AINS :**

A. Est locale, justifiant la voie IV chez les patients à risque.

B. Est systémique, expliquée par le mécanisme d'action.

C. Doit toujours être prévenue par un IPP.

D. Doit être prévenue en cas de facteurs de risque.

E. Est supprimée par la prescription d'un IPP.

3. **Les corticoïdes sont indiqués à forte dose pour le traitement :**

A. Du rejet aigu de greffe.

B. Des infections virales évolutives, comme le zona.

C. De l'état de mal asthmatique.

D. Du choc anaphylactique.

E. Du diabète.

CHAPITRE 12 – ANTALGIQUES

1. **Selon la classification des antalgiques de l'OMS :**

A. L'aspirine et le paracétamol sont des antalgiques de palier I.

B. La morphine est utilisée pour traiter les douleurs d'intensité modérée.

C. Les antalgiques de paliers II et III sont des morphiniques.

D. Certains anti-inflammatoires sont considérés comme des antalgiques de palier I.

E. Les traitements des douleurs neuropathiques sont des antalgiques de palier II.

2. **La morphine et ses dérivés présentent les propriétés pharmacologiques suivantes :**

A. Mydriase.

B. Analgésie.

C. Dépression respiratoire.

D. Dépendance et tolérance.

E. Augmentation de la motilité intestinale.

3. **Effets indésirables des antalgiques :**

A. La morphine entraîne une sédation majorée par la prise d'alcool.

B. L'inhalation de MEOPA peut être euphorisante.

C. La codéine entraîne des cytolyses hépatiques en cas de surdosage.

D. L'antidote de l'intoxication aiguë au paracétamol est la N-acétylcystéine.

E. Le néfopam a des effets anticholinergiques.

4. **Quelle est la surveillance de base d'un traitement par morphine orale ?**

A. Surveillance hebdomadaire de l'ECG.

B. Suivi du nombre de prises pour adapter la posologie.

C. Évaluation de la vigilance et de la fréquence respiratoire.

D. Surveillance des transaminases.

E. Évaluation fréquente de la douleur, surtout en début de traitement.

CHAPITRE 14 – EFFETS IATROGÈNES, INTOXICATIONS MÉDICAMENTEUSES ET PHARMACODÉPENDANCE

1. **Les effets iatrogènes médicamenteux :**

A. Correspondent à l'ensemble des effets indésirables induits par l'utilisation d'un médicament.

B. Ont peu d'impact en termes de santé publique.

C. Sont favorisés par les situations de surdosage, d'interactions médicamenteuses et de pharmacodépendance.

D. Sont spécifiques des médicaments listés.

2. **Les effets indésirables médicamenteux :**

A. Surviennent toujours dès le début du traitement.

B. Concernent le plus souvent une classe médicamenteuse (ou certains de ses représentants).

C. Ne sont que la conséquence de l'effet pharmacologique principal.

D. Sont des effets toujours rares.

E. Sont graves lorsqu'ils conduisent à l'hospitalisation.

3. **Les interactions médicamenteuses :**

A. Peuvent s'expliquer par les effets pharmacologiques des médicaments associés.

B. N'ont pas de répercussions sur la prise en charge du patient.

C. Peuvent conduire à un sous-dosage.

D. Peuvent contre-indiquer l'utilisation concomitante de deux médicaments.

E. N'entraînent pas de modifications de la concentration plasmatique.

4. **Le surdosage :**

A. N'est que volontaire.

B. Peut survenir si le prescripteur ne prend pas en compte les caractéristiques physiopathologiques du patient.

C. Peut être observé malgré l'utilisation du médicament à dose thérapeutique.

D. Est toujours corrigé par l'administration d'un antidote

5. **La pharmacodépendance :**

A. Est caractérisée par un désir irrépressible de répéter les prises du médicament.

B. Est volontaire.

C. Ne concerne que des médicaments qui agissent sur le système nerveux central.

D. Est caractérisée par un phénomène de tolérance.

E. Est caractérisée par un syndrome de sevrage à l'arrêt du médicament.

CHAPITRE 16 – LA PRESCRIPTION MÉDICALE ET SON APPLICATION PAR L'INFIRMIÈRE

1. **Parmi les personnels médicaux et paramédicaux autorisés à prescrire un médicament, on trouve :**

A. Les sages-femmes.

B. Les médecins diplômés.

C. Les infirmières.

D. Les élèves infirmières.

E. Les aides-soignantes.

2. **Parmi les propositions suivantes, quelles sont celles qui doivent apparaître sur une prescription médicamenteuse ?**

A. L'identité du patient.

B. L'adresse du patient.

C. La voie d'administration du médicament.

D. L'identification du prescripteur.

E. La date de prescription.

3. **Concernant les supports de prescriptions :**

A. Les médicaments stupéfiants peuvent être prescrits sur n'importe quel support en médecine de ville.

B. La prescription des médicaments pour une ALD doit être réalisée sur une ordonnance bizone.

C. La partie inférieure des ordonnances bizones est réservée à la prescription des médicaments relatifs à l'ALD, la partie supérieure à la prescription des médicaments sans rapport avec l'ALD.

D. Une prescription médicamenteuse peut être informatisée.

E. Une ordonnance d'un modèle particulier est nécessaire pour la prescription des « médicaments d'exception » en médecine de ville.

4. **À propos de ce qu'il est possible de faire :**

A. Devant une prescription peu lisible, l'infirmière doit se fier à ses habitudes pour deviner l'identité du médicament prescrit et l'administrer au plus vite.

B. Pour chaque administration médicamenteuse, l'infirmière doit enregistrer la dose administrée et l'heure d'administration sur un document conservé dans le dossier médical du patient.

C. Les infirmières sont habilitées à adapter les traitements antidouleur sans prescription, dans le cadre de protocoles préétablis, écrits, datés et signés par un médecin.

D. Les médicaments classés dans « médicaments d'exception » sont réservés au traitement des pathologies du nouveau-né.

E. Le renouvellement de la prescription de médicaments « à prescription initiale hospitalière » peut être rédigé par un médecin généraliste.

CHAPITRE 17 – LA RÉGLEMENTATION CONCERNANT LES MÉDICAMENTS LISTÉS ET LES STUPÉFIANTS

1. **La présence d'un cadre rouge sur une boîte (conditionnement secondaire) de médicament signifie que :**

A. On ne peut obtenir ce médicament que sur prescription.

B. Le médicament fait obligatoirement partie de la classe des stupéfiants.

C. L'administration de ce médicament est formellement déconseillée aux femmes enceintes.

D. Ce médicament peut être renouvelé automatiquement par le pharmacien.

E. Le médicament peut faire partie de la liste 1.

2. **S'agissant d'un médicament de la classe des stupéfiants :**

A. Il doit obligatoirement être prescrit sur une ordonnance dite sécurisée.

B. Il peut être prescrit pour 3 mois.

C. Il peut être renouvelé par le pharmacien si le médecin l'a mentionné sur l'ordonnance.

D. Il peut également être classé sur la liste 1.

E. Il peut également être classé sur la liste 2.

3. **Un médicament classé sur la liste 2 :**

A. Possède sur sa boîte (conditionnement secondaire) un cadre de couleur verte.

B. Peut être prescrit sur une ordonnance dite sécurisée.

C. Ne peut être prescrit chez un sujet âgé de plus de 60 ans.

D. Est toujours délivré par le pharmacien pour une durée de 3 mois.

E. Ne peut pas présenter de danger pour la santé.

4. **Le médecin en France :**

A. Possède une liberté totale de prescription.

B. Peut prescrire un médicament hors liste.

C. Peut prescrire un médicament à une posologie supérieure à celle mentionnée dans le résumé des caractéristiques du produit du médicament.

D. Peut prescrire un médicament classé sur liste 2 pour une durée de 12 mois.

E. Peut interdire la substitution de sa prescription par un générique.

5. **D'une manière générale, sur une ordonnance, doit figurer obligatoirement :**

A. La durée de traitement.

B. L'âge et le poids du patient si c'est un enfant.

C. Le poids si c'est une femme enceinte.

D. L'âge, le poids et la taille du patient si c'est un enfant.

E. La posologie du médicament prescrit.

CHAPITRE 18 – LE CIRCUIT DU MÉDICAMENT À L'HÔPITAL ET SA SÉCURISATION

1. **Les étapes suivantes constituent le circuit du médicament à l'hôpital :**

A. La dispensation par la pharmacie.

B. Le changement d'un pansement.

C. La prescription.

D. L'administration au patient par l'infirmier.

E. Les prises de sang.

2. **Contribue(nt) à la sécurisation du circuit du médicament** :

A. La commande des médicaments.

B. L'éducation thérapeutique du patient.

C. La prescription informatisée.

D. La prescription orale.

E. La délivrance nominative.

3. **Concernant le stockage des médicaments dans l'unité de soins** :

A. L'armoire à pharmacie de l'unité de soins est appelée *dotation pour besoins urgents*.

B. Les médicaments doivent obligatoirement être sortis de leur emballage avant d'être rangés dans l'armoire à pharmacie.

C. L'infirmier(e) doit découper tous les blisters de comprimés avant rangement dans l'armoire pour faciliter la préparation par ses collègues.

D. L'étiquetage des médicaments doit suivre des règles précises.

E. Ce n'est pas aux infirmiers de gérer le chariot d'urgence.

4. **Concernant la dispensation individuelle et nominative (DIN) des médicaments** :

A. Les médicaments sont préparés par les préparateurs en pharmacie.

B. La DIN permet de fournir aux infirmiers les médicaments identifiés au nom de chaque malade.

C. La DIN est en place dans tous les hôpitaux français.

D. La DIN peut être réalisée par des automates.

E. La DIN nécessite un temps de travail supplémentaire pour les infirmiers.

Cas concrets

CHAPITRE 1 – PRINCIPES DE CHIMIE PERTINENTS À LA PHARMACOLOGIE POUR LES SOINS INFIRMIERS

Molarité

1. **Donner la définition de la molarité d'une solution.**
2. **Calculer la molarité d'une solution aqueuse contenant 585 mg de NaCl par litre d'eau (Na : M = 23 g/mol ; Cl : M = 35,45 g/mol).**

Fraction massique

Vous devez préparer une perfusion selon la prescription suivante : 1 L G5 % + 1,5 g KCl.

Vous disposez d'un flacon de solution isotonique pour perfusion G5 %, d'un flacon d'eau pour injection intraveineuse et de flacons de 10 mL de chlorure de potassium hypertonique (KCl) 10 %.

1. **Comment préparez-vous cette perfusion ?**

On supposera que la masse volumique de la solution de KCl est égale à celle de l'eau (1 L pèse 1 kg).

2. **Quelle est la fraction massique finale de KCl ? De glucose ?**
3. **Cette solution est-elle iso-, hypo- ou hypertonique ?**

Osmose, pression osmotique

On place une solution de NaCl 20 mM dans le compartiment de gauche (compartiment A) du récipient représenté ci-dessous. Le compartiment de droite (compartiment B), qui contient uniquement de l'eau, est séparé de l'autre par une membrane perméable à l'eau et à l'urée mais imperméable aux ions.

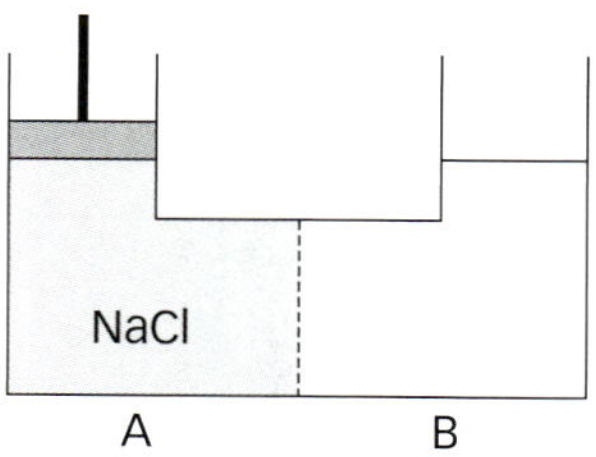

1. **Dans quel sens le flux d'eau va-t-il se faire ? Pourquoi ? Comment appelle-t-on ce mouvement d'eau ?**
2. **Si l'on exerce sur le piston du compartiment A une pression P égale à la pression osmotique, dans quel sens se fera le mouvement d'eau ?**
3. **Si la pression P exercée sur le piston est supérieure à la pression osmotique, dans quel sens se fera le mouvement d'eau ?**

CHAPITRE 6 – PRÉPARATION ET ADMINISTRATION DES MÉDICAMENTS

Préparation – dilution

Un patient de 75 kg présente une infection très sévère nécessitant l'administration de vancomycine et de gentamycine.

La dose d'entretien prescrite pour le patient est de 60 mg/kg/jour de vancomycine (après une dose de charge de 1 000 mg), et de 4 mg/kg/jour de gentamycine.

Vous avez à disposition des flacons de vancomycine 125, 250, 500 mg et 1 g, ainsi que des ampoules de gentamycine à 10, 40, 80 et 160 mg.

La vancomycine doit être reconstituée avec 10 mL de sérum physiologique puis la dose totale doit être diluée dans au moins 100 à 200 mL, et perfusée avec un dispositif régulateur de débit type *Dialaflow*.

La gentamycine doit être diluée dans 1 mL pour 1 mg d'antibiotique.

On veut une perfusion continue de vancomycine sur 24 heures. La gentamycine est perfusée une fois par jour sur 30 minutes.

Comment préparez-vous ces deux solutions d'antibiotiques (dosages utilisés, volume final) ?

CHAPITRE 9 – PSYCHOTROPES

Traitement d'un trouble bipolaire : rôle du personnel infirmier lors de la prescription et de la surveillance du traitement pharmacologique

Une patiente, âgée de 32 ans, est hospitalisée en milieu psychiatrique car elle présente depuis plusieurs jours un état d'excitation psychomotrice, avec une insomnie nocturne. Elle apparaît euphorique, fait des jeux de mots. Son discours est décousu, elle saute du coq à l'âne et décrit des projets extraordinaires. Dans ses antécédents, on retrouve un épisode similaire ainsi qu'un épisode dépressif. Le diagnostic de trouble bipolaire est posé. Dans un premier temps, un traitement par antipsychotique est prescrit. Puis dans un deuxième temps, un traitement par lithium est instauré.

Décrivez les actions infirmières à mettre en œuvre lors de la mise en place du traitement antipsychotique, puis par lithium.

CHAPITRE 12 – ANTALGIQUES

Madame L, 46 ans, est amenée aux urgences suite à un accident de la voie publique. Après une perte de connaissance de quelques minutes, son état de conscience s'est amélioré progressivement. La patiente se plaint d'une douleur dorsale. Le médecin décide d'assurer l'antalgie avant de poursuivre les explorations. Madame L sera finalement hospitalisée 3 jours.

1. **Avant d'administrer l'antalgique, il faut évaluer la douleur. Avec quels outils peut-on y parvenir ?**
2. **L'intensité de la douleur justifie un antalgique de palier III. Un traitement par morphine orale à libération immédiate (Actiskenan 10 mg) est proposé à la demande. Cette forme vous paraît-elle appropriée ? Quelle sera la surveillance infirmière ?**
3. **Vous réalisez que la patiente a pris 6 gélules en 24 heures, et qu'elle attend que la douleur soit importante avant de renouveler chaque prise. Quelle est la conduite à tenir ?**

CHAPITRE 16 – LA PRESCRIPTION MÉDICALE ET SON APPLICATION PAR L'INFIRMIÈRE

Analysez la situation et décrivez les compétences infirmières à mettre en œuvre dans les 3 cas suivants :

Cas 1

Au moment de l'administration d'un médicament après consultation de la prescription informatisée, l'infirmière constate que la dose est inhabituellement élevée.

Cas 2

L'infirmière oublie d'administrer l'héparine d'un malade sans le signaler de crainte d'une sanction.

Cas 3

La prescription de 60 mg de morphine ne mentionne pas la voie d'administration, l'infirmière se souvient avoir administré la veille la morphine de ce patient par voie intraveineuse. Elle administre donc la dose de morphine prescrite par cette voie.

Corrigés

QCM

CHAPITRE 2 – DÉFINITION, CLASSIFICATION ET DÉVELOPPEMENT DU MÉDICAMENT. ASPECTS ÉTHIQUES

1. **A, B, D.**
2. **B, D.**
3. **B, C, E.**

CHAPITRE 3 – NOTIONS DE PHARMACODYNAMIE

1. **C, D.**
2. **C.**

CHAPITRE 4 – NOTIONS DE PHARMACOCINÉTIQUE : ABSORPTION, DISTRIBUTION, MÉTABOLISATION, EXCRÉTION

1. **A, C.**
2. **A, E.**
3. **A, B, C, D.**
4. **A, B, E.**

CHAPITRE 5 – VOIES D'ADMINISTRATION ET FORMES PHARMACEUTIQUES

1. **C, D.**
2. **A, B, D.**
3. **A, B, D.**

CHAPITRE 6 – PRÉPARATION ET ADMINISTRATION DES MÉDICAMENTS

1. **B (1 γ = 1 µg = 0,000 001 g), C.**
2. **D.**

A : Est aussi couramment utilisé le glucose à 5 %.

B : Les formes LP ne doivent pas être broyées, car on détruit le système de libération prolongée.

C : Une incompatibilité physicochimique est une interaction galénique, elle se produit au moment de la préparation ou de l'administration, mais pas dans l'organisme du patient comme une interaction médicamenteuse.

3. **A, B, C.**

CHAPITRE 7 – ANTIBIOTIQUES

1. **B, C, D.**
2. **A, B, C, D.**
3. **A, C, D.**
4. **A, C, D.**
5. **A, B, D, E.**
6. **A, B, D.**
7. **B, D, E.**

CHAPITRE 11 – ANTI-INFLAMMATOIRES STÉROÏDIENS ET NON STÉROÏDIENS

1. **C, E.**

Les autres propositions sont des contre-indications relatives, pour lesquelles on discutera le rapport bénéfice/risque et on adaptera la surveillance et le traitement, comme par exemple en cas d'HTA.

2. **B, D.**

La toxicité digestive est bien entendu systémique. Elle sera prévenue chez les sujets ayant des facteurs de risques. Les IPP diminuent le risque mais ne le suppriment pas, d'où la nécessité d'évaluer de façon très précise le rapport bénéfice/risque, surtout dans des populations à haut risque, et de rediscuter la nécessité de prescrire un AINS.

3. **A, C, D.**

Les corticoïdes sont bien évidemment indiqués à forte dose dans les pathologies aiguës qui mettent en jeu le pronostic vital comme le rejet aigu de greffe, l'état de mal asthmatique ou le choc anaphylactique. Les infections virales évolutives sont une contre-indication à la prescription de corticoïdes à forte dose qui risquent de faire flamber ces maladies. En revanche, la survenue d'une infection virale évolutive chez un patient en cours de traitement par corticoïdes ne doit pas le faire interrompre, mais justifie des mesures adaptées incluant la prescription d'un traitement antiviral.

Le diabète n'est pas une contre-indication aux corticoïdes et notamment dans des situations d'urgence ; il conviendra néanmoins d'adapter le traitement et la surveillance.

CHAPITRE 12 – ANTALGIQUES

1. **A, C, D.**
2. **B, C, D.**

3. **A, B, D, E.**

4. **B, C, E.**

CHAPITRE 14 – EFFETS IATROGÈNES, INTOXICATIONS MÉDICAMENTEUSES ET PHARMACODÉPENDANCE

1. **A, C.**

2. **B, E.**

3. **A, C, D.**

4. **B, C.**

5. **A, D, E.**

CHAPITRE 16 – LA PRESCRIPTION MÉDICALE ET SON APPLICATION PAR L'INFIRMIÈRE

1. **A, B.**

2. **A, C, D, E.**

3. **B, D, E.**

A : Ordonnance sécurisée.

C : C'est l'inverse.

4. **B, C, E.**

A : L'infirmière doit interroger le médecin pour clarification.

D : Les médicaments d'exception sont des médicaments particulièrement innovants et coûteux.

CHAPITRE 17 – LA RÉGLEMENTATION CONCERNANT LES MÉDICAMENTS LISTÉS ET LES STUPÉFIANTS

1. **A, E.**

2. **A, D.**

3. **A, B.**

B : vrai, mais peut être également prescrit sur une ordonnance simple.

4. **B, C, D, E.**

5. **A, B, E.**

CHAPITRE 18 – LE CIRCUIT DU MÉDICAMENT À L'HÔPITAL ET SA SÉCURISATION

1. **A, C, D.**

2. **B, C, E.**

3. **A, D.**

B : À conserver si possible dans l'emballage.

C : Risque de non-identification.

E : C'est aux infirmiers de le gérer.

4. **A, B, D.**

C : Encore en développement.

E : Libère du temps pour les infirmiers.

Cas concrets

CHAPITRE 1 – PRINCIPES DE CHIMIE PERTINENTS À LA PHARMACOLOGIE POUR LES SOINS INFIRMIERS

Molarité

1. La molarité d'une solution est la concentration d'une substance donnée exprimée en moles de molécules par litre.
2. La concentration massique de la solution de NaCl est de 585 g/L. La masse molaire du NaCl est de 58,5. La concentration molaire est donc : 0,585/58,5 = 10 mM.

Fraction massique

1. Il faut prélever 1,5 g de KCl. La concentration massique du KCl dans notre flacon est de 10 %, soit 10 g dans 100 g de solution. On arrondit la masse volumique de la solution à celle de l'eau, la concentration volumique du KCl est donc de 10 g/100 mL, soit 1 g dans 10 mL. Il faut donc prélever : 1,5 × 10 = 15 mL de KCl.
2. La solution finale contient 1,5 g de KCl. Son volume est de 1 000 + 15 = 1 015 mL, soit 10,15 fois 100 mL. La fraction massique finale en KCl est de : 1,5/10,15 = 0,148 %.

La fraction massique finale en glucose est de : 50/10,15 = 4,92 %.

3. La solution de glucose est isotonique, la solution de KCl est hypertonique. Leur mélange est donc hypertonique (en l'occurrence, faiblement hypertonique).

Osmose, pression osmotique

1. Le flux d'eau va se faire du compartiment le moins concentré en osmoles vers le compartiment le plus concentré en osmoles, donc du compartiment B vers le compartiment A. Ce mouvement d'eau s'appelle l'osmose.
2. Si l'on exerce sur le piston une pression égale à la pression osmotique, alors le flux net d'eau est nul, puisque les deux pressions sont de même valeur et de sens opposés.
3. Si la pression exercée sur le piston est supérieure à la pression osmotique, alors le mouvement d'eau se fera du compartiment A vers le compartiment B.

CHAPITRE 6 – PRÉPARATION ET ADMINISTRATION DES MÉDICAMENTS

Préparation – dilution

60 mg × 75 kg = 4 500 mg de vancomycine par 24 heures (4 flacons de 1 g + 1 flacon de 500 mg).

Reconstitution de chaque flacon avec du sérum physiologique, et dilution dans un volume final de 250 mL, perfusé sur 24 heures, grâce au régulateur de débit (250/24 = 10,4 mL/h).

4 × 75 = 300 mg de gentamycine par 24 heures, en une administration de durée égale à 30 minutes, soit 1 ampoule de 160 mg + 1 ampoule de 80 mg +1 ampoule de 40 mg + 2 ampoules de 10 mg. Le volume de la solution sera de 300 mL (dilution préconisée : 1 mg dans 1 mL). Le débit sera de 300 mL/30 min = 10 mL/min.

CHAPITRE 9 – PSYCHOTROPES

Actes	Données pour comprendre et agir	Soins infirmiers à mettre en œuvre	Compétences mobilisées
Mise en route du traitement par antipsychotique	Le traitement expose à un risque métabolique et cardiaque	Réaliser sur prescription médicale un bilan biologique initial (glycémie, lipides), un ECG et peser la patiente. Mettre en place une surveillance clinique et biologique vis-à-vis des troubles métaboliques.	C2 C4
	Le traitement expose à un risque de complications neurologiques	Repérer les symptômes moteurs anormaux Mettre en route, sur prescription, un traitement correcteur anticholinergique. Rassurer la patiente vis-à-vis de ces complications.	C2 C4 C5
	Le traitement expose à un risque de syndrome malin des neuroleptiques	Savoir repérer les premiers symptômes (hyperthermie, rigidité, sudation, confusion, etc.) Savoir alerter pour envisager un arrêt du traitement. Réaliser sur prescription médicale un bilan biologique (augmentation des CPK) et un monitoring cardiovasculaire. Savoir préparer le malade pour un transfert en réanimation.	C1 C2 C4 C5

Actes	Données pour comprendre et agir	Soins infirmiers à mettre en œuvre	Compétences mobilisées
Mise en route du traitement par lithium	Le traitement par lithium présente des risques : – risque d'hypothyroïdie – risque cardiovasculaire – risque hématologique – risque tératogène – risque de crise convulsive – risque lié à une insuffisance rénale	Réaliser un bilan avant l'instauration du traitement prescrit par le médecin : – clairance de la créatinine – ionogramme – bilan thyroïdien – NFS – glycémie – ECG – EEG (si antécédent d'épilepsie) Expliquer à la patiente l'importance d'une contraception bien suivie.	C2 C5
	Le traitement par lithium nécessite un suivi thérapeutique pharmacologique, qui se fait à partir du dosage de la lithémie et du rapport érythrocyto-plasmatique	Repérer des valeurs anormales des concentrations en lithium. Comprendre que compte tenu de la demi-vie ($T_{1/2}$) du produit (24 h), il faut toujours attendre 5 jours avant de juger l'effet sur les concentrations de tout changement thérapeutique. Expliquer à la patiente l'importance d'un suivi régulier de son traitement.	C2 C5
	Le traitement présente un risque de surdosage si les concentrations plasmatiques en lithium sont trop élevées	Détecter rapidement les signes cliniques d'intoxication : – mouvements anormaux – confusion – convulsions – hyperthermie – anomalies de la pression artérielle ou du rythme cardiaque. Réaliser rapidement un dosage de la lithémie et du rapport érythrocyto-plasmatique. Prévenir le risque par l'éducation thérapeutique, en lui expliquant : – la nécessité du suivi – le risque en cas d'utilisation d'autres médicaments (diurétiques, AINS, inhibiteurs de l'enzyme de conversion)	C1 C2 C5

CPK : créatine-phosphokinases : EEG : électroencéphalogramme.

CHAPITRE 12 – ANTALGIQUES

C4 Mettre en œuvre des actions à visée diagnostique et thérapeutique

1. La patiente est consciente, on privilégiera donc l'auto-évaluation (à l'aide de l'EVA par exemple).

2. La forme est appropriée car l'action est rapide, et la titration plus facile qu'avec les formes à libération prolongée.

C4 Mettre en œuvre des actions à visée diagnostique et thérapeutique

Réévaluation de la douleur, vérification du nombre de prises et de la tolérance du traitement : vigilance, fréquence respiratoire, état de dilatation de la pupille (myosis).

C4 Mettre en œuvre des actions à visée diagnostique et thérapeutique

3. Il faut signaler au médecin que le traitement antalgique n'est pas adapté. Une augmentation de la posologie et la mise en place d'un traitement de fond (libération prolongée) seront envisagées. En se basant sur les prises des 24 heures, un traitement de fond de 30 mg toutes les 12 heures est adapté, avec interdoses de 10 mg à la demande.

CHAPITRE 16 – LA PRESCRIPTION MÉDICALE ET SON APPLICATION PAR L'INFIRMIÈRE

Cas 1

Analyse de la situation

Il arrive régulièrement des erreurs de dosages lors de l'utilisation d'une prescription informatisée, nécessitant la même vigilance de la part de l'infirmière, qu'il s'agisse d'une prescription papier ou informatique.

Compétence à mettre en œuvre

C9 Organiser et coordonner les interventions soignantes

L'infirmière demandera confirmation au médecin et le prie de corriger sa prescription en cas d'erreur avant administration du médicament.

Outils

Transmissions écrites et orales.

Cas 2

Analyse de la situation

Le temps de coagulation du malade va diminuer avec un risque de thrombose, le médecin risque d'augmenter la dose d'héparine, d'où un risque d'hémorragie et de déséquilibre thérapeutique.

Compétence à mettre en œuvre

C9 *Organiser et coordonner les interventions soignantes*

L'infirmière doit immédiatement signaler son oubli au médecin afin de mettre en œuvre la surveillance adaptée et éventuellement une modification de la prescription. Il est nécessaire de tracer par écrit cet oubli dans le dossier du patient.

Outils

Transmissions écrites et orales.

Cas 3

Analyse de la situation

Le médecin avait décidé de passer la morphine par voie orale afin d'améliorer le confort du malade, il avait oublié de préciser la voie d'administration mais il avait bien multiplié la dose par 3 (20 mg par voie intraveineuse) en raison de la différence d'action selon la voie. Il s'agit donc d'un surdosage majeur avec un médicament pouvant entraîner un arrêt respiratoire.

C4 *Mettre en œuvre des actions à visée diagnostique et thérapeutique*

Compétence à mettre en œuvre

C9 *Organiser et coordonner les interventions soignantes*

L'infirmière doit connaître le risque d'administration d'une dose de morphine trop importante.

Elle doit demander au médecin de préciser la voie d'administration.

Index

C

D

E

F

G

H

I

471461 - I - (6,5) - CSBM 100 - NOC
Elsevier Masson S.A.S - 62, rue Camille-Desmoulins - 92442 Issy-les-Moulineaux Cedex
Dépôt Légal : avril 2011 - Imprimé en Italie par TRENTO